PASE USTED. Y SIÉNTESE

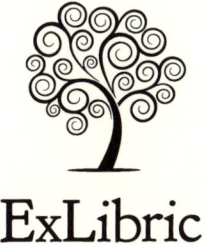

ExLibric

JOSÉ MARÍA RIVERA CÍVICO

PASE USTED. Y SIÉNTESE

EXLIBRIC

ANTEQUERA 2025

PASE USTED. Y SIÉNTESE
© José María Rivera Cívico
© de la imagen de cubiertas: Paco Espadas
Diseño de portada: Dpto. de Diseño Gráfico Exlibric

Iª edición

© ExLibric, 2025.

Editado por: ExLibric
c/ Cueva de Viera, 2, Local 3
Centro Negocios CADI
29200 Antequera (Málaga)
Teléfono: 952 70 60 04
Fax: 952 84 55 03
Correo electrónico: exlibric@exlibric.com
Internet: www.exlibric.com

ISBN: 979-13-87944-72-8
Depósito Legal: MA 1647-2025

Impresión: PODiPrint
Impreso en Andalucía – España

Nota de la editorial: ExLibric pertenece a Innovación y Cualificación S. L.

JOSÉ MARÍA RIVERA CÍVICO

PASE USTED. Y SIÉNTESE

A mis maestros.
A mis compañeros de oficio.
A mi madre, por sus sabios consejos.
A mi Peque, por lo mismo.

Agradecimientos

A Frasqui de Blas, mi amigo, mi corrector personal.

A Antonio Pintor, a Félix Igea y a mi hermano Frasco, por sus valiosas aportaciones al libro.

A mis pacientes, por haberme permitido tratarlos como familia.

«¿Por qué al médico y al preceptor les soy deudor de algo más? ¿Por qué no cumplo con ellos con el simple salario? Porque médico y preceptor se convierten en amigos y no nos obligan por el oficio que venden, sino por su benigna y familiar buena voluntad... Aquel médico dio más de lo necesario: temió por mí, no por el prestigio de su arte; no se contentó con indicarme los remedios, sino que me los proporcionó; ningún quehacer le fue oneroso, ninguno enojoso... Para ese estoy obligado, no tanto por médico, cuanto por amigo» (Séneca, *De beneficiis,* VI, 16)

Preámbulo

PALENCIANA, 13 DE JUNIO DE 2025,
EL DÍA DE LA GRAN HUELGA MÉDICA

Empecé a desgranar estas reflexiones de jubilado unos años atrás y por enero de 2020 tenía ya medio enjaretado todo el tocho y considerada la posibilidad de publicarlo, bien en papel, bien *online*. Os digo que me encontraba bastante satisfecho por cuanto creía haber recogido en él de una manera fidedigna mi pensamiento al respecto del ejercicio de la medicina que he conocido y practicado.

Y de pronto, sacude nuestro mundo el mayor terremoto, la mayor catástrofe sanitaria, económica y social que nunca hayamos vivido y que jamás hubiésemos podido imaginar: la pandemia del coronavirus. Naturalmente, todo saltó por los aires. Todo mi escrito necesariamente sería considerado como una triste nostalgia de un pasado que, en las circunstancias presentes en aquellos días, a nadie iba a interesar.

Llevo ocho años jubilado y no me veo con capacidad de engordar el conocimiento que tenéis sobre tal pandemia ni creo que lo necesitéis porque jamás la población general había recibido tan incesante bombardeo de información médica como a lo largo de aquellos recientes años.

Por tanto, hube de posponer mi propósito de publicar estas reflexiones en un formato de libro. ¿A quién se le ocurriría en aquellos días publicar un libro que pusiera en cuestión determinadas actuaciones médicas cuando, precisamente, era el tiempo en que los médicos estaban siendo considerados por la sociedad entera como aquellas personas buenas expertas en curar que decía Cicerón? Más que eso: los médicos eran superhéroes llegados del planeta Krypton, solo que con bata en vez de con capa.

Ahora, pasada y olvidada la tormenta y llegados a parecido punto de partida —incluso peor, diría yo—, esto es a la situación sanitaria de 2019 en adelante, estoy en condiciones de replantear su publicación enriquecida, además, con los diversos acontecimientos de índole sanitaria acaecidos en estos últimos años.

Y doy gracias a Dios de que aquella pandemia me pillara jubilado. Yo hubiera sido de los primeros en caer. Me manejo rematadamente mal con los ropajes y atuendos, ni la mascarilla me la pongo bien, soy demasiado manazas y me desespero perdiendo el tiempo con el hato. En esto me parezco a mi padre, siempre con los harapos por fuera. Una de las cosas que más me estresaba en la mili era tener que ponerme el uniforme a la carrera: los botones cojos, la cremallera desabrochada… El alférez de complemento, un valenciano estudiante de Ingeniería, me vacilaba en el pase de revista: «Mirad el meche, la compostura que me trae…».

El problema sanitario del sida sí me cogió en plena actividad asistencial. Pero siendo, desde luego, un asunto gravísimo que se cobró muchísimas muertes en todo el mundo, no imponía tanto miedo en los sanitarios, puesto que su contagiosidad no era ni de lejos tan alta como la de este dichoso coronavirus. Si no eras drogadicto ni homosexual, te sentías a salvo. Esta pandemia, sin embargo, nos ha tenido a todos acojonados. Por lo menos a mí. Me han relevado en este bendito oficio de médico, primero mi hermano el chico, y luego una de mis sobrinas, ambos en activo y en primera línea de frente. Pero estos son mucho más cuidadosos que yo.

Decían los entendidos que la vida ya no sería igual, que habría un antes y un después del coronavirus. No lo supe, no me atreví a tanto. Ni creí que la práctica de la medicina fuera a cambiar de manera sustancial. El tiempo ha dictado su veredicto. Todos estamos viendo que la vida ha vuelto a sus andadas habituales, si no a otras peores. Y, sin embargo, considero que la práctica de la medicina, en cuanto oficio de servicio a la humanidad, seguirá su curso basado en los mismos pilares de siempre: vocación de servicio, capacitación, empatía y humildad, los cuatro palos del sombrajo, los muros de carga de la casa.

Como ocurre en la cocina, la medicina nos ofrece platos considerados clásicos junto a otros más modernos y condimentados. Y ambos, igualmente buenos. Claro que servidor, cual Arguiñano en médico —si se me permite la presunción—, si tuviese que elegir preferiría lo tradicional. Porque uno, por edad, ha gozado del privilegio de vivir ambas etapas, la antigua y la moderna, y por ello tiene criterio para comparar. Y, como en la cocina, la medicina precisa para su práctica de unos ingredientes básicos, indispensables, diría yo, y universales. De la misma manera que unas lentejas sin chorizo o una paella sin pollo pierden mucho de su gracia gustativa, cualquier acto médico necesita de unos elementos imprescindibles para alcanzar el objetivo de solucionar, aliviar o prevenir un problema de salud.

Y este relato pretende, precisamente, dar visibilidad a aquellas habilidades, capacitaciones y actitudes necesarias para llevar a cabo cualquier actuación médica. Y ello inspirado en las enseñanzas de mis maestros, mis treinta y siete años de singladura profesional y en la forma de ejercer la medicina que yo he vivido. Simplemente.

Y he querido dar carpetazo al tocho de tropecientas páginas hoy, día de San Antonio, 13 de junio de 2025, el día en que, por fin, una huelga médica bien organizada y mejor seguida ha trascendido las fronteras localistas para hacerse nacional y ha acaparado las portadas de los telediarios, en desigual competencia con hechos tan luctuosos y tristes como el bombardeo israelí sobre Irán y la presunta trama corrupta de las mordidas de altos dirigentes del PSOE.

I

La jubilación que invita a la reflexión

En el retiro relajado de la jubilación, y enfrentado por momentos al pelotón de mis recuerdos prestos a apretar el gatillo, he buscado refugio en mis vivencias domésticas y laborales del hombre joven y maduro que fui para explicaros mi forma individual de entender el ejercicio de la medicina. Y también acaso para expiar ante vosotros mi realidad de hombre imperfecto, corriente, capaz de equivocarse hasta el punto de cometer fallos de principiante.

Es un hecho contrastado que la edad —la mucha edad— invita a fantasear con la historia propia; normalmente, en positivo. La gente provecta gusta de contar triunfos, vamos, las famosas batallitas de la mili que repetía mi padre una y otra vez como si fuesen la primera.

No debo ser yo viejo del todo aún, puesto que las «batallas» que se me vienen ahora a la memoria de una manera espontánea no son las bonitas ni las triunfales, que haberlas las ha habido, sino aquellas otras malogradas.

Es curioso. Me retiro del ruedo médico satisfecho con la labor realizada a lo largo de treinta y siete años muy productivos. La mayor parte de las veces, mi revólver ha disparado con acierto abatiendo el dolor, el sufrimiento, la angustia y la incertidumbre de muchas personas.

Sin embargo, ahora, en esta tranquilidad de la jubilación, se me hacen muy presentes las muescas que veo por cada paciente en quien no supe o no pude conseguir el objetivo deseado, por cada uno de los enfermos que se me torcieron, por cada bala que se perdió fallida… Y os traigo a colación solo aquellas muescas más significativas. No se trata necesariamente de pacientes que acabaran falleciendo. La muerte natural por enfermedad avanzada o incurable es algo totalmente asumido por mí. No. Se trata de enfermos a quienes, independientemente del desenlace final —algunos siguen vivos—, no he sabido darles con la tecla, no he podido diagnosticarlos adecuadamente o tratarlos con acierto. Y por ello han sufrido más de la cuenta. O han muerto antes de que les tocara.

Algunos pocos casos malogrados en toda una vida profesional no es *na*, diréis benévolos. Bueno, se agradece. Pero seguro que son más. Nuestro cerebro posee una habilidad protectora de nuestra conciencia para silenciar, esconder o justificar aquello que considera de difícil digestión. Pero aun siendo «solamente» esos, siguen pareciéndome muchos. Se trata de vidas truncadas, de familias desgraciadas, de personas desheredadas de la fortuna, en las que yo he sido parte activa de su infortunio. Es inevitable, va en el oficio, ya lo sé; todo médico esconde más de un muerto en el armario de su conciencia. Todo eso es verdad, pero no por ello pesa menos. En cualquier caso, no es menos cierto que todos debemos aprender a perdonarnos a nosotros mismos y seguir tirando. Entre otras cosas, porque el balance final creo humildemente que ha sido positivo.

Sí, ¿a qué negarlo? He sido —y soy— un enamorado de mi profesión. La he vivido con intensidad, con apasionamiento, lo digo sin petulancia, con orgullo. El mejor piropo que he recibido en mi dilatada vida de médico fue el de una paciente que, enterada de mi próxima jubilación, me espetó a voz en grito en medio del pasillo de las consultas, a rebosar de gente: «Doctor, que sepa que su problema es que usted se toma nuestras cosas demasiado a pecho». Y creo que sí, que es verdad, pero yo no sé actuar de médico de otra manera. Quizá, ni siquiera haya sabido mantener la distancia emocional debida y absolutamente necesaria para no sucumbir por agotamiento.

Sí, desde que era estudiante he tenido idealizada la profesión de médico. Y no he perdido, pese a treinta y siete años de oficio que dan para mucho, esa imagen del médico como persona buena y compasiva que sabe que su misión en el mundo es la de servicio a los demás. *Vir bonus et medendi peritus.* Hombre bueno y experto en curar. ¿Reliquias del seminario? ¿Enseñanzas fosilizadas de los curas? Puede que sí, pero no me importa.

En aquellos años, los estudiantes de Medicina estábamos poseídos por una especie de don o estigma especial que nos diferenciaba mucho de los demás universitarios. A lo mejor son figuraciones mías, pero yo así lo he vivido. Y como yo, aquellos compañeros más rozados.

En mis primeros años de facultad, en la Córdoba universitaria se había instalado un ambiente muy politizado, con paros, encierros y manifestaciones cada dos por tres. Agrónomos, Filosofía, Magisterio y Veterinaria eran las facultades más beligerantes y reivindicativas. Y las carreras y cachiporrazos de los grises estaban a la orden del día. Medicina, además, estaba seriamente amenazada de muerte apenas dos años después de su nacimiento. Al parecer, algunos ministros «desarrollistas», entre ellos don José

Solís, habían apostado por su creación, pero otros más conservadores quisieron meter tijera en unos presupuestos que no daban más de sí. Fueron necesarias varias asambleas de ambos cursos, segundo y primero, para conseguir un acuerdo muy ajustado. Y luego, un encierro de dos semanas en los sótanos del hospital provincial. Recuerdo a los compañeros del segundo curso, los pioneros, mucho más atrevidos y beligerantes que nosotros los de primero, unos pardillos en materia política, excepción hecha de Manolo Cabanillas. Por su parte, Ortega Limón y Eduardo Rejón (de segundo curso) fueron los abanderados más afanosos de la causa a favor de la huelga. Curioso, ¿verdad?, que corriendo los años ambos se convirtieran luego en gente de peso en el PSOE andaluz.

En una de aquellas interminables asambleas, subió a la tarima un compañero chiquito y endeble, Segundo Ruiz Gámez, hasta entonces un perfecto desconocido. Era, no obstante, un muchacho valiente. Siguiendo *ad pedem literae* las instrucciones de nuestro profesor de Anatomía Humana I, el doctor Peinado, sobre la idoneidad de estudiar los huesos en cadáveres y no en dibujos ni en atlas, una noche se plantó en coche hasta el cementerio de su pueblo acompañado por otros dos prendas, Pepe Osuna y Antonio Pintor, para robar un saco de huesos de distintas tumbas abandonadas.

En aquella asamblea que relato tomó Segundo el micrófono y tronó su verbo en un sótano atiborrado. Y nos dejó boquiabiertos. Parecía mentira que una voz tan poderosa como convincente pudiera salir de un cuerpo tan insignificante. Su alegato en contra de la huelga lo basó en el sacrificio de nuestros padres para poder soportar el gasto de nuestros estudios en un curso tan difícil y tan corto como era aquel, y encima nosotros poniéndolo más complicado aún. Y en lo sagrado de nuestra misión: que nosotros no éramos unos estudiantes cualesquiera, sino que habíamos sido escogidos por el destino para un oficio sublime, el de salvar vidas. Pues eso.

Y eso que servidor no ha querido ser médico «desde siempre» —como confiesan los médicos hijos de médicos—. De niño, yo no sabía qué quería ser de mayor. He sido un niño de esos que tarda más de la cuenta en comprender el mundo, digámoslo así. «El uso de razón» —como se decía antes— me llegó más allá de los seis años. Yo veía mi pequeño mundo de pueblo constituido por viejos, adultos, mocitos y niños. Mi abuelo materno y mi abuela paterna eran siempre viejos; mis padres y mis tíos eran adultos; mi prima Josefina era una mocita, y mi hermana Josefa y yo éramos niños. Y así en todas las familias. Y así sería para siempre. Yo sería siempre un niño. No concebía que los niños se fuesen haciendo mayores hasta llegar a adultos, y mucho menos, a viejos. De manera que me quedaba totalmente confuso cuando escuchaba a mi abuelo Manolo profetizar a los parroquianos que yo llegaría a ser maestro molino, el oficio más elevado a que podría aspirar el hijo de un jornalero. Y no entraba en mi pueril sesera verme a mí mismo como Antonio Gómez, un hombretón fornido y grasiento, a la sazón maestro mecánico en el cortijo La Capilla. Debió ser por el tifus.

Mi madre, la pobre…, responsabilizaba al tifus de cualquiera de mis debilidades o torpezas. Cuando —ya todos hombres— mis hermanos se metían conmigo por mis despistes o por mis malas trazas, ella siempre picaba y salía en mi defensa alegando aquello de que «es que mi José María tuvo el tifus».

Ya con uso de razón, mi abuela Josefa me metió a monaguillo y luego quise ser cura. Con la perspectiva de la edad, considero que mis diez años de seminario —desde los once a los veinte— han sido, aparte de felicísimos, los más determinantes de mi vida. El seminario me sacó del cortijo, me pulió, me educó y preparó, y me hizo un hombre de bien. El seminario hizo posible que muchos niños pobres y rústicos, como yo mismo, fuésemos redimidos del yugo del campo y, a la postre, nos convirtiéramos en unos adelantados a nuestro tiempo. Faltándome dos años para la tonsura —no me preguntéis por qué, porque sería prolijo el explicarlo ahora—, cambié la negra y sombría sotana por la albura inmaculada de la bata blanca. Y me hice médico. No sé si hubiese sido un buen cura. Poseo un ojo demasiado vivo, me hubieran podido las faldas. Lo que sí creo modestamente es haber intentado ser un buen médico.

II

Los nudos gordianos de mi vida

Al igual que la Historia con mayúscula tiene sus momentos gloriosos y únicos, hitos que marcan nuevos caminos, nuestra historia personal, a escala nanométrica, también está jalonada de episodios minúsculos, insignificantes para el mundo, pero con una trascendencia individual extraordinaria. Tanto que han sido capaces de cambiar el rumbo de nuestras vidas. Los llamaremos nuestros momentos estelares. Aquí os traigo uno de esos momentos que cambiaron el rumbo de mi vida.

DON SEGISMUNDO MENCHERO

Es nuestro segundo año en San Telmo (Sevilla). De los ciento veintitantos seminaristas que entramos en los Ángeles (Hornachuelos) en el lejano 1964 quedamos ocho. Cursamos segundo de Teología. Curso 72-73. He cumplido ya los veinte años.

En las vacaciones de Semana Santa del año del Señor de 1973, aprovecho para operarme de un menisco roto en el hospital de San Juan de Dios de Córdoba. Me opera un traumatólogo egabrense de nombre imborrable en mi memoria, don Segismundo Menchero.

Los cuatro o cinco días que permanecí ingresado resultaron definitivos para mi vida futura. Ya tenía decidido abandonar el seminario al acabar el presente curso. Puedo decir que ha sido la decisión más difícil y tormentosa que nunca he tomado. Por entonces yo estaba ya perdidamente colado por la Peque, pero dejar la que ha sido tu casa por diez años y a tus amigos, más que amigos, hermanos, con los que has compartido tanto, cuesta un huevo. Ahora tenía que decidir qué hacer con mi vida. Ya había probado unos meses en Magisterio en la misma escuela de San Telmo, como el resto de mis amigos, pero solo aguanté el primer trimestre. Después de comprender a Martin Heidegger, a Emmanuel Kant o de traducir a Virgilio y a Homero, ponerme a soplar la flauta o a cortar figuras de cartón piedra me pareció tarea demasiado fútil. En fin, que no. Desde Preu, me enganchó la Biología, como luego le sucedería a mi hija. Y le pedía apuntes de clase a Pablo Bosch, antiguo compañero en los Ángeles, que a la sazón estudiaba Medicina en Sevilla y visitaba con frecuencia el colegio mayor universitario de San Telmo. Estudiar los apuntes de Pablo me encendió la chispa de la medicina.

Chispa que prendió de lleno cuando conocí a don Segismundo. Ya no tuve ninguna duda. Yo quería ser como don Segismundo. Era un hombre que te cautivaba con su mirada azul esmeralda. Un hombre basto de aspecto, así lo recuerdo, pero con una dulzura en su expresión y una amabilidad en el trato que enamoraba a cualquiera. Cada mañana, cuando me visitaba, yo me fijaba en sus gestos, en sus manos, en cómo me tocaba la herida, me giraba la rodilla, con qué tacto, procurando no lastimar, cómo se dirigía a mi madre para explicarle la evolución… En fin, saqué la firme decisión de hacerme médico y ser como aquel hombre.

Lo he dicho siempre: una gran parte de lo que somos se lo debemos a otros. Esos otros que ahora, con el paso de los años, se me antojan como los precursores de los modernos *influencers*, solo que mucho más formados y auténticos.

Una cuestión que deseo aclarar cuanto antes es que todo lo que vais a leer nace de mis vivencias como médico hospitalario —fui médico de pueblo solo durante el mes de agosto del 79 haciendo una sustitución—. Hablo y pienso —y escribo— como médico de hospital que ha trabajado siempre exclusivamente para la sanidad pública. Por tanto, debemos dar por hecho que mi manera de entender y explicar la práctica de la medicina es, digámoslo así, incompleta y parcial. Sesgada. Porque hay diferencias muy notables —ha de ser necesariamente así— entre ambas formas de medicina, la hospitalaria y la ambulatoria. Y porque, sin merma alguna del respeto debido, me cuesta entender al médico que compatibiliza lo público con lo privado.

Aquí me asalta ahora impetuoso un recuerdo de aquel primer año de estudiante de Medicina, ya tan sepultado por la hojarasca del tiempo que lo daba por olvidado: don Pedro Montilla, nuestro querido y entrañable profesor de Bioquímica y Fisiología, dibujó en la pizarra una figura poliédrica extraña, se volvió a la clase de tropecientos alumnos y solicitó un voluntario que explicara el significado de aquella tan singular figura geométrica. Silencio sepulcral durante segundos eternos. Nadie se atrevía. Y yo, estudiante de Letras hasta entonces, sin idea de Bioquímica, menos que nadie. «Venga, que no se diga, un valiente…», bramaba don Pedro risueño con aquel rictus tan suyo del flequillo meciéndose en su frente. Y yo levanté la mano. Dos o tres años mayor que mis compañeros, me sentía como el hermano mayor de todos y con la obligación moral de responder por ellos. Con muy poca idea de Bioquímica, como digo, tenía a mi favor algo muy poco común entre aquel alumnado: llevaba las clases al día. Y recordé aquel dibujo pintado muy malamente en mis apuntes. Y don Pedro: «A ver, muy bien, ese caballerete, ¿qué representa esta figura?». Y yo, con voz temblorosa: «Es la representación gráfica del *Ciclopentano perhidrofrenatreno*». La clase entera fue un clamor. «¡Mira tú el curilla!», decían los que ya me iban conociendo. Y don Pedro: «¡Eso es, premio para el caballero!».

Una noche cualquiera, antes de coger el sueño y sin saber bien a cuento de qué, me sale la Peque con una cháchara irrelevante acerca de que su número favorito es el ocho. Y enseguida pienso lo que puede inventar una mujer en la cama con tal de escurrir el bulto y no ir al meollo. Pero, en fin, le sigo la corriente. «¿Por qué el ocho?», me intereso con muy pocas ganas. Y se enrolla con que es una nota de casi sobresaliente. ¿Y, entonces, por qué no el nueve o el diez?», protesto animándome un poco. Y me dice que el diez supone una responsabilidad muy grande, te obliga a ser siempre el mejor, a mantener el tipo toda tu vida, es un agobio, no sale a cuenta. El nueve es casi lo mismo, te compromete a ser siempre un empollón. Sin embargo, el ocho es una nota muy buena y no te ata tanto. Ea, llévate media hora a su alrededor, mariposeándola; prepárale su infusión de té verde; mírala con ojos bobalicones; déjale, incluso, el mando de la tele a su disposición; en fin, haz una faena bien aliñada para que ahora, llegado el momento del estoque, te salga por la bondad de los números. Pero bueno, hay una gran verdad en su planteamiento, al menos en lo que a mí respecta: mi vida de estudiante y luego la de médico ha estado presidida siempre por ese fardo pesado de tener que ser el mejor y por el miedo al error.

Mi relación de igualdad con los pacientes no es compartida por todo el mundo. Lo entiendo. Ponerse uno a la misma altura del enfermo, hablar su lenguaje, interesarse por problemas no estrictamente médicos es despojarse del ropaje de lo mágico, descender del pedestal del conocimiento; una mengua en autoridad intelectual. Y no lo digo de manera sarcástica ni burlesca. Creo en el poder terapéutico de la magia, de lo trascendente, de lo misterioso. Y comportamientos como el mío dan al traste con todo ello. Sin embargo, creo más todavía en la naturalidad en las relaciones entre personas. No soy un mago ni un adivino ni un santón. Soy un hombre normal que se gana el sustento gracias a unos conocimientos y unas competencias adquiridas que pone al servicio de la gente. Y para eso no es necesario ser distante ni remilgado, ni siquiera elegante. Es mi forma de vivir este bendito oficio.

Y no siempre el esfuerzo y el trabajo, por denodados que sean, garantizan el éxito. No todo son flores, y menos en esto. He tenido errores y sufrido fracasos, como cualquier médico. Naturalmente, los que más me han afectado han sido las muertes de mi madre y de mi hermana Josefa: la una, natural por edad y enfermedad; la otra, inaceptable por injusta y precipitada. Casos muy desgraciados como los de Yolanda, Sergio, Matilde, María Eulalia o Jerónimo, por poner ejemplos más significativos, pesarán siempre en mi conciencia. Pero soy un convencido de que cualquier trabajo realizado con dedicación y entrega engrandece a quien lo cumple.

Luego está mi circunstancia, que diría Ortega. A los ya vencidos por los años, el moderno entorno laboral sanitario se nos atraganta un poco. La gente nueva no ha conocido otra cosa que esto y, además, se encuentra presionada y obligada por la precariedad de los contratos. No tiene más remedio que aguantar. Y no solo eso: posee mucho más dominio que nosotros sobre la tecnología, los medios audiovisuales y la informática, que son los pilares, al parecer, de la medicina moderna y del conocimiento científico en general. Nosotros, los viejos *(baby boomers)*, hemos echado de menos muchas cosas de la medicina que conocimos en nuestro esplendor. De mal grado hemos aceptado pasar mucho más tiempo delante de un ordenador que a la cabecera del enfermo, aun reconociendo lo valioso de la historia clínica informatizada; nos hemos sonrojado de vergüenza ajena cuando el paradigma sagrado de la calidad se ha reducido a objetivos exclusivamente contables; nos rebelamos en su día —aunque inútilmente— ante imposiciones, sinsentidos y arbitrariedades diversas; protestamos —para nada— cuando nos vimos obligados a realizar tareas administrativas o de otra índole no médica; denunciamos en los despachos de los gestores —sin éxito, naturalmente— la ampliación unilateral de la cartera de servicios sin el consiguiente aumento en el recurso correspondiente… Nada, al final hubimos de entrar por todas.

Muy lejos de lo que piensa la gente de a pie, los médicos somos muy poco corporativistas. Cada uno a lo suyo. Pero es preocupante esta situación. Los hospitales públicos mantienen en nómina a un montón de personas de una edad que ya se encuentran agotadas, exprimidas, contando los meses para la jubilación anticipada. Como en la mili. Y, por lo que yo conozco —con honrosas excepciones—, quien aguanta hasta los sesenta y cinco o, incluso, pide prórroga —que los hay— puede que lo haga, como uno desea imaginar, por amor al arte o a la profesión, pero también por necesidad. Pura necesidad económica. Y si alguna cosa buena podemos encontrar en la catastrófica pandemia ha sido la respuesta espectacular y extraordinaria de todo el estamento sanitario —y no sanitario— público que, dejando atrás antiguas quejas, quemazones y reivindicaciones, ha ido a una con el único objetivo de ayudar. En definitiva, lo que hemos hecho siempre.

Por otra parte, está la visión optimista y positiva, que también la tengo. Esto es, se acaba un ciclo y empieza otro nuevo. Con los años uno aprende que es verdad esto de los ciclos. Y, en mi caso, encuentro que la época más productiva ha sido desde los treinta a los sesenta años. Y si el cuerpo no aguanta más al nivel acostumbrado, lo juicioso es abandonar. En este oficio nuestro no caben medias tintas. Al volante, ni medio segundo de distracción. Pues lo mismo, no concibo mi trabajo si no estoy al 200 %. Y nuestro cuerpo nos envía señales de una manera periódica, avisos en formatos diversos: que si mareos, dolor de cabeza, de espalda, desánimos, tristezas, malhumor, desgana, inapetencia… El caso es que, sometidos a la vorágine de nuestra vida hiperactiva, en muchas ocasiones no sabemos leerlas o no nos paramos a interpretarlas. Yo mismo me he mostrado ciego y sordo ante muchos de estos signos corporales. Y ha tenido que ser la Peque, cual fiel y sagaz Lazarillo, quien haya sabido guiarme en la toma de decisiones muy difíciles para mi cerebro de piñón fijo, decisiones que, con el paso del tiempo, resultaron totalmente acertadas. Así ocurrió cuando dejé de hacer guardias, o cuando dimití de mi puesto de jefe de sección, o cuando, más reciente, cambiamos de residencia, por poner solo ejemplos muy claros. La señal definitiva, la de mis arritmias, fue demasiado enérgica y clamorosa como para no escucharla.

III

Médico de hospital

Desde mis comienzos en este oficio, he pasado la mitad de mi tiempo en el hospital. Menos, desde que dejé las guardias. Fue una de las cosas buenas de haber sobrepasado los cincuenta y cinco, lo de estar exento de guardias. Los médicos jóvenes —y yo también cuando lo fui— viven en el hospital. De hecho, ese es el espíritu de la modalidad MIR, tener la residencia oficial en el hospital donde se trabaja. Yo no he llegado a conocer eso, es decir, tener tu domicilio fiscal y postal en el centro de trabajo, es verdad, pero casi casi. Incluso, terminada ya la residencia y siendo todo un especialista, las dichosas guardias te obligan a permanecer gran parte de tu tiempo enclaustrado. Uno llega, sin más remedio, a acostumbrarse. El hospital se te mete en tu vida, en tu cuerpo, hasta te impregna su olor; «hueles a hospital», me refriegan mis amigos. Es tu segunda casa.

Cuentan por ahí que un día de escuela, preguntando la maestra a los niños sobre asuntos domésticos, le tocó el turno a una hija de Nicolás Peña, mi ídolo médico por sabio y humilde. «¿Quiénes vivís en tu casa?», preguntó la maestra. Y dice la niña: «Mi mamá, mi hermana y yo». «¿Y tu papá?», inquirió la señorita. «¡Ah, no!», respondió la niña con todo su desparpajo, «mi papá vive en el hospital».

En mi caso, además, mi Peque, enfermera ella de toda la vida, propiciaba que mi casa se convirtiera en hospital y viceversa.

Hubo semanas en que nos vimos más veces en el hospital que en nuestra propia casa.

Durante años, mi mujer y yo hemos trabajado en la misma planta; yo, médico, y ella, enfermera. Nunca hemos tenido problemas de pareja por este motivo ni con los compañeros ni con los enfermos. Al contrario, todo el mundo nos conocía como la pareja feliz, ambos joviales y bromistas, sobre todo la Peque. Un día de aquellos, recién llegados los primeros residentes, les hice, casi sin querer, una inocente novatada. Hay que considerar primero que un residente nuevo, de primer año, no se te despega ni un solo momento de la jornada, va contigo a todas partes, hasta para mear, vaya. Los pobres se encuentran muy perdidos y siguen cada uno a su adjunto como pollitos con su gallina madre. Pasados los años uno se da cuenta luego de la gran influencia que los adjuntos médicos tienen en la formación del residente. Este mimetiza mucho el comportamiento del adjunto. Bueno, a lo que iba: mi residente de primer año, Javier Fernández Rivera, entró pegado a mi bata en el despacho de enfermería de la planta. Naturalmente, él no sabía que Toñi, la Peque, era mi mujer. Y me dirigí a ella: «Oye, Toñi, mira, el paciente de la 717-1 se ha puesto muy rápido, va a 120 en fibrilación auricular. Haz el favor de cargar dos ampollas de Trangorex en un suero de 100 ml y se lo pasas en unos veinte minutos. Ya estaré yo pendiente». Y mientras le daba esta orden médica le cogía el culo a mi mujer, pero apretándolo a conciencia. Javier no daba crédito, roja su cara de incredulidad y asombro. Y le dije: «Oye, chaval, no te pongas así, en esta planta es costumbre que los médicos les toquemos el culo a las enfermeras. Puedes probar tú si quieres». El pobre, cada vez más azorado. Hasta que ya Toñi le dijo: «Ni se te vaya a ocurrir. ¿No te has enterado todavía de que este sinvergüenza es mi marido?».

El hospital es un mundo aparte. Hay quien lo compara con un pueblo, o una gran comunidad de vecinos. Pero no. No es comparable con nada que a mí se me ocurra. Podríamos decir que es una gran empresa con sus directores, sus operarios de distintos perfiles y oficios, sus máquinas, sus cocinas... Solo que no produce nada material. Mejor aún, si lo comparamos con un gran hotel en el que los huéspedes son los enfermos, los camareros son los médicos, las enfermeras y las auxiliares, y los mozos de las maletas son los celadores. No sé.

Mi hospital tiene un tamaño mediano, muy apropiado para las relaciones entre profesionales. Al principio era así. Me he tirado treinta y un años trabajando en él. Muchos de mis actuales compañeros médicos entraron, jóvenes como yo, en la misma época. Casi todos nos hemos hecho mayores a un tiempo. Todos estamos jubilados ya. Unos pocos han fallecido. Pero en el ámbito médico, el grueso de los que entramos e inauguramos el hospital ha permanecido por muchos y venturosos años. En todo caso, mucha savia nueva se ha incorporado también. Menos mal. Los viejos no somos lo que fuimos, nos volvimos quejumbrosos, más achacosos, maniáticos. El cuerpo de enfermería y de auxiliares es mucho más cambiante. Bueno, y los directores se mueven cada tres o cuatro años.

Me he sentido a gusto en el hospital. El perfil de trabajo, fundamentalmente asistencial, se adaptaba perfectamente a la formación que recibí de residente y a lo que mejor sé hacer y más me ilusiona: ver, diagnosticar y tratar. Ciertamente que mi capacitación en la investigación ha sido pobre. Lo asumo.

Los talentos de cada cual están muy repartidos, y a mí, en gusto por la investigación, solo me ha tocado la pedrea. La docencia, sin embargo, se me ha dado muy bien y he disfrutado dando clases teóricas y prácticas a los nuevos estudiantes de Medicina. Mi especialidad hace que tenga mucho contacto con personas muy mayores y con muchas enfermedades. Me gusta tratar con los ancianos. Son muy agradecidos, suelen poseer una sabiduría rústica, de mucha profundidad, más allá de sus hechuras y facciones pueblerinas, y tienen mucho sentido común. En no pocas ocasiones, la visión que tienen del mundo y de ellos mismos me ha ayudado en la toma de determinadas decisiones, no siempre fáciles en patologías de esa edad.

Y me ha gustado enseñar a los estudiantes y a los residentes. Veo en ellos aquel entusiasmo mío de joven enamorado por aprender cosas nuevas. De un tiempo para acá tengo la impresión, sin embargo, de que el residente anda preocupado y afanado, quizás en exceso, en proveerse de un pomposo currículum con el que luego fajarse en una lucha feroz y fratricida con sus otros compañeros por un contrato de trabajo. El futuro jefe de la unidad que lo reclame no lo va a hacer atendiendo a su valía como clínico, sino al factor impacto de sus publicaciones. No me gusta, pero es así. He ahí otro signo de los tiempos. En mis años jóvenes del Reina Sofía en Córdoba, el mejor residente no era el que más publicaba, sino quien mejores historias clínicas hacía, quien se desenvolvía mejor en las guardias, quien destacaba en las sesiones clínicas. No sé. Quizás me esté volviendo viejo y quejumbroso, como decía antes.

Es lo que hay. *Tempus fugit.* Y lo voy aceptando como natural. Envejecer con gallardía no es mala cosa. En las clases de Geriatría les insistía a mis alumnos que una de las recetas del envejecimiento exitoso consiste en saber aceptar de buen grado las limitaciones fisiológicas que nos marca nuestro tiempo, el tiempo de cada uno, que no es el mismo para todos los de idéntica edad, no. Cada quien es cada cual y sube las escaleras como puede. Limitaciones en el plano físico, el psicológico o el conductual. Y otra pócima tan valiosa como la anterior es saber aprovechar las ventajas residuales a tales limitaciones. El hecho fastidioso de no poder jugar al tenis como antes, por ejemplo, me ofrece más tiempo para leer, para escribir, para estar con mis nietos, para pasear con la Peque y la Pelu… O para dedicarme al golf, fíjate, quién lo iba a decir. Cuando Antonio, el Bolo, un paisano muy cachondo, tuvo conocimiento de mi reciente afición al golf, me dijo en medio de la calle: «Me he enterado de que juegas al golf». «Sí, casi todos los días», le contesté. «Natural —se rio en mi cara—, ha sido lo tuyo de toda la vida».

Si ya no soy capaz de mantener dos horas seguidas de estudio puedo emplearme en la cocina o en hacer las camas, con gran contento de mi compañera… Si sé que no me va a parar la Benemérita puedo saborear mejor mi tintito caro en casa de Tomás o en la de Jaime… No todo va a ser hándicap. Las canas y las arrugas nos dan otro aire, otro caché, nos permiten opinar con un poso de serenidad y sabiduría, sin tanta vehemencia como los jóvenes a quienes toleramos piadosamente sus osadías porque también nosotros lo fuimos. Ganamos arrobas de ternura para compartirla con nuestros nietos. Nos enorgullecemos de los años vividos en un siglo en el que todavía pudimos cultivar la magia, la inocencia, la utopía, la esperanza de una vida mejor, la ideología, la filantropía, si queréis. Conocimos cosas, personas y hechos que nadie nunca nos podrá arrebatar. Hemos vibrado de emoción con los Beatles, los Brincos, Simon and Garfunkel, Queen, el Dúo Dinámico, admirado a Alain Delon, Sofía Loren, Liz Taylor o Richard Burton, aprendido de Tierno Galván, de Carlos Castilla del Pino, de Garrido Luceño, de Cela y hasta de Amancio y de Pirri, que no todo era Franco. Supimos convertir el sacrificio en diversión, sacamos provecho del esfuerzo, disfrutamos de esos pequeños placeres que, por clandestinos, eran mucho más intensos: los ligues, los guateques, los besos, los magreos con nocturnidad, los pisos de estudiantes como coartadas para vivir en pareja… En fin, ¿para qué más? Hemos sido hijos de nuestros padres y nietos de nuestros abuelos.

Sí, es verdad, todo eso está muy bien. Lo cual, sin embargo, no es óbice para que uno sienta un pelín de nostalgia. Sí, se ha acabado mi ciclo de médico. Por agotamiento. Lo acepto. Sin mal rollo. Y me veo preparado y dispuesto a disfrutar de este nuevo y apasionante ciclo vital hasta que el cuerpo aguante y coronavirus mediante.

IV

Las dos orillas

Quien, como servidor, ha gozado de la oportunidad de vivir en ambas laderas del río que separa dos siglos —y dos milenios— está en condiciones de analizar tranquilamente desde la serenidad de su despacho las diferencias, si es que las ha habido, entre el ejercicio de la medicina de antes y el de la actualidad. En cuál de las dos orillas de este hipotético río se ha nadado mejor, si en el agua mansa de los años 80-2000 del siglo pasado o en las turbulentas de ahora. No vale generalizar con frases del tipo «cualquier tiempo pasado nos parece mejor». No discutiremos, tampoco, sobre el impacto tremendamente beneficioso que la medicina moderna, la de hoy, la de la alta tecnología, ha supuesto para la sociedad desarrollada. Ahí no hay debate posible. Enfermedades que hace solo veinte años eran sentencias de muerte irrevocables hoy son retos conseguidos. No. Me refiero a cómo ha vivido antes y vive hoy el médico lo sacrificado de su oficio, con qué ayudas cuenta, a qué dificultades se enfrenta… Algo así.

Diré ya que desde mi experiencia en ambas orillas considero que ser médico ahora es tarea más difícil y castigada de lo que era cuando yo me iniciaba. Claro que también pudiera suceder que la misma realidad se nos antoje más penosa con los años. Aun así, creo que el médico de hoy está sometido a más presión que el de ayer, ha perdido no ya prestigio, sino consideración social y, sobre todo, institucional. Sin ir más lejos, en mis primeros años en el hospital de Valme —últimos de los 80, primeros de los 90— cada internista llevaba una media de quince enfermos hospitalizados, algo impensable hoy. En la actualidad, diez enfermos es el tope máximo permitido si queremos ofrecer calidad a nuestro trabajo. Y en cuanto a la falta de consideración institucional ya tendremos tiempo para discutirlo más adelante.

Nunca ha sido fácil la práctica de la medicina, pero ahora, menos que nunca. «¿Por qué?», os preguntaréis. Si os parece, vamos a intentar llevar a cabo un análisis de aquellos factores que han influido de manera decisiva en la marcada complejidad del ejercicio médico en la actualidad, en comparación con el del siglo pasado.

EL *BOOM* DE LA TECNOLOGÍA Y DEL CONOCIMIENTO

Los dos elementos fundamentales que han sido capaces de marcar la diferencia entre dos épocas médicas —por decirlo de alguna manera—, la de los años 1980-2000 y la actual, han sido, por una parte, la apabullante creación científica y la tremenda evolución tecnológica, y por otra, el grado de expectativas infinitas que ello ha generado en una sociedad, la del bienestar, en la que todo son derechos. Y frente a ello, arrostrando estos dos extraordinarios envites, el médico.

El médico que, pese a tanto avance, ha seguido siendo una persona, y como tal, con capacidad finita, limitada. El cúmulo de conocimiento científico, bueno y deseable en sí mismo, puede, no obstante, generar angustia por inabarcable. Hace tan poco como quince años, la biblioteca de los hospitales era un lugar común donde concurríamos los médicos a última hora de la jornada para buscar en el *index medicus* las novedades publicadas en cada campo durante la última semana. Hoy, las bibliotecas están vacías, se utilizan para reuniones de docencia con los residentes. La producción científica hoy, ilimitada, se difunde por Internet, naturalmente. Por ello, estar al día hoy es un asunto bastante más accesible, pero también mucho más arduo y exigente que antes.

Cuestión esta, la de los avances científicos y tecnológicos, de la que podemos debatir también si ha supuesto, aparte de un indiscutible beneficio para la sociedad, un mayor grado de satisfacción profesional entre los médicos. Desde luego, como ya hemos apuntado, la medicina actual es, de largo, la más efectiva y efectista que haya existido nunca, y resultados terapéuticos tan espectaculares como la implantación de *stents* coronarios —los famosos muelles—, la radiología intervencionista, la respiración mecánica, los trasplantes, los avances en la cirugía tumoral y en la moderna quimioterapia… con toda la parafernalia mediática que arrastran pudieran, eventualmente, endiosar a sus protagonistas. Y es posible que así sea. Sin embargo, soy de la opinión de que cualquier médico, en cualquier tiempo, siente idéntica satisfacción cuando, en atención a su paciente, pone toda la carne en el asador para conseguir un diagnóstico velado, un tratamiento novedoso, cualquier clase de alivio, aun cuando las cosas no siempre salgan todo lo bien que uno quisiera. Me siento muy identificado con el doctor Marañón cuando tuvo la ocurrencia de confesar en público que el más grande invento para la medicina había sido la silla, porque le permite al médico sentarse para charlar con el paciente. «Pase usted y siéntese». ¡Qué pensaría este ilustre doctor hoy en día, con la inteligencia artificial llamando a nuestras puertas!

En este punto quisiera traer a vuestra consideración un hecho acaecido siendo yo estudiante de segundo año de Medicina.

Una tarde soleada y calurosa de marzo de 1975, tuvo lugar el primer caso de laparoscopia diagnóstica que se realizara en aquella Córdoba provinciana y todavía retrasada en todo, sanidad incluida. Se llevó a cabo en la Residencia Teniente Coronel Noreña, el rancio y vetusto hospital público de la ciudad, un hospital caduco, medio desvalijado ya ante la inminente apertura del Reina Sofía. El artista invitado para semejante ocasión fue un digestólogo gaditano, brillantemente formado en el hospital de La Paz de Madrid, el doctor Gonzalo Miño Fugarolas. Mi profesor de prácticas, el inolvidable don Ricardo López Laguna, nos invitó al acto a algunos de sus alumnos: Fernando Laguna, Manolo Ramírez Raya, Rey Pavón, Martín Pinilla, Rafael Ramírez... y yo.

La primera impresión al conocer al doctor Miño no pudo ser más frustrante. Esperábamos encontrar a un especialista que, viniendo de los Madriles, sería alto, espigado, fino de modales, bien parecido y trajeado, cuya patricia presencia estuviese en consonancia con la prestancia profesional que le precedía. Pero el bueno de Gonzalo era un hombre chiquito, negrillo y achaparrado, con más parecido a un paisano de la Viña que a un afamado doctor. Y muy guasón, eso sí, siempre con la sonrisa en la boca y contando anécdotas graciosas. No recuerdo si entramos en el quirófano. Lo que nunca olvidaré es la cara de satisfacción que le vimos al salir. Venía radiante. Había descubierto en menos de una hora algo para lo que los médicos de Córdoba, don Ricardo y don Mariano Aguilar, llevaban semanas dando palos de ciego: la causa de la ictericia verdínica de aquel paciente era una obstrucción del colédoco por una litiasis única.

En aquellos tiempos —que ahora nos parecen remotísimos— descubrir el origen de una ictericia era algo realmente complicado. La laparoscopia se estaba revelando como una herramienta útil para los casos más difíciles, y en esta ocasión así se había demostrado. Para que veáis, pocos años más tarde, la ecografía vendría a resolver casi todas las dudas. En lo que a mí mismo respecta, puedo afirmar que me he sentido igual de satisfecho cuando, de novato, diagnostiqué una fiebre botonosa mediterránea en un joven de Villaharta que ante cualquier otro de los diagnósticos más o menos brillantes que haya hecho —y han sido muchos— a lo largo de mi vida profesional. También es verdad que los internistas siempre hemos hecho lo mismo: diagnosticar, tratar, aliviar y consolar, que no es tampoco moco de pavo.

Y si damos ahora un salto tremendo de cuarenta años, podríamos preguntarle al doctor Suárez de Lezo —el elegante y simpático Josele— qué intervención le produjo mayor subidón, el primer *stent* coronario colocado por él en un Reina Sofía como hospital emergente allá por 1986 o el último implantado para taponar una fístula entre la descendente anterior y el tronco de la arteria pulmonar, en la Cruz Roja, hace tan solo unas semanas, a sus setenta y nueve jóvenes años.

Ejemplos como estos de Miño, Suárez de Lezo y otros tantos médicos ilustres nos hacen comprender mejor cómo la apertura del Reina Sofía supuso un antes y un después en la sanidad cordobesa. Cuando Gonzalo Miño llegó a Córdoba, nuestro querido y afable don Ricardo diagnosticaba las hepatitis con las pruebas de McLagath y McKunkle, unos métodos colorimétricos que valoraban la turbidez del plasma. Una horterada, si me permitís la expresión, al lado de las determinaciones analíticas de las transaminasas.

Quiero decir con esto que, en cada época, la satisfacción del médico viene de la mano de conseguir los retos que se le plantean. Pero ¿qué duda cabe? Cuando estás en la etapa de residente, la más fructífera y apasionante de cualquier médico, los logros y los aciertos cobran un significado muy especial, una magnitud desproporcionada. Mis años en el Reina Sofía con el equipo de Medicina Interna liderado por don José Jiménez Perepérez son sencillamente imborrables. Lo mismo puedo decir para mis compañeros de promoción.

Y luego están las expectativas de la gente, de una sociedad adocenada en la navegación fácil de la marea favorable, la de los derechos. Todo son derechos. Para la gente corriente, esa que se entera de tanto adelanto por los informativos de la tele, las redes o por las entradas en Wikipedia o en la inteligencia artificial (IA), ya no hay secretos, ningún tema es tabú ni mágico ni privativo del saber médico. Para muchos ciudadanos respetables hoy en día —con un mal entendido derecho a la salud— todo ha de ser posible. Y si algo no lo es, si algo sale mal, es culpa del médico o de la institución. Y aunque en ocasiones esto es verdad, no lo es siempre.

Antes las cosas no eran así. El médico respiraba mejor. Más desahogado. Por ejemplo, antes uno hacía el diagnóstico, la parte que más dificultad entrañaba. Al no disponer de tanto arsenal de pruebas, la gente era bastante más comprensiva con las dudas y los errores médicos. Luego, a la hora del tratamiento nos guiábamos por las recomendaciones de la *Terapéutica médica* de Cohn o por los dictados del *Harrison*. Es decir, por el criterio de los expertos, por la experiencia no solo propia, sino, sobre todo, ajena. Y uno se quedaba más o menos tranquilo porque había hecho lo debido. Lo demás ya no dependía de ti. La suerte, el destino o Dios mismo tenían su parte en la evolución de la enfermedad. Cuando la gente decía «gracias a Dios» para congratularse de la curación de algún mal, lo hacía con más convicción de lo que lo hace ahora. Enfermedades tan severas como la tuberculosis, la neumonía, la insuficiencia cardiaca, el EPOC (bronquitis crónica), el asma, el temible lupus eritematoso sistémico, la artritis reumatoide, las vasculitis... hasta el mismísimo linfoma tenían un tratamiento específico, digamos estándar. Una enfermedad, un tratamiento. Y la quimioterapia, en mantillas. Hoy no. Los aspectos terapéuticos de las enfermedades son el *number one* en la investigación biomédica. La mayor parte de los ensayos clínicos y de las revisiones sistemáticas tienen como objetivo investigar fármacos nuevos. La llamada «medicina de la evidencia» ha venido a ponderar cuánto de científico haya en el tradicional empirismo médico, una cosa parecida a intentar sustituir la experiencia por las «evidencias», y un ensayo clínico bien diseñado y elaborado puede echar por tierra cualquier «dogma» médico de siglos.

De manera que hoy el tratamiento de las distintas enfermedades se ha diversificado una auténtica barbaridad. Una enfermedad, varios posibles tratamientos. Los hay sintomáticos, específicos, paliativos, curativos... Hasta una variedad curiosa que se ha dado en llamar tratamiento de uso compasivo, que es aquel tratamiento que se emplea, fuera de indicación, cuando los tratamientos estándar para determinada enfermedad han fracasado y existe alguna evidencia científica, aunque sea pobre, acerca de su utilidad para la misma. Algo parecido a nuestro viejo refrán

45

de que «a falta de pan, buenas son tortas». Pero en este caso, las tortas son carísimas, claro está.

Si a esto le sumamos el impresionante avance en los medios de diagnóstico, en las famosas «pruebas» donde sale todo, el médico tiene a su disposición tal aparato de información y tecnología que se encuentra atrapado entre dos frentes, el de su propia incapacidad para hacerse con todo y el de la brutal exigencia de la sociedad. No hay escapatoria. Si falla no hay excusa. Es su culpa.

La gente ya no se confía, como antes, a la suerte, ni siquiera a Dios. Exige resultados, puesto que hay medios más que suficientes para ello. Y es que el propio médico, imbuido por tanta exigencia social, desarrolla una suerte de sentimiento de culpa autoexigiéndose en ocasiones por encima de lo emocionalmente razonable, hasta el punto de llegar a creerse responsable de los males que afligen a los demás. Eso es presión. A su lado, casi todo lo demás me parecen pamplinas.

V

Internet y la informática

Desde luego que lo reconozco ya: Internet ha supuesto un antes y un después en la provisión de información y conocimiento a todos los niveles de nuestra vida. La llamada supercarretera de la información representa la más alta cota que jamás haya alcanzado la humanidad en lo referente a comunicación, con permiso de la IA, ya a la vuelta de la esquina. La glamurosa e inconmensurable biblioteca de Alejandría, que alumbrara de sabiduría toda la Edad Antigua, y los monasterios benedictinos que preservaron para la posteridad el legado grecorromano en la Alta Edad Media se quedan en pañales frente a este monstruo de la información.

Para nosotros, los médicos, es la herramienta más útil a la hora de adquirir nuevos conocimientos, de contrastar experiencias con otros compañeros, de realizar sesiones clínicas *online* interhospitalarias… En definitiva, de estar al día. Esto es un logro de verdad, sin paliativos. Ganancia que, sin duda, suma muchos enteros en la comparativa de las épocas. Internet ha clausurado las bibliotecas de los hospitales, les ha cambiado el uso y, de paso, ha recluido al ostracismo y al polvo, cuando no a la hoguera, las revistas médicas en papel. De residentes, mis compañeros y yo nos prestábamos e intercambiábamos números del *New England*, como tebeos del *Capitán Trueno*, porque siempre había alguien que extraviaba alguno o que recibía el último número antes que los

47

demás. Cualquier residente de medicina interna poseía como oro en paño el último volumen del *Harrison* y estaba suscrito de por vida al *New England Journal of Medicine*. Ambos eran nuestra Biblia médica, los dos grandes pilares de nuestra formación teórica.

Yo me preparé el examen MIR «solo» con mi primer *Harrison*, regalo sorpresa de mi mujer al término de la carrera, nada de academias que, por otra parte, no creo que existiesen en aquellos tiempos. Adornábamos nuestro caché en el hospital recopilando en la biblioteca algunos artículos o trabajos sueltos de otras revistas tan prestigiosas como *Archives, Annals, Lancet, JAMA, Brithis* o *Medicina Clínica*. Todo eso es historia. Ciertamente hemos perdido algo, sentimos cierta nostalgia de aquellos encuentros en la biblioteca, de la competencia interna y sana por ser el primero en llegar, el primero en dar la noticia de tal o cual artículo, del tufillo tan agradable a papel nuevo, a estrenar, satinado como ropa recién planchada... Pero, por el contrario, hemos ganado lo indecible, lo impensable. De estudiar en la biblioteca a hacerlo tranquilamente en casa. Prácticamente, todas las revistas científicas se encuentran indexadas en la red. Escribes en PubMed —gratuito— el tema que te interese y te aparece una pantalla con las referencias bibliográficas de los trescientos, mil o diez mil artículos relacionados con dicho tema. Alucinante. El problema, hoy, es seleccionar entre tanta información, es verdad. Saber aventar la parva para separar el trigo de la paja, pasar de la información al conocimiento. Esa es otra cuestión. Habrá que aprender a recitar con Machado: «... A distinguir me paro las voces de los ecos...».

Pero hay más: existen programas de formación médica continuada *online*. Para mi gusto, el mejor es UpToDate. Es de pago pero fabuloso. Es caro pero imprescindible para cualquier médico que quiera mantenerse al día. Por una vez, y sin que sirva de precedente, el Servicio Andaluz de Salud ha tenido un detalle con sus médicos y ha suscrito y financiado un contrato con la editorial americana para el uso de toda la colectividad médica andaluza. Un gran servicio, justo es reconocerlo. Pero hay más: desde hace poco, otra plataforma médica, Global Evidence, gratuita para médicos, responde al instante cualquier pregunta que se le haga basada en argumentos y estudios que presenta. Y ya no digamos nada de la IA: expones un caso clínico que te preocupa y te da cumplida respuesta acerca del mejor manejo posible.

¿Y qué me decís de los móviles y del WhatsApp? Para mí, una bendición. Excuso deciros que tanto pitidito a lo largo de la mañana de mensajitos de grupos de familia o de amigos era un auténtico martirio. Hasta que no me enteré de que podía silenciarlo a voluntad lo pasé fatal en la consulta, cada dos por tres piando aquello. El dichoso WhatsApp se me ha revelado como un artefacto utilísimo para realizar consultas «virtuales», por así decir. Tened presente que mi hospital, en la salida de Sevilla para Cádiz, coge demasiado lejos y demasiado esquinado a todos los pueblos a los que asiste, excepción hecha de Dos Hermanas y de Alcalá. Por tanto, es muy de agradecer evitar en lo posible desplazamientos a la gente, sobre todo a las personas mayores, nuestros principales usuarios. Para el diagnóstico rápido de muchas enfermedades de la piel es la releche. Claro, es muy conveniente, casi indispensable, que uno conozca bien al paciente. «Doctor Rivera —me llama a la consulta o a mi móvil una cuidadora, un poner—, que a mi padre le han salido unas manchas *mu* raras en el empeine, como si fueran de la circulación, y es que no tenemos cita con usted hasta mayo. Perdóneme usted, pero estoy preocupada». Esto se había convertido en un lugar común en mi consulta. Le digo entonces que le haga varias fotos, en variadas posturas, a las manchas en cuestión y que me las envíe por WhatsApp. En cinco minutos he diagnosticado qué sé yo de cosas a qué sé yo de gente: zoster (culebrillas), herpes simple, eritemas nodosos, lesiones de picaduras, equimosis y petequias en personas tomadoras de aspirina o de corticoides, melanomas y otros cánceres de piel, vasculitis cutáneas… ¡Hasta sarna!

Llegados a este punto, no tengo más remedio que contaros una de esas anécdotas curiosas que, de vez en cuando, nos regala el destino a los médicos.

Una chica joven y de buen ver acudió en repetidas ocasiones a mi consulta porque, decía ella, le salían unos bultos grandes en la piel que llegaban incluso a deformarla, que eso duraba como un par de horas y luego desaparecían, y que le podían salir en cualquier parte de su cuerpo, pero que le preocupaba mucho más cuando le salían en la cara; lógico, porque se ponía como un monstruo, afirmaba ella misma. Y la casualidad que en ninguna de las visitas que me hizo tenía nada. Naturalmente, yo sospechaba un trastorno de la piel que se llama edema angioneurótico o angioedema. Pero para asegurar el diagnóstico tenía necesidad de ver yo mismo las lesiones. Quedamos entonces en que a la primera lesión que volviera a sucederle se hiciera un *selfie* de esos, que se echara ella misma fotos de su cuerpo deformado y me las enviara por WhatsApp. Y así lo hizo. Mi mayúscula sorpresa se produjo cuando vi las fotos: en efecto, se trataba de un angioedema, pero con tan mala —o buena— suerte de que todas las lesiones le habían salido esta vez… en sus partes. Genitales rasurados que han conocido mejores momentos aparecían deformes y espantosos. Que daban miedo, vaya.

Me azoré mucho. No sabía qué hacer con tanta foto de los bajos de aquella chica en mi móvil. Se las enseñé a mi mujer y ella se las apañó para borrarlas. Y uno piensa luego que quizás la chica podría haber esperado una mejor ocasión, una anatomía más discreta. Pero no. Esta gente nueva no conoce el pudor. Ni el temor de Dios. La derivé a una consulta más especializada de inmunología clínica y alergia del Virgen del Rocío, pero ella, además, acudía con cierta frecuencia a verme —sin cita— a mi consulta, y seguía con la costumbre de mandarme fotos al WhatsApp. «Esa se ha enamorado de ti», rezongaba mi mujer con retintín. No, no creo. No me considero hombre capaz de enamorar a una mujer a primera vista, de flechazo. No. Para eso, mis amigos Jaime y Antoñillo. A mí las mujeres me quieren cuando me conocen. El roce que hace el cariño. Eso. A mi propia mujer tuve que enamorarla a fuerza de paseos, charlas, Coca-Colas, chistes y otras majaderías. En fin...

Permitidme ahora que no muestre el mismo entusiasmo por la informática aplicada al hospital, a la historia clínica digitalizada. No tengo reparo alguno en admitir muchas de sus bondades: eliminación del soporte en papel; definitivo adiós a las carpetas de historias mamotréticas e impenetrables; unificación y centralización de las historias en los ordenadores; cierre de los antiguos archivos; visibilidad y legibilidad de lo que escribimos (se acabó para siempre la famosa mala e ilegible letra de médico); identificación precisa del profesional que escribe; posibilidad de solicitar pruebas y recibir sus resultados... Incluso, aunque no estoy seguro del todo, mejor confidencialidad. Estupendo, ¿verdad?

Estupendo si no fuera por la cantidad de veces que el sistema se queda pillado, un minuto, diez o media mañana. Y entonces se te queda una cara de tonto… o agarras un rebrinque que te pones de adrenalina hasta los ojos.

Estupendo si no fuera porque cada dos por tres meten una nueva aplicación que anula otra previa y no te deja continuar lo que estás haciendo. Y tienes que dejar al paciente en la consulta y recorrer el pasillo buscando auxilio en otros colegas que ya se han enterado de la enmienda.

Estupendo si no fuera porque a lo largo de la mañana el sistema, el puto sistema, te pide usuario y contraseña cuando le viene en gana. Estupendo si no fuera porque si te ausentas cinco minutos para mear, por ejemplo, te obliga a reiniciar. Estupendo si no fuera porque los lunes no te acuerdas de la contraseña, si los programas fueran amistosos en lugar de hostiles, si mayúsculas o minúsculas le dieran lo mismo, si…

Uno, un profano de la informática, no entiende cómo con tanto adelanto en los programas se ponen tantísimas trabas al manejo amigable de tu herramienta de trabajo. Se me antoja algo parecido a si en un quirófano, en plena intervención, se fuera la luz varias veces en la jornada. Sería algo incomprensible. Pues eso.

Medscape es una plataforma informática americana que se dedica a estudiar y medir determinadas actividades que hacemos los médicos. Ha publicado los resultados de una encuesta acerca del llamado desgaste profesional entre los médicos; han respondido quince mil profesionales de veintinueve especialidades distintas. Cada generación de médicos enfrenta diversos grados de desgaste, pero la llamada generación X (entre cuarenta y cincuenta y cuatro años) presenta la mayor tasa de desgaste (48 %).

Yo pertenezco, según este trabajo, a la llamada generación de *baby boomers* (54-73 años), que exhibe una tasa de desgaste del 39 %, sensiblemente inferior. Y, curiosamente, el factor principal de desgaste que aparece en esta encuesta es el exceso de tareas administrativas que se nos asigna a los médicos.

Tampoco es mi deseo machacar de manera tan inmisericorde al sistema. Mis compañeros me informan que en la actualidad el malhadado Diraya ha sido parcialmente sustituido por otro sistema informático, Estación Clínica se llama, bastante más fiable y práctico.

Y luego está la chapuza, por decirlo de alguna manera. Lo previsto y lo lógico era que el programa fuese centralizado para toda Andalucía, que la historia clínica única fuese visible para cualquier médico andaluz. ¡Qué va! El sistema devino en una base de datos que, de manera completa, solo servía para el hospital en cuestión. Yo podía ver absolutamente todo lo que un paciente se hubiese hecho en Valme, pero tenía serias dificultades para enterarme de lo hecho en el Virgen del Rocío, y ninguna posibilidad de ver lo realizado en Riotinto o en Cabra. La densitometría ósea que se hizo la Peque en el hospital civil de Málaga no estaba accesible en el programa informático del hospital de Antequera, por ejemplo. En ese sentido, la informática aplicada al SAS, concebida como ecuménica, había quedado en un asunto ni siquiera provinciano, local. Debo aclarar también que, hoy en día, es bastante probable que estas deficiencias se hayan subsanado y que, en efecto, sus beneficios sean asequibles a cualquier médico.

Y todo esto a la espera de otro avance tecnológico que —dicen— va a tener aún más impacto en todo el campo del conocimiento que el que en su día tuvo Internet: la inteligencia artificial. Sinceramente, creo que la utilización de la IA en la medicina va a ser la leche, tanto en el campo de la investigación y la docencia como en el de la pura asistencia clínica. Yo mismo, que soy un *matao* en esto de la informática, lo he experimentado por mi cuenta: escribo en ChatGPT los síntomas, signos y datos complementarios de un paciente real y le pido el diagnóstico diferencial. Alucinante. En cuatro segundos me sale un texto que desarrolla de una manera razonada las distintas alternativas diagnósticas. Y no solo eso, sino que se moja para decirte cuál de ellas cree que es la más verosímil y te aconseja qué otras pruebas faltan y qué manejo debes llevar a cabo con el paciente. Encima, tiene la deferencia de recomendarte que consultes con un profesional de la medicina antes de tomar ninguna decisión. Claro, porque ella, la IA, no sabe si yo soy o no médico. O sí. Ya familiarizado por el uso, me presento como médico jubilado y el programa me trata como si detrás de la pantalla hubiese, de verdad, una persona que charla animadamente conmigo. Acojonante.

VI

Relaciones institucionales

En lo que llevamos de siglo han cambiado muchísimo las interrelaciones médico–administración. Y, me temo, para mal.

Desde siempre, que yo recuerde, los médicos hemos aceptado con naturalidad el antiguo sistema jerárquico mediante el cual los distintos departamentos y servicios del hospital eran dirigidos por compañeros que alcanzaban tal posición merced a sus méritos profesionales, a su prestigio universalmente aceptado o a unas durísimas oposiciones. Meritocracia. Digamos que eran «jefes naturales» que gozaban de una incontestable autoridad moral entre sus subordinados en la mayor parte de los casos. En su haber, la gran cohesión entre los miembros de un determinado servicio, la formación de equipos de trabajo comprometidos con objetivos comunes y la dirección por un líder reconocido.

Este sistema, no obstante, también tenía sus pegas, no diré que no. El hospital adolecía de uniformidad, era un puzle de reinos de taifas que se regían de manera casi autónoma e independiente y con más miramientos por el bien del servicio concreto a que se perteneciese que por el interés general del hospital. Un sistema a medida de los catedráticos que propiciaba el nepotismo, el enchufismo —tan nuestro—, el servilismo y la endogamia profesional. Promovía, mejor que nada, el conservadurismo de los privilegios de clase, la casta médica, la bata blanca.

Hoy, los hospitales son macrounidades asistenciales dirigidas por gerentes no siempre médicos, y si lo son, sin oficio, y cuyo principal mérito es haber promocionado la marca política del partido gobernante. Lo del carné en la boca. Y, curiosamente, a los médicos nos pasa un poco como a los futbolistas, que no se fían del todo de un entrenador que antes no haya sido jugador. Pues eso. Por lo general —y en algunos casos de manera injusta—, los gerentes son considerados como personas ineptas porque —creemos— no entienden las razones médicas, son la correa de transmisión de los directores generales y del viceconsejero de Sanidad, dan prioridad a lo económico por encima de los intereses de la población y, en definitiva, parecen siempre enfrentados a la clase médica.

Estoy convencido de que esto no es así en todos los casos, pero este sentimiento de persecución —quién sabe si algo paranoico por nuestra parte— está bastante generalizado entre la tropa médica y es uno de los factores que inciden en el distanciamiento y en la desafección. En la no pertenencia. Para más abundancia, las modernas Unidades de Gestión Clínica, herederas de los antiguos Servicios Clínicos, creadas con la legítima intención de optimizar recursos y ganar en eficiencia, tampoco acaban de convencernos. Luego, queda demasiado en evidencia el excesivo, casi único, interés en la contención del gasto, la mayoría de los objetivos pactados tienen que ver con esto. Y, por último, la frustrante sensación de relegación entre los médicos, de haber sido despojados de nuestro antiguo protagonismo y de nuestros ancestrales privilegios. Y es que, me vais a perdonar, los médicos somos un colectivo muy especial. A los médicos tienen que echarnos de comer aparte.

He sido tropa, pero también mando intermedio, digamos una especie de sargento chusquero, un jefe «digital» pero con plaza, una cosa rara. Quiero decir que he trabajado en ambos bandos. El médico de a pie —yo mismo— siente que desarrolla un trabajo muy sacrificado, exigente, de máxima responsabilidad, que requiere un nivel extraordinario de capacitación y que posee una importancia capital para la sociedad. Y cree que dicho esfuerzo no está suficientemente reconocido por la Administración, ni en lo económico ni en lo laboral. Falto de proporción.

Cuando la Gerencia proclama que los trabajadores sanitarios somos el principal activo de la empresa lo hace con la boca chica. Jamás me he quejado de mi sueldo, he ganado tres veces más que cualquiera de mis hermanos que se han quedado en el pueblo y he contado también con el sueldo de mi mujer, enfermera desde que nos hicimos novios. Dos sueldos buenos y una sola hija. Quejarse sería de avaros. No. Pero hay compañeros, muchos, con más hijos y con sus mujeres en casa. Sin el complemento de las sufridas guardias, esta gente se las apañaría muy mal para vivir dignamente en una ciudad. Sin guardias, el sueldo de un médico es, sencillamente, inapropiado, dejémoslo ahí. Y son bastantes los médicos que, por edad o por su propia especialidad, no hacen guardias. Y en los últimos años, antes y después de la pandemia, hemos asistido al esperpento de la más ridícula y vergonzante precariedad contractual, el colmo de los colmos: contratos de días, incluso de horas, al personal sanitario. Lo nunca visto. Todo esto, sin duda, está detrás del masivo éxodo de médicos y enfermeras jóvenes a otras comunidades autónomas y a otros países más generosos con los profesionales de la salud.

Por otra parte, sé sobradamente que la Dirección de un hospital no está contra los médicos, no creo en esa especie de delirio persecutorio. Un hospital tiene siempre abiertos cantidad de frentes, demasiadas heridas por donde se desangra. Y uno tiende a creer que la suya, la que le afecta a uno, es la más prioritaria. En temas económicos, poco pueden hacer los gerentes, todo viene marcado desde arriba. En temas laborales y sociales, las direcciones hospitalarias, en general, suelen ser bastante tolerantes y flexibles. En nuestros hospitales públicos, hoy en día, ningún trabajador ficha, y los médicos, en particular, seguimos manteniendo el privilegio de una liberalidad horaria que para sí quisieran otros trabajadores. El gran inconveniente que yo le encuentro a la Dirección de los hospitales es el importantísimo tufo político que respira, la tan alta dependencia de la gerencia regional. No veo tan alto grado de contaminación política en otros estamentos públicos como son la Universidad o las Escuelas, por nombrar organismos que también conozco de refilón.

Hacemos mal los médicos, creo, señalando a los directores de hospitales cuando deberíamos apuntar mucho más arriba, en concreto a las Consejerías de Salud y de Hacienda. Predican austeridad y, sin embargo, desperdician lo ahorrado en la cicatería con sus empleados dilapidando una burrada de millones en la implantación de un sistema informático en los centros sanitarios, el desdichado Diraya, que iba a ser el no va más en toda España. Mejor incluso que el del sistema vasco de salud, considerado el mejor. Pues bien, el programa informático de Osakidetza es una maravilla —lo conozco, he trabajado en el hospital general de San Sebastián durante dos meses—, y nuestro Diraya era… una caca.

VII

La sociedad del bienestar

Nuestra sociedad actual ha traído consigo, muy posiblemente para bien, un cambio radical en los estilos de vida de la gente, médicos incluidos. *In illo tempore*, conocí a muchos médicos de «pata negra» —así les llamábamos— que vivían en y para el hospital: don Ricardo, Gonzalo Miño, Juan José Ochoa, Juan Molina, Andrés Cosano, Antonio Torres, Díaz Castellanos, Jiménez Perepérez, Paco Pérez Jiménez, Armando Romanos, Jiménez Alonso, Carlos Pera... Médicos —que fueron mis profesores y maestros— por cuyo comportamiento e implicación pareciera que fuesen a ser los herederos legítimos del sistema público de salud. Y los demás, sin ser tan aferrados, también eran médicos comprometidos con el hospital. Y no os digo nada —porque no lo he conocido— de los médicos rurales, veinticuatro horas de guardia permanente.

Yo mismo, por mucho tiempo, fui un devoto poseído por el hospital. Como estas mujeres de nuestros pueblos, muy beatas ellas, que por mantener la iglesia impoluta descuidan sus obligaciones domésticas más perentorias. Hasta que un buen día mi santa me llamó a capítulo. «Tú verás lo que haces —se me plantó muy seria—, pero si no quieres perdernos a tu hija y a mí tienes que hacer algo». «¿El qué?», respondí asustado. «Hay tiempo para todo —continuó muy serena—. No voy a regatearte ni un solo

59

segundo de tu tiempo de estudio y de trabajo, pero exijo para nosotras dos el tiempo de tu familia». Oye, aquello funcionó. En mi etapa del hospital de Valme, si quitamos a Grilo, Nicolás Peña y a José Antonio Benítez, y a cuatro más en otros hospitales —cuyas mujeres serán más santas que la mía—, gente que parece haber recogido el testigo de aquel viejo afán, los médicos somos funcionarios, trabajadores por cuenta ajena que dan sus horas —y ni un minuto más, si acaso, de menos—, hombres y mujeres de este siglo con otras prioridades e inquietudes, con una vida familiar y social que pesa en la balanza tanto, si no más, que el mero trabajo por muy sublime que este sea. Es una realidad que tiene sus pros y sus contras, como casi todo. Pero que es necesario aceptar y adaptarnos a ella.

Hace unas fechas, leía en Facebook la pregunta angustiosa que una chica residente de primer año ponía en su muro: «Soy médica, pero tengo otras prioridades en la vida. ¿Soy un bicho raro?». Oye, aquello me llegó, me hizo tilín y continué leyendo. La joven médica expresaba su sorpresa de que la mayoría de sus colegas residentes tenía la medicina como su principal —y a veces única— prioridad. Y no era su caso. Y eso le hacía sentirse rara, diferente.

Me hubiese gustado echar un rato de cháchara distendida con ella. Claro que no es ningún bicho raro. Es hija de su tiempo, y posiblemente más despabilada que sus intensos compañeros. Pongamos las cosas en perspectiva actual: la mayoría de los médicos de hoy se forman y especializan en ciudades, en grandes ciudades. En cuatro o cinco años de MIR muchos de ellos y de ellas forman parejas, se casan y hasta puede que tengan niños al acabar la especialidad. Se han hecho a la realidad urbana: familia, amigos, colegas, colegios de los niños. Tienen una edad en la que precisan de servicios y de ocio que solo la ciudad proporciona. Y llegado el tiempo de concluir el contrato de MIR moverán Roma con Santiago para no abandonar su hábitat natural, su zona de confort. Pueblos pequeños e incluso hospitales comarcales, otrora destinos superrifados, son hoy lugares «apestados» a donde pocos especialistas quieren ir y de donde la mayoría sale trasladada a la menor oportunidad que se le ofrezca.

Yo fui uno de esos «intensos» hasta que mi mujer puso pies en pared: «Hasta aquí hemos llegado». Ahora pienso que, de no haber sido médico, mi vida social hubiese sido muy parecida. Creo que la medicina, en mi caso, no ha interferido tanto en mi vida social, por otra parte bastante sencilla: amigos, deporte, viajes y familia. No creáis que el sueldo de un médico de hospital da para mucho más.

Y no solo es mi caso. Paco Lozano es un devorador de libros y un depurado conocedor del arte románico. Sus horas libres son para la lectura; sus vacaciones, para viajar al norte peninsular. José Antonio Benítez, uno de los médicos más afanosos y entregados al hospital, es un consumado cocinilla, se encarga de las compras y de la comida de una casa de seis criaturas. Y no contento con ello, los días de permiso, los salientes de guardia y los fines de semana se los tira pescando con caña en las playas de El Portil. Ignacio Marín, crítico mordaz y hombre nacido para la dialéctica y la investigación, es un *gourmet*, un culturista y un *bon vivant*, sin que ello desmerezca para nada su incansable labor en estadística y epidemiología médicas. Luis Torres, genuino *vir bonus* de Cicerón, es un exquisito del golf. Fernando Lozano, inagotable su denuedo con el sida, es un trotamundos de lo rural. Antonio Grilo, nuestro querido jefe y maestro, es un vicioso explorador culinario de carnes y atunes en los entornos de Caños de Meca y Barbate. Vicente Salgado es un devoto de la equitación. Jesús Gómez se ha sacado el carné de piloto deportivo… Y hablo solamente de estos, y no de los demás, porque son de mi edad, llegamos al hospital al mismo tiempo y los conozco mejor.

En cualquier caso, ayer y hoy, el médico ha tenido y sigue teniendo un quehacer muy complicado y sacrificado que no es otro que enfrentarse a la enfermedad, al dolor y a la muerte de sus semejantes. Un oficio terrible. Sí, pero también bello y sublime. Siempre lo ha sido, desde las vírgenes de Asclepios y los discípulos de Hipócrates, desde los brujos, chamanes y barberos hasta el más sofisticado cirujano plástico de hoy. Somos los médicos una de las primeras necesidades de nuestra sociedad. Lo hemos visto y vivido con el maldito COVID. Si uno presta oído inadvertido a las conversaciones de la gente en la calle, en el gimnasio o en el supermercado comprobará que el tema más manido es de médicos, de dolencias y de remedios. Esa ha sido y será siempre nuestra cruz particular y colectiva: cargar con la enfermedad y la muerte. La diferencia que yo encuentro entre ayer y hoy es que antes todo se confiaba a nuestra capacitación y a nuestro criterio, y, en última instancia, a los designios divinos o a la suerte. Sin tanto cientifismo ni tecnología, el poder de la magia, la autoridad moral y el paternalismo médico eran herramientas muy poderosas y convincentes. Y la fatalidad era aceptada como algo natural e irremediable. Hoy, con la modernidad, todo es revisable, casi todo ha de ser posible, y la fatalidad, negociable. Bueno, todo ello para la sociedad, pero muy complicado para el médico. Mañana será el día de la eterna juventud, y pasado mañana, el de la inmortalidad. Al tiempo.

Y LO QUE NOS FALTABA: AGRESIONES AL PERSONAL SANITARIO

Algo tan excepcional que yo nunca he llegado a ver en mi carrera profesional se está convirtiendo ahora en una moda novedosa: agredir al personal sanitario si alguien no está conforme con la demora en la atención o si no se le concede todo lo que pida. Afortunadamente, no vamos a generalizar ni hacer de este problema un asunto de primer orden, porque ciertamente es un fenómeno minoritario. Los agresores, por lo que conozco de parte de algunos compañeros y por la prensa, suelen ser personas tan imbuidas en la cultura del consumo que necesitan que se atiendan sus necesidades de inmediato, gente desalmada o trastornada, o simplemente impresentable. Pero es la guinda que le faltaba al pastel del reto profesional a que se enfrenta el médico de hoy.

Con todo y con ello, hoy en día, el factor que, en mi opinión, más está afectando al bienestar profesional de cualquier médico español —y sobre todo andaluz— es, sin lugar a dudas, la falta de sensibilidad y de apuesta de los distintos Gobiernos, tanto da PP que PSOE, hacia los muchos problemas que plantea la sanidad pública: cuando la sanidad es más cara, pero el médico vale menos (Javier Quintero *dixit*).

Ser médico hoy en España se ha convertido en heroísmo. Un oficio de desgaste. No solo por la exigencia de una entrega personal absoluta, sino porque el sistema parece diseñado para poner obstáculos en el camino. Lo que debería ser una vocación apoyada y respetada se ha transformado en una carrera de fondo marcada por la exigencia y devuelta en precariedad... No se trata solo de dinero (que también), sino de reconocimiento, de poder hacer bien el trabajo, de disponer de tiempo y recursos para el mejor cuidado y atención de los pacientes... Porque si seguimos castigando a quienes nos curan, un día nos encontraremos enfermos... Y solos.

Por todas estas cosas me alivió un montón que, en su día, mi hija decidiese por su cuenta estudiar Biología en lugar de Medicina. Y también por todo ello, coincido en las razones expuestas recientemente en Tribuna Médica por el doctor Ortiz Leyba, vicepresidente del Colegio de Médicos de Sevilla: «¿Por qué no quiero que mi hijo sea médico?».

Y, pese a ello, tengo muy claro que en cualquiera de mis vidas futuras yo volveré a ser siempre médico.

VIII

El sistema MIR

Un residente de primer año es una esponja, aprende de todo el mundo, desde el catedrático hasta el celador camillero. Pero, sin duda, de quien más aprende es de la enfermera que le toque en las Urgencias.

Reflexión propia

Ya están nerviosos los estudiantes de sexto. Lo cuchichean por lo bajo en la consulta. No, no es el Plan Bolonia lo que los tiene en ascuas; es el MIR, que ya lo huelen a distancia, y luego lo peor, el primer año de residente. Porque, seamos honestos, el médico no es tal hasta que no aprende su oficio. Y, desde luego, un recién terminado, cuyo título está aún en papel de pago al Estado, no es médico.

Por motivos para los que no me encuentro en disposición de analizar, la licenciatura en Medicina se ha convertido solamente en un salvoconducto para presentarse al MIR. Desde cuarto curso, el estudiante vive obsesionado con eso. No le importa tanto aprender, estudiar, escribir historias clínicas, hacer buenas prácticas… Solo el MIR. Salen de la facultad con el título bajo el brazo, pero muertos de miedo. Y sin ser médicos, claro está.

Antes no era así. Nada era igual, ni en la carrera ni luego en los años de residencia. En los primeros años de carrera los estudiantes de Medicina nos sentíamos especiales, nacidos para una misión muy noble, como si fuésemos un grupo de élite dentro de la Universidad, más todavía en Córdoba, tan bisoña, donde solamente competíamos en importancia con Veterinaria, Agrónomos, Magisterio, Derecho y Filosofía. En quinto y en sexto soñaba cada noche con ser médico, me veía en sueños visitando a pacientes en sus casas con mi cartera de médico recién estrenada. Esperaba con ansia el día del último examen, poder decirme a mí mismo: «¡Lo he logrado, soy médico!». Mi primer destino, sustituto en Villaharta, colmó mis deseos y mis expectativas. Me sentía importante, notaba la consideración de la gente, me sentía seguro. Antonio Pintor, compañero de fatigas, os puede hablar también de aquel agosto inolvidable de 1979, en el que dos médicos nuevecillos, armados con la sola tecnología del fonendo y rebosantes de optimismo, nos enfrentamos al formidable reto esperado durante años. Y salimos victoriosos.

—¿Qué coño os pasa hoy que no estáis atentos a nada? —les suelto a mis estudiantes de sopetón.

—No, nada. Es que estamos hablando de la academia para el MIR, de si nos quedamos aquí en Sevilla o nos vamos a Oviedo.

Esa es otra. Hoy todo el mundo se prepara el MIR en academias ex profeso. Con lo a gusto que me estudiaba yo el *Harrison* entero en mi pisito de Córdoba o en el cobertizo de arriba de la casa de la Peque, en Palenciana. ¡Tiempos!

Pero tienen motivos para la zozobra, ya lo creo. No por las luengas noches de estudio ni por la nota final del MIR ni por la eventual especialidad elegida, casi siempre acertada, sino por su primer año de especialidad, el fatídico MIR 1.

El MIR como sistema es un excelente método de especialización. Yo creo que el mejor de los posibles. Son cuatro o cinco años de un aprendizaje a tope, tutorizado por unos profesionales experimentados y con oficio, en los que te empapas de enfermos; te comes los libros y las revistas; vas a congresos, conoces a gente de lo más interesante dentro de tu campo, a popes de la medicina moderna; te inicias en la investigación; te equivocas, aciertas, lloras ante un error con la misma facilidad como vuelves a reír y a creer en ti ante el próximo acierto; aprendes de todo el mundo, desde el celador o el camillero —así los nombra mi amigo Jaime—, pasando por la enfermera de noche y, desde luego, los propios pacientes, eres una esponja que va absorbiendo todo por donde pasa; formas grupo con tus colegas; te echas varias novias o novios y hasta puede que llegues a casarte con alguna de esas parejas, médica, médico o enfermera. Y lo más importante: aprendes a ejercer un oficio sublime. Esto es el MIR. Y encima te pagan. En definitiva, la Facultad de Medicina te otorga el título, pero es la formación MIR la que te proporciona el oficio.

En mi caso concreto, yo llegué al MIR ya casado. La Peque y yo nos casamos el 1 de noviembre del 77, habiendo ella terminado Enfermería y estando yo aún en quinto curso de Medicina. En el pueblo, la gente se creía que nos casábamos de penalti, claro, viviendo los dos en Córdoba sin carabina ni nadie que nos vigilara. Una decepción de lo más frustrante para toda esa gente que contaba los meses a ver cuándo saltaría la liebre. Y la liebre tardó siete años en saltar. Nuestra única hija vino al mundo en septiembre de 1984, fíjate. ¡De penalti!

¿Qué diferencia existe entre un estudiante de sexto curso y un MIR en sus primeros meses? Yo os lo digo: ninguna. Por mucho que los defensores interesados de nuestro sistema digan que sí, que la hay, no es cierto; se trata solo de una estratagema legal para ahorrar dinero. Un residente es mucho más barato que un médico de plantilla. Se equivocan nuestros gestores, eso creo. No ven más allá. Cuanto más inseguro un médico, más pruebas solicitará. Y todas las pruebas son caras. Al final, lo comido por lo servido, casi. Lo que el hospital se ahorra en contrato, se lo está gastando en pruebas innecesarias, amén de un riesgo temerario para la ciudadanía. Pero no quieren darse cuenta. Los que somos profesores quizás percibamos mejor esa realidad al estar más próximos a estudiantes y residentes.

También yo fui MIR de primer año. Sí, pero no hay color. En el Reina Sofía las urgencias eran atendidas por cada especialidad correspondiente. Nosotros, en medicina interna, disponíamos cada día de cinco residentes en la puerta de Urgencias, dos de ellos mayores, uno intermedio y otros dos de primer año. Estábamos entremezclados los internistas con los de otras especialidades médicas, como medicina de familia, cardiología, neurología o respiratorio. El R1 jamás se encontraba solo; el grado de ayuda que recibía por parte de los mayores era total, éramos una familia, un equipo de futbito muy bien avenido. Tal vez por esa cohesión y apoyo mutuo en trances tan especiales como verte solo con un enfermo en edema agudo de pulmón, asfixiado vivo, a las cuatro de la madrugada, tal vez, digo, es por lo que, pese a la distancia en que nos ha colocado nuestro particular destino, siempre mantendremos nuestro cariño. Mis compañeros de promoción en el Reina Sofía, José Miguel, Nini, Enrique, Pepe, Javier Cosano o

Manolo Baena…, gente de la que tanto aprendí, jamás desaparecerán de mi memoria y mi consideración más afectuosa. Además, existía una especie de cordón umbilical entre la puerta de Urgencias y la planta, donde residían los adjuntos de guardia, esos sí que vivían de cojones. A lo mejor lo estoy pintando demasiado idílico, puede ser; pero, sin duda, mucho mejor que lo de ahora.

Lo de ahora viene de la ley Garijo, una propuesta que, pretendiendo la uniformidad de las Urgencias hospitalarias en Andalucía, inventó la idea de unir las urgencias con las ucis, creando, de la noche a la mañana, el Servicio Andaluz de Cuidados Críticos y Urgencias. Como idea, pudo haber sido genial. El resultado, no obstante, divorcio total. Las ucis han seguido a su bola, cada vez mejor equipadas, mientras los servicios de urgencias son los parientes pobres donde solo llegan migajas. Se pretendió luego crear servicios de urgencias independientes y autónomos, sin nada que ver con las especialidades de planta. Y como no había dinero para tanto, se reclutaron residentes como mano de obra barata. No me parece mal, siempre que dichos residentes estén ya bien vapuleados, pero es un crimen hacerlo con los R1.

Nuestra sociedad —y nosotros mismos— ha cambiado mucho en los últimos cincuenta años. En la década de los 80 del siglo pasado presencié mi primera corrida de toros en la Maestranza de Sevilla y me pareció un espectáculo enervante de emoción y colorido. Hoy, sin embargo, me avergüenzo de esa fiesta que considero una inmoralidad, una crueldad injustificable. En la misma década de los 80, estaba convencido de que las Urgencias de los hospitales eran los sitios más apropiados para curtir a un residente de primer año. Hoy, en cambio, echo pestes de quienes justifican tal decisión.

El MIR me parece uno de los mejores legados que la sociedad española y los médicos actuales hemos heredado del Gobierno de la Transición. Perfecto para mi forma particular de ver las cosas. Perfecto, si no fuera por las guardias de puerta del primer año. No hay derecho. Un residente de primero no está capacitado para atender las urgencias externas de los hospitales. No puede ser el primer eslabón en la cadena de la asistencia a pacientes urgentes. Ni el segundo ni el tercero. Y, sin embargo, lo es. Los gerentes, incluso la normativa legal del plan nacional de especialidades, lo justifican con el paliativo de la tutorización, que nunca están solos, que siempre tienen a quien consultar. Falacias. Paparruchas. A las cuatro de la madrugada a ver a quién coño preguntas. Te tragas sapos y culebras. Incluso en horas prudentes en las que nadie se cabree, el tutor, tu tutor, está tan agobiado resolviendo dudas de otros como tú que al final desistes y te arriesgas. Así se aprende, así es como se curte un residente, dicen. No hay derecho, no estoy de acuerdo. No se aprende de los errores, como siempre hemos creído, sino de los aciertos. No se aprende pasando hambre, tirándote veinticuatro horas sin tiempo ni para un bocadillo *(primum manducare et deinde filosofare)*, sin ánimo ni para dar una cabezada. No, no y no. No ha faltado ocasión en la que no haya mostrado mi disconformidad en las reuniones con los directivos del hospital. Siempre he defendido que el R1 ha de ser un observador, un colaborador, un ayudante del médico de plantilla. Al menos durante los primeros seis meses. Esta es su función cuando está en la planta y así debería ser también en Urgencias.

Cualquier servicio médico de cualquier hospital tiene su propia plantilla, llámese Medicina Interna, Traumatología, Cardiología, Digestivo… Cada servicio tiene un *pool* de residentes a los que forma, pero podría funcionar igual sin ellos. Urgencias, no. Urgencias posee una plantilla médica escasa, escuálida, y el resto se rellena con residentes de todas las especialidades. Sin residentes, las Urgencias colapsarían. El caso es que las plantillas de Urgencias de enfermeras, celadores, auxiliares, administrativos… sí que es completa. ¿Por qué no la de los médicos? Nunca lo entenderé.

Es una situación, la de las Urgencias hospitalarias, injusta y cicatera. Injusta para los médicos de Urgencias, que se ven minusvalorados y sobrepasados con respecto a los de otros servicios; injusta y explotadora para los residentes utilizados como mano de obra barata, aun sabiendo políticos y gestores que un residente de primer y segundo años no está capacitado para ser autónomo en sus decisiones. No lo está en la planta de hospitalización y, sin embargo, tiene que estarlo cuando hace guardias en las Urgencias. Injusta y temeraria para el ciudadano que desea, lógicamente, ser atendido por un médico experto y no por un diletante. Uno va al servicio de Urgencias de un hospital con un problema potencialmente grave y quiere ser atendido por un médico que entienda del caso, no por un residente de segundo año de Urología, por ejemplo.

Los directivos lo saben, estoy convencido de que cuando dejan de serlo y pasan a médicos normales se dan cuenta de semejante barbaridad. Puede ser que cuando ocupas un cargo directivo te alinees tanto con la empresa que tu cerebro ingenia argucias justificativas a fin de poder vivir en paz contigo mismo. Algo parecido, salvando las distancias, es lo que les ocurre a los políticos corruptos cuando declaran ante el juez: todos dicen tener su conciencia muy tranquila.

No quiero ser alarmista en cuanto a los peligros potenciales para los usuarios. No. Afortunadamente, un paciente con una dolencia grave pasa directamente a una consulta de críticos atendida por médicos expertos. El problema es la cantidad excesiva de pacientes con dolencias menores o con dolencias mayores camufladas que pueden sobrepasar la capacidad resolutiva de un médico tan inexperto. El caso es que los propios pacientes son conscientes de ello, de que van a ser atendidos por médicos muy novatos, pero les da igual con tal de salir con todas las pruebas hechas. Es triste, pero la gente hoy se fía más de los análisis y de las pruebas que del criterio clínico del médico. Una lástima.

Al escribir estas reflexiones tengo presentes las caritas de nuestros residentes de primero de aquí de Valme cuando los veía saliendo de la guardia, hechos auténtica mierda, con ojeras, el rímel corrido, los botones cojos, los ojos rendidos, demacrados… Y me alegra lo que no podéis ni imaginar que mi hija optara en su día por Biología, tan tranquila ella en su clase de adolescentes alelados.

«No será para tanto», diréis algunos. Pasaos una noche por el Valme a eso de las doce. Vaya, si no tenéis otra cosa mejor que hacer.

IX

¿Qué es ser internista?

Hace unos años ya, la hija de unos amigos fue a Madrid para escoger una plaza de MIR. Me consultó para indagar mi opinión sobre las diversas alternativas que estaba barajando. Ocurría con frecuencia, acudían a uno mediquillos y mediquitas cada vez más jóvenes, ellos casi imberbes, ellas guapísimas muchachas en flor, todos muy despistados e inquietos buscando una palabra esclarecedora, un chispazo iluminador, como si uno poseyera la varita del destino. No tuve el menor problema con mi sobrina Inma, porque ella tenía muy claro lo que quería. Pero la mayoría de ellos anda bastante extraviada. Y es lógico. Escuchan noticias oficiales u oficiosas, hablan entre ellos, consultan a médicos próximos, a otros MIR ya ejerciendo, a sus padres y, quizás, hasta a su confesor (se trata de un anacronismo, ya lo sé). Toman en excesiva consideración variables tan aleatorias como dónde les gustaría vivir al terminar la especialidad —casi todos en ciudad—, dónde habrá más posibilidad de contrato, en qué hospital harán menos guardias y menos gravosas, en qué centros habrá más posibilidades para engordar el currículum… Y, creo, consideran muy poco qué es lo que en realidad les gusta, qué les dice su corazón, qué les ha impresionado más durante las prácticas en la carrera, para qué se sienten más predispuestos, qué habilidades poseen para esta o para otra especialidad… Cosas internas de cada uno,

JOSÉ MARÍA RIVERA CÍVICO

y no tanto factores externos que pueden virar con vientos más o menos cambiantes.

Creo que yo les ayudo poco. Estoy tan enamorado de mi especialidad que cualquiera otra me parece menor y, por tanto, se me nota muchísimo que arrimo el ascua a mi sardina. Si por mí fuera, todos los médicos serían internistas, pero comprendo que no puede ser. ¿Quién, entonces, nos operaría de los apéndices, de los tumores, del colon, del cerebro o de las cataratas? Los internistas nos mareamos con la sangre. Entendemos de sodios, de potasios, de creatininas…, elementos de la sangre que, por cierto, nunca ven los cirujanos cuando abren en canal una barriga. Somos bastante contrapuestos, existe ciertamente una barrera entre las especialidades médicas y las quirúrgicas.

Esta chica en concreto de la que hoy os hablo partió a Madrid con un pequeño hándicap: tenía tan buen número que disponía de una gama amplísima de opciones. A veces es mejor no poder elegir: «Lo que me toque». Tiene alma de internista, eso lo nota uno enseguida. Le encanta el trato con la gente, es piadosa en el sentido de compasiva, es abierta, tiene empatía, y no le gustaría enquistarse en una disciplina cerrada y limitada, sino que desea el conocimiento integral y humanístico que ha tenido la medicina clásica, la antigua.

Para mis adentros, clarísimo: medicina interna. Y además en Valme, conmigo.

Pero resulta que también le gusta mucho la oftalmología, tanto o más que la medicina interna, y ahí anda debatiéndose en la duda corrosiva. La oftalmología, además, le garantizaba, creía ella, la proximidad a su casa, a sus padres y más posibilidad de un contrato posterior, que la cosa laboral no está para tonterías ni sentimentalismos. Para mí, era una internista nata. Sin embargo, cosa rara, me investí de prudente y casi le recomendé que escogiera oftalmología. En fin, creo que al final la dejé en las mismas dudas que ya tenía. Al fin y al cabo, era ella quien tenía la última palabra.

No es nada raro que en casos como el de esta chica se escoja sin certeza plena. Es lo habitual. Y no es nada extraño, sino muy frecuente, que una vez escogida la plaza, tenga uno la sensación amarga y frustrante de haberse equivocado. Es lo más normal del mundo. A mí no me pasó, pero es que yo no soy un tío muy normal del todo que digamos. No tuve dudas sobre la especialidad, pero sí sobre la ciudad: Córdoba o Madrid.

Durante dos o tres semanas has estado jugando con tus muchas posibilidades, has deshojado cincuenta margaritas, te has contado el cuento de la lechera no sé cuántas veces, lo mismo te ves de neurólogo que ahora de cardiólogo, de endocrino, de cirujano, de médico de familia, incluso de traumatólogo, que ya hay que tener ganas (con perdón). Y un día, ansiado y temido a la vez, te encuentras solo ante unos señores serios y encorbatados que no te dan ni los buenos días, sino que se limitan a ofrecerte un pliego con doscientos recuadritos en uno de los cuales, solo en uno, tienes que señalar una cruz. Cuanto mejor número de oposición tengas, más recuadritos donde elegir. Es, seguramente, la primera vez que vas a tomar una decisión trascendente por ti mismo. Es verdad, en esos momentos uno desearía no disponer nada más que de tres o cuatro posibilidades. Pero doscientas…

No es asunto baladí. De donde pongas la cruz va a depender toda tu vida profesional y una grandísima parte de tu vida personal y familiar. Esa dichosa crucecita va a resultar decisiva en cosas tan importantes para uno como dónde habrás de vivir, quizás ya para siempre, quién será tu pareja, cuántos niños vas a tener y a quién se van a parecer, cuáles serán tus distracciones u *hobbies* favoritos, quiénes serán tus futuros amigos.

No hablo por hablar. Si en su día, por ejemplo, yo hubiese escogido medicina interna en La Paz o en Puerta de Hierro, en Madrid, que a puntito estuve, no os tendría a vosotros, mis amigos, sino a otros madrileños, quizás demasiado cursis, quién sabe si yo mismo me hubiese convertido en un finolis. ¿Os imagináis algo así? Me hubiera aficionado a la nieve, en vez de al senderismo; me gustaría el cocido más que el gazpacho; sería, si ello fuera posible, más madridista aún de lo que soy; disfrutaría de mi chalé en Las Rozas, donde los millonarios, en vez de en Las Pilas de Valencina, ¿quién sabe dónde queda eso?... Pero, sobre todo y todos, no tendría a mi Meli ni a mis nietos. Y eso hubiese sido imperdonable. «¿Por qué no, si ya estabas casado con la Peque?», diréis. Bueno…, porque no, pero esa es otra historia mucho más misteriosa y apasionante que algún día os contaré.

En nuestra vida adulta debemos tomar unas decisiones que se presentan como determinantes, nudos gordianos, que van a decidir nuestro futuro. Son cruces de carreteras sin señalizar en los que te paras a pensar porque no sabes por cuál de ellas alcanzarás un mejor destino. Pero, es más, en ocasiones puede que hasta te alegres de haber errado de vía porque esta otra te va a permitir conocer un paisaje, unos pueblos, unos parajes que ignorabas y que te resultan fascinantes. No siempre el camino más pinturero ha de ser el más acertado.

La Medicina con mayúsculas es un ejercicio apasionante de servicio al otro, de filantropía, de entrega, de sentimiento de ser portador de una misión sublime, de esfuerzo y estudio permanente. A quien siente así su oficio de médico le va a resultar poco relevante ejercerlo desde esta o desde otra especialidad. Desde cualquiera de ellas debemos ser médicos. Médicos, antes que especialistas; médicos, por encima de especialistas. Definía Cicerón al médico como *vir bonus medendi peritus,* y me emociono al escribirlo: «hombre bueno experto en curar». Esta frase, hoy, se ha quedado anacrónica, evidentemente. Hoy hay más médicas que médicos. Bueno, rectificamos a Cicerón: *mulier et vir boni medendi periti,* que se note que somos de latín. Y fijaos cómo el sabio romano antepone el adjetivo *bueno* a *perito.* Es verdad. No concibo a un médico que no sea buena gente. Los habrá, los hay, pero yo no lo acepto. Por principio. Y porque lo dijo Cicerón.

Desde esta óptica todas las especialidades son bienvenidas y necesarias, desde todas ayudamos a nuestros pacientes, ninguna es más importante que otra, son todas, entre ellas, complementarias.

¿Qué es, entonces, lo que define la medicina interna? La gente de la calle, vosotros mismos, amigos que me leéis, no sabe en qué consiste esta especialidad. Yo os digo en muchas ocasiones que los internistas somos los médicos que pretendemos saber de todo, que orientamos hacia un lado u otro, los que atendemos mejor a los pacientes añosos y pluripatológicos... Sin embargo, en puridad, al internista no lo definen tanto los enfermos que pueda tratar, que son muchos, cuanto la forma como los trata. El internista se interesa por el paciente en su globalidad, y no solo por los aspectos físicos de la enfermedad, sino también los psicológicos, familiares y sociales. Nuestra concepción de la medicina es la integralidad, la no fragmentación. De alguna manera, una concepción muy cercana a la del médico de familia, a la del médico de toda la vida. Solo que nosotros trabajamos en el hospital con enfermos más necesitados de pruebas y de cuidados.

Como internista, por tanto, se comporta cualquier médico, no importa su especialidad, que asista a un paciente desde esa perspectiva abierta e integral, que se interese no solo por el órgano enfermo, sino por la persona enferma, que ponga los medios a su alcance para una asistencia de calidad y que no permita que el uso de la alta tecnología aplicada al enfermo despersonalice su actuación médica.

A lo largo de mi vida médica he escuchado en muchas ocasiones a algunos de mis compañeros que intentan definir al internista como una especie de director de orquesta: el que decide cuándo entra en acción este especialista o este otro; el que indica tal o cual intervención; el que conduce el debate… No me gusta el símil. Sobre todo porque, en mi opinión, no se ajusta a la realidad actual. Me resulta más atractivo pensar en el internista como aquel mecánico de taller antiguo que te arreglaba el coche sin más tecnología diagnóstica que atender tu relato, abrir el capó y escuchar el ruido del motor.

Todo eso, sin embargo, es filosofía. Creo que los internistas hemos errado al plantear la cuestión en los términos de qué somos, en lugar de qué es lo que hacemos. ¿A qué se dedica en la práctica diaria un internista en nuestros hospitales? Esta pregunta me la hizo anteayer mientras almorzábamos mi amigo Pepe Esquinas, un luchador incansable en la enseñanza de la necesaria comunión hermanada entre el hombre y la naturaleza. El delicioso postre bienmesabe de mango me abrió las entendederas. Veamos ejemplos prácticos.

Existen muchas enfermedades que no son de un solo órgano, sino que afectan a muchos órganos y sistemas. Se les llama enfermedades sistémicas. El lupus, la sarcoidosis, la amiloidosis, hemocromatosis, porfirias, las septicemias, las enfermedades inflamatorias crónicas, las temibles vasculitis, los síndromes autoinflamatorios, las fiebres prolongadas, los síndromes consuntivos, la enfermedad hipertensiva, las trombosis, las antiguas enfermedades psicosomáticas... Son procesos que escapan a la competencia de cualquier especialista «de órgano» y deben ser manejados por el internista, el especialista global.

Algunas enfermedades que terminan siendo de «órgano» (corazón, intestino, cerebro...) comienzan con síntomas muy inespecíficos, difíciles de asignar a ningún órgano concreto en sus inicios. El internista es el médico más adecuado para descubrir la sospecha y orientar al paciente al especialista más adecuado.

Hay bastantes pacientes que atesoran más de dos o tres enfermedades, sobre todo los ancianos. En estos casos, resulta mucho más útil, cómodo y eficiente el manejo por un internista que por cinco especialistas. En general, las distintas patologías que se presentan en la ancianidad tienen unas connotaciones diferenciales muy significativas con respecto a esas mismas patologías en edades más tempranas. Y eso, los internistas lo sabemos de carrerilla.

Los enfermos ingresados en las unidades quirúrgicas no tienen ningún recato a la hora de complicarse cualquiera de sus otras enfermedades previas en el postoperatorio inmediato o tardío. Los cirujanos y los traumatólogos saben latín a la hora de operar, son la repera en el diseño, fontanería y costuras de nuestro cuerpo, pero no les pidas mucho más. No es nada infrecuente que estas unidades dispongan de un internista consultor para atender contingencias esperables o inesperadas.

La pandemia del COVID ha puesto de manifiesto la disponibilidad y versatilidad de los internistas ante cualquier situación catastrófica que pueda presentarse. Somos médicos para todo.

La gran mayoría de las unidades de cuidados paliativos hospitalarias está constituida por internistas. Cualquier enfermedad en sus estadios terminales se convierte en una enfermedad sistémica que no solo afecta al cuerpo en su totalidad, sino sobre todo al ánimo, al afecto, al sentimiento. Y genera mucho sufrimiento. El sufrimiento no es medible ni abordable con ninguna de nuestras modernas tecnologías. Y allí donde no alcanza la técnica se alza la palabra, el gesto cariñoso, la medicina de los cuidados: nosotros, los internistas.

¡Qué bien me ha sentado el postre, oye!

Me resulta enormemente atractivo el hecho de que otras especialidades puedan ahondar en unos conocimientos y en unas competencias específicas. Dada nuestra impotencia para abarcar el montante extraordinario de producción científica y técnica, cada especialidad nos ofrece la posibilidad de profundizar en aspectos concretos del enfermar. Y gracias a ellas podemos hoy favorecernos de sus avances y procedimientos terapéuticos. Sin el desarrollo de las distintas especialidades no sería concebible hoy nuestra sociedad del bienestar, por ejemplo.

Por tanto, sea bienvenida, como todas las demás, la especialidad de oftalmología, tanto si finalmente ha sido la elegida por nuestra joven médica como si no. Dado que, por el momento, los médicos no podemos devolver la vida, ¿hay algo más gratificante que concederle la vista a un anciano? Mi suegro se deprimió, se hundió en la miseria ante la perspectiva de quedarse ciego. Gracias a una intervención de su glaucoma pudo ver. Para él esto era lo más importante. Le daba casi igual que yo le controlase mejor o peor la diabetes, que su *reoma,* como él decía, le lastimase unos días más, otros menos, que le salieran manchas de viejo en las manos y en la cara, que caminase como un pato mareado. Aunque yo, como internista, hubiese podido recomponerle todos los huesos en su sitio, nada sería comparable para él como el hecho de poder sentarse en su salón para ver *Arrayán* con su mujer.

Cada especialidad acapara tanto de reto personal y científico, es tan atractiva en su proyección asistencial e investigadora que yo no acepto la posibilidad de que ningún médico se pueda aburrir con ella. Cuando te metes de lleno, hasta los codos, en tu terreno no echas de menos ninguna otra cosa. Me contaba un antiguo compañero del seminario su experiencia hospitalaria en una reciente intervención de una hernia. La anestesista, mientras le inyectaba el somnífero, se le acercó al oído y le dijo muy quedamente, como susurrando: «Tú duérmete tranquilo, que yo velaré tu sueño». A mí me dicen eso y no es que me duerma tranquilo, es que me puedo morir ya si hace falta. Que una persona extraña, que no te conoce de nada, que es la primera vez que te ve, que posiblemente nunca más te vea, porque la anestesia es así, un visto y no visto, te diga esas cosas con tanta sensibilidad y cercanía es no solo para creer en la medicina y en los médicos, es para volver, de nuevo, a creer en Dios.

Por eso, si finalmente nuestra amiga ha escogido oftalmología ha de saber, de mi mano, que se puede ser una excelente oftalmóloga sin renunciar al espíritu de internista, que se puede hacer muchísimo bien a los demás y se puede recibir toda la satisfacción del mundo haciendo que nuestros actos rebosen ternura, sensibilidad y empatía.

Una chica encantadora, buena persona, brillante estudiante y con visos de médica excelente, a punto de traspasar el umbral de una de las puertas más esperadas y gratificantes de su vida, no puede, no debe acongojarse por ninguna cosa que tenga remedio. Tiene toda la vida por delante. Ya quisiéramos nosotros tener ahora su problema.

X

La palabra y la fe: las grandes sanadoras

Os contaré otra historia para que veáis cómo nos ven a los internistas compañeros de otras especialidades.

Una tarde, saliendo del hospital, me topé con Manolo Castro, un compañero digestólogo de la vieja guardia. Lo diré así, vieja guardia, en vez de la vieja casta, por las actuales connotaciones políticamente negativas, pero a mí me gusta lo de casta. En sentido positivo de pertenencia, de implicación con el trabajo y con la empresa y no de sentimiento de privilegio o de élite. Vale, pues.

Médicos como este fuimos los primeros en llegar a ocupar nuestras plazas por oposición en el hospital de Valme, allá por enero-febrero del 86; fijaos si hace tiempo, la edad de mi Meli. Médicos con quienes he compartido media vida de sesiones, discusiones, reuniones, guardias, peleas por los turnos de vacaciones, asistencias a congresos, mesa y mantel… e incluso dormitorio. Recién llegado de Córdoba y de Pozoblanco, donde dormíamos separados médicos y médicas de guardia, recuerdo la mal disimulada vergüenza que pasé mi primera noche de guardia en Valme con Inmaculada Alfageme, a quien yo veía tan fina, por una parte, y tan suelta y liberal, por otra. Desde luego que yo no me desnudé —ni ella tampoco, menos mal—, pero temía no poder controlar medio dormido esa debilidad tan mía del ventoseo trasero. Ese era mi problema, pero cada cual tenía el suyo: que si Marenco ronca, que si Luis Pastor se duerme con la radio puesta, que si al Castro le *jieden* los pinreles, que si el Marín se despelota vivo, que si Bolaños sueña a voces… Por comparación a su extremada prudencia, a Paco Lozano le hacía mucha gracia mi insólita desvergüenza gaseosa y cada vez que, durmiendo juntos en la guardia, escuchaba algún ruido sospechoso proveniente de mi lado sentenciaba con alegre contundencia: «Toma follón», y se *jartaba* de reír él solito.

—¿Qué llevas ahí? —me preguntó Manolo Castro señalando la cosa enorme que transportaba en mi mano derecha—. ¡No será un regalo!

—No te lo vas a creer, Manolo. Sí, es un regalo, pero no te imaginas qué.

—Parece como si fuera un cuadro…

—Así es, un cuadro. Resulta que una paciente mía es artista, como la Peque, y hace tiempo que me tenía prometido pintarme un cuadro. Ea, y hoy se ha presentado con él a cuestas. Lo trae, es verdad, muy bien preparado, con su marco y envuelto todo él, primero con ese plástico de burbujitas y luego, por fuera, con papel grueso. No he querido descubrirlo para no ir paseando el cuadro por todo el vestíbulo así en crudo y, además, por compartir la sorpresa con la Peque una vez en casa. Uno, como marido de artista, ya va entendiendo algo, a mí me ha gustado mucho. Es un paisaje urbano de Lebrija, un viejo caserón medio derruido con un patio de palmeras tan altas que parece que les hagan cosquillas a las panzas de las nubes. A mi mujer, más perita, le ha encantado. Dice que tiene trazos de impresionismo moderno, vete tú a saber.

—Siento nostalgia de antes —me dijo Manolo—, cuando regalar a los médicos era una cosa como de costumbre. Eso se ha perdido.

—A mí me siguen regalando —respondí con toda naturalidad—.Y cosas más normalitas que esto, hombre. Se ha corrido la voz de que soy un goloso y me regalan dulces, pastas, aceitunas, tomates de Los Palacios...

—Bueno... a ti... —se quedó dubitativo—, a vosotros los internistas, porque todavía sois de los que os mantenéis cercanos a la gente, ¿verdad?

—¿Tú no, Manolo?

—Psss, no sé qué decirte.Yo me encuentro cómodo haciendo endoscopias con el paciente medio adormilado, lo hago bien, eso creo al menos, emito mi informe mientras las auxiliares lo despabilan... y al siguiente. En la consulta, en cambio, no.Yo puedo tener citados veinticinco pacientes por día, ¿tú te crees que así puede uno intimar lo más mínimo?

—Es una verdadera pena, Manolo. Los de nuestra edad hemos aprendido una medicina distinta a esta de hoy, antes primaba mucho más el buen trato, el roce, la relación humana. Hoy son todo prisas y técnicas.Vosotros, los especialistas de órgano, corréis el riesgo de convertiros en técnicos supercualificados.Y dejaréis de ser médicos.

—Desde luego, por ese camino vamos.

—Yo gestiono mi propia consulta. Nunca me pongo más de quince o dieciséis pacientes, y ya me están pareciendo muchos.

—Claro, pero a nosotros no nos dejan. Tienen que cuadrar los números. Además, que también es cierto que la consulta del internista es mucho más compleja que la de cualquier otro especialista. Es normal que le echéis más tiempo.

—En fin, Manolo, hasta mañana.

Y para despedirse me soltó una de las suyas. Este Manolo es un hombre de seria apariencia, alto, corpulento, hosco el gesto, de negrísima y cerrada barba, de estas barbas que pretenden avanzar, si se les dejara, hasta las mismas cuencas de los ojos de sus dueños. Echa *p'atrás* a la gente que no lo conoce, de tan circunspecto que parece, pero luego es cachondo. Y me dijo:

—De todas maneras, a mí, como me ven tan serio, ¿quién me va a regalar? Dirán: «A este hombre le llevamos tomates y es capaz de tirárnoslos a la cara».

Y nos fuimos riéndonos a los coches.

Lo vengo advirtiendo desde hace tiempo: tenemos una medicina de vanguardia, unos medios técnicos de primer orden, unos especialistas cojonudos, un aparataje y unos quirófanos de lujo, unos cirujanos robotizados, unas resonancias de última generación…, pero estamos perdiendo la esencia. Deben de ocuparnos elementos nuevos que han irrumpido con fuerza en nuestro quehacer diario, tales como las estancias, los pactos de consumo, el gasto farmacéutico, los tiempos de demora, la historia clínica informatizada… La gestión clínica lo requiere. Pero no hasta el punto de perder el norte médico, el antiguo arte de atender e intentar solucionar los problemas de salud de tus pacientes con familiaridad y agrado.

Mi impresión al respecto es que el macrosistema sanitario nos chantajea a los médicos pretendiendo que cada uno de nosotros considere en su práctica diaria no solo los problemas de este paciente concreto, sino de la globalidad de sus posibles pacientes potenciales, es decir, el sistema se deja suplantar, relaja sus propias responsabilidades sobre las espaldas de los médicos de a pie. Quizá por ello, solo quizás, tal vez por la modernidad y los derechos laborales y el estigma negativo del funcionariado que persigue la igualdad falsaria de todos sus componentes, o a lo mejor por comodidad, el caso es que el médico de vocación se nos está yendo, no encuentra aquella antigua condición de mago, de chamán, forma parte de una especie amenazada, en peligro de extinción. Como el lince ibérico, me temo.

El personal sanitario, en general, debe poseer el don de la palabra. Y para el internista resulta fundamental, toda vez que carecemos de aparataje y de otros aperos médicos que no sean el fonendo, la linterna y el depresor de lengua de madera. «Una palabra tuya bastará para sanarme», le dijo una de las hermanas de Lázaro a Jesucristo. No llegamos a tanto, pero casi. He necesitado muchos años de oficio y muchas reprimendas de mi Peque para aceptar esa realidad: nuestras palabras tienen algo mágico, algo espiritual, algo capaz hasta de curar. Y nuestros gestos, también. La palabra y la mirada. No sé si os he contado que una de las cosas que al final hizo que me decidiera por Medicina en vez de por Historia —que también me atraía— fue la mirada azul profunda de don Segismundo Menchero, un traumatólogo egabrense que me operó del menisco en el hospital de San Juan de Dios de Córdoba. Me cautivó. Quise ser y mirar como aquel hombre. Lo malo es que, seducidos por la tecnología al uso, los propios médicos estamos menospreciando la palabra como vehículo de curación. Casi sin darnos cuenta. El personal de enfermería cuida más que nosotros el lenguaje verbal y el gestual. «¿Qué te ha dicho el médico?», preguntan los familiares al paciente. «Nada, ni me ha mirado». Esta conversación que parece un chiste es en muchas ocasiones la pura verdad. Y es una lástima. Y una frivolidad. No tenemos derecho a desperdiciar algo gratuito y tan eficaz. Es nuestra obligación recuperar la palabra, el verbo cercano y amable.

Lo que os cuento a continuación es de ahora, de hace apenas dos meses. Cosa tan habitual en los pueblos pequeños, coincidí en la calle con un amigo de la infancia. Lo tengo en mi agenda de jubilado como un fijo discontinuo, por usar la jerga laboralista de nuestra Yolanda Díaz. O sea, que me consulta de forma muy esporádica. Aun así, le he librado de muchas malas pasadas. Me tiene mucho afecto y se fía de mi pericia médica. Es un diabético de larga fecha, pero bien controlado y muy disciplinado. Padece de «coronarias» y tiene colocados un par de muelles o tres. Siempre está quejándose de dolor en el pecho, todos los días, a cualquier hora, aunque esté sentado sin hacer nada, pero es capaz de aguantar sin rechistar las cuatro horas de procesión nocturna de la Virgen del Carmen del 15 de agosto. Cuando le aprieta más de la cuenta recurre a mí, le modifico un poco el tratamiento y lo convenzo de que no hay peligro, de que el dolor cardiaco tiene otras características, de que su dolor puede ser de origen muscular o incluso «nervioso». Y se queda tranquilo por una temporada. Podréis tacharme de demasiado atrevido: «Mira que si un día viene el lobo de verdad… No sé cómo puedes tener tanta seguridad…». Claro, nadie es infalible, pero en tantos años de hospital ha visto uno tantas cosas parecidas…

El caso es que desde hace un mes, más o menos, se encuentra «divino». No le duele nada y hace una vida completamente normal. Me cuenta que en el Reina Sofía sus cardiólogos le hicieron un cateterismo hará cosa de un mes y que le encontraron los muelles perfectos.

—Claro, te has quedado tranquilo y ya no te duele. Para que veas que lo tuyo es más mental que otra cosa —le digo con confianza.

—No, no. ¡Qué va! —me contesta con una seguridad aplastante—. Los cardiólogos no han tenido nada que ver.

—¡Ah!, ¿no? ¿Entonces…?

Y me explica con detalle el origen y la causa de su mejoría. Que resulta que forma parte de un grupo católico, que se reúnen sus miembros un día en semana para rezar y meditar juntos.Y que él les expuso su problema, el dolor de pecho que le aflige a diario. Y que ellos, todos los miembros del grupo, se comprometieron a rezar juntos por él, por su curación. Y desde entonces, desde esa misma tarde, ya se encontró muy bien, antes incluso de que le hicieran el cateterismo.

—¿Y tú te lo crees de verdad? —le pregunto incrédulo.

—Al doscientos por ciento —me replica tan seguro como disgustado por mi duda.

Yo bien podría haberle respondido que la próxima vez que necesite auxilio médico no recurra a mí, sino a sus colegas oradores. Pero no. No tengo nada que reprocharle. La fe es mucho más poderosa que cualquier razón médica o científica. Y eso hay que respetarlo. La fe no mueve montañas, pero hace cosas aún más sorprendentes y extraordinarias: consigue de los fieles, incluso de personas de ciencia, la convicción firme de que en la hostia consagrada se encuentra el cuerpo de Cristo, pero no como un símbolo, sino en carne y hueso de verdad en proporciones milimétricas. Hay científicos negacionistas del cambio climático, de la eficacia de las vacunas, de la pandemia del covid y hasta de la teoría de la evolución. Porque también la gente de ciencia puede ser cautiva de ideologías o creencias.Y la creencia vence siempre, se encuentra en una dimensión superior al conocimiento y al pensamiento lógico. La fe no necesita argumentos, en tanto es un don otorgado por Dios mismo. Desde mi punto de vista, los dolores torácicos que presenta mi amigo son somatizaciones, es decir, síntomas físicos que obedecen no a un órgano enfermo, en este caso el corazón, sino a un desorden mental neurótico, llámese miedo, obsesión, angustia, hipocondría, ansiedad o pánico. Y si la actuación médica no es siempre eficaz en estos casos, bienvenida sea la fe. Lo primero es el paciente.

Al menos un 20 % de los pacientes que van a su médico refieren síntomas que no tienen una explicación científica clara, pero inciden muy seriamente en su calidad de vida. Les llamamos síntomas psicosomáticos o enfermedades psicosomáticas. *Mens sana in corpore sano.* Mente y cuerpo trabajan en sintonía. En casi todas las enfermedades existe un componente mental que interviene en nuestro distinto comportamiento ante la enfermedad. Unas personas más positivas y proactivas; otras, más melancólicas y asustadizas, por ejemplo. Y estas distintas actitudes influyen muy decisivamente, en muchos casos, en el devenir de la enfermedad física. El paciente que afronta un problema de salud con valentía y con fe ya tiene media curación en su bolsillo. Fe en su médico, en su cuidador, en el homeópata, en el tratamiento que le prescriban, en su confesor… La fe es el factor más determinante del llamado efecto placebo. Pero la cosa también funciona a la inversa: existen trastornos primarios psicológicos que pueden producir síntomas físicos: somatizaciones. La somatización consiste en la tendencia de algunas personas a expresar sus problemas emocionales a través de síntomas físicos, tales como dolor de cabeza, de pecho, palpitaciones, mareos, síncopes… El estrés, la ansiedad y el miedo son los principales protagonistas de estos trastornos psicosomáticos. Y la medicina tradicional no siempre presta la atención debida ni da suficiente respuesta a estas enfermedades. Muchos pacientes recurren a la homeopatía, la acupuntura, el confesionario, los rezos o la misa. Pues me parece muy bien. Tengo una amiga muy capillita que cuando le pregunto qué le saca ella de provecho a la misa diaria me dice que no lo sabe, pero que le sienta muy bien. Pues ya está.

Pero tal vez os hagáis una mejor idea acerca de la esencia de la medicina interna siguiendo con atención la lectura que nos queda pendiente. Constatando casi de primera mano de qué manera el internista maneja aquellos conceptos troncales y básicos de ejercer nuestro sagrado oficio: la historia clínica, el diagnóstico y tratamiento, el respeto por la individualidad del paciente, lo del curar, aliviar y consolar, la devoción por la docencia...

XI

La historia clínica: el catecismo del médico

En mi primer año de residente, había en el Reina Sofía de Córdoba un R4 de Respiratorio, gordito y reservado, el doctor Murcia, de quien algunos adjuntos se mofaban por lo minucioso —hasta la exageración— de sus historias clínicas. En aquellos años, el residente favorito de todo el mundo era el doctor Grilo, joven brillante y discípulo amado de don José y, corriendo los años, gran compañero y amigo mío. Faltaría a la verdad si dijera que el doctor Murcia era un médico talentoso o mediático, pero yo le tomé mucho aprecio precisamente por su humildad y, desde luego, por la excelencia de sus historias clínicas. De él aprendí a novelar mis propias historias, cosa que siempre he llevado a gala.

Si me preguntan qué cosa es aquella que más preocupación me ha procurado el manejo de mis pacientes, diré sin dudarlo que la incertidumbre.

Ninguna otra cosa corroe más el espíritu del médico: no poder estar seguro de que aquello que estamos haciendo vaya a resultar o que exista una alternativa mejor que estamos ignorando. En su obra final *La luz brilla en las tinieblas*, dice León Tolstoi que lo único que de verdad cansa y debilita al hombre es el vivir en la incertidumbre. Doy fe. «Pero, hombre de Dios», diréis, «se trata de aplicar el protocolo específico para cada enfermedad... y ya está». ¡Que os lo habéis creído! El viejo aforismo de que no hay enfermedades sino enfermos cobra aquí toda su realidad. El mismo protocolo, idéntica actuación para la misma enfermedad produce no rara vez efectos diferentes en diferentes pacientes. Esto es lugar común para los médicos. Es un fardo a la espalda con el que tenemos que trabajar, y no hay manera de quitárnoslo de encima.

Ahora que lo pienso, mi mujer y mis amigos no hacen otra cosa que meterse conmigo porque, dicen, camino cada vez más encorvado. Y no son conscientes, claro, de la teoría esta del fardo. La incertidumbre afecta a cualquier decisión médica, ya sea en el terreno del diagnóstico, en el de la solicitud de pruebas, en el tratamiento o en el pronóstico. Y ningún médico, ni el catedrático más afamado del lugar, ni aquí, ni en Cataluña ni en Boston, se libra de tal pesadumbre. El cirujano que ha abierto ya cientos de barrigas no está tranquilo con esta última apendicitis que acaba de operar; el infectólogo duda sobre qué antibióticos empíricos debe usar ante una sepsis antes de conocer el antibiograma, y es una duda que te va devorando a medida que más tiempo tarda en llegar la prueba; el internista que ha de hacer de adivino para decirle a la familia cuántos días le quedan al padre con un cáncer avanzado de páncreas... ¡Me cachis! ¿Habrá algo más simple en medicina que tratar unas anginas? Pues hasta eso puede generarte incertidumbre, porque si son de mononucleosis no debes darle antibióticos. Bueno, tampoco hay que dramatizar tanto. Uno se acostumbra a vivir con esa carga y ya está. Y tal vez lo peor ni siquiera sea eso, la incertidumbre, sino tener que aparentar una falsa seguridad delante del paciente y de los familiares que, por descontado, confían plenamente en ti y están seguros de tu acierto.

No podemos eliminar la incertidumbre de la actuación médica, va implícita en ella. De acuerdo. Pero sí podemos intentar disminuirla, minimizarla lo más posible. Acotarla. Desde luego, sobra decirlo, una adecuada capacitación es fundamental. Esto, como el valor en la mili, se da por hecho. Y luego está la historia clínica, que es el sitio a donde yo quería traeros.

La historia clínica es el principio de todo en la medicina, el *primum movens*. Si vas de senderismo por el Parque Nacional de Aigüestortes, no te vas directo al lago de San Mauricio. Luego, tus amigos te preguntarán qué camino tomaste, si por Cerler, Baqueira-Beret, el puerto de la Bonagua y Estany Daneu, o si por Boí y Taüll; si apreciaste la majestuosidad de los picos gemelos (Els Encantás) al paso por el lago de la Ratera… Y tú no sabrás qué responder, parecerá tal que si no hubieras estado allí. Es conveniente hacer el recorrido completo, pararse en los lugares más pintorescos, echarse fotos. Caminar, aquí que se puede, más aprisa; aquí, terreno quebrado, más despacio. Tomarse un tentempié a medio camino… Y ya, por fin, disfrutar del destino fijado. De esta manera uno conoce los sitios.

La historia clínica es el itinerario completo que ha de hacer todo médico cuando se enfrenta al cuidado de un paciente. Es la cimentación, la estructura y las cubiertas de una casa. La casa compleja e intrincada del diagnóstico. Con ella, tienes asegurada la consistencia de la misma. Luego habrá que echar tabiques, hacer armarios empotrados, distribuir las estancias… Todo eso lo componen las pruebas complementarias. Tiene un principio y un fin. Y si no lo haces completo corres el riesgo de equivocarte más. Porque es diáfano como un día de mayo que te vas a equivocar, esto es algo asumido implícitamente por todos nosotros, que nos equivocamos varias veces cada día. Un estudio reciente de la Universidad Johns Hopkins, en Baltimore, encuestando a setecientos cincuenta y un profesionales sanitarios encuentra que ocurren errores entre el 10-15 % de todos los actos médicos. Y seguramente se queda corto porque en nuestra cultura occidental no se estila la divulgación de los errores. Y se mencionan en dicho estudio las posibles causas que hay detrás de estos errores: la más importante, la ausencia de una buena historia clínica, las prisas…

La historia clínica bien elaborada y bien aprendida ayuda al clínico a equivocarse menos. Alivia la incertidumbre. Es la mejor herramienta, mucho más potente que las famosas «pruebas», para que el médico aprenda a su paciente. A mí me ha pasado siempre: por difícil e intrincada que se ponga una enfermedad, disponer de una buena historia clínica elaborada por uno mismo supone un grandísimo desahogo. Todavía no he dado con la tecla, de acuerdo, pero presiento que estoy en el buen camino. Por el contrario, sin una adecuada historia clínica, pareciera que el médico fuera dando palos de ciego.

Poned atención: he dicho antes «historia clínica elaborada por uno mismo». No me considero dogmático, y estoy dispuesto a rectificar si alguien me convence de que da lo mismo quién haga la historia. Hasta ahora, he tenido bastantes debates con algunos de mis colegas sobre este tema y nadie me ha convencido. Porque hoy día es práctica bastante común que los médicos de guardia hagan la historia clínica de los pacientes que ingresan en su jornada, y así, a la mañana siguiente los médicos de planta ya se encuentran el trabajo hecho y disponen de más tiempo para atender a sus pacientes. O esta otra forma: el primer médico que tenga contacto con el paciente le hace la historia, aunque luego aquel no vaya a ser su médico. Yo no lo veo. Mi criterio es que la historia clínica la debe realizar quien vaya a ser el médico de referencia. Esto en las unidades de medicina; reconozco que en las unidades quirúrgicas es mucho más complicado porque los cirujanos no están en un sitio fijo, sino que rotan por distintas ubicaciones de un día para otro.

¿Qué es, pues, esta historia que tantos beneficios ofrece? Pues es la recopilación por escrito —en cualquier formato— de todo lo que acontece alrededor de la enfermedad de un determinado paciente. Es un documento creado por el médico (carpeta, archivo, CD, *pen drive*…) donde cualquier persona, autorizada por el propio paciente, puede estar al día del estado, las vicisitudes, complicaciones y evolución del paciente con su enfermedad.

La parte de esta historia que más nos va a interesar, por el momento, es el principio de ella. Es conocer la información que te da la Torre del Vinagre antes de introducirte en el sendero del Borosa, en Coto Ríos (Cazorla). En puridad, los médicos llamamos historia clínica solo a esta primera parte. A todo lo demás se le denomina genéricamente como «el historial», término que ha prosperado entre los usuarios. «Mi historial está en el Virgen del Rocío», dicen. Comienza por los datos de filiación, cuestión esta nada baladí en los tiempos de la cibernética. Tú pones en el programa de Estación Clínica «Juan Martínez Ordoñez», un poner, y te salen dieciocho. Ya no es como antes, casi nada es como antes, debes acceder a la historia mediante un código numérico, bien sea el número de historia o bien un código nuevo de muchos dígitos que se llama AN. Cada uno de nosotros tenemos nuestro

AN. Porque esa es otra broma de la informática: si yo pongo mi propio nombre, José María Rivera Cívico, no me lo reconoce; el programa responde a José M Rivera Cívico. Son así de tontos y de rígidos los programas, ¡ea! La parte crucial de la historia la componen la anamnesis, la exploración clínica y las pruebas elementales de radiología y de laboratorio.

Anamnesis es una palabreja curiosa que proviene del griego. Yo creo que ha resistido al tiempo por sonora y extraña. Significa interrogatorio. Sí, al estilo policial. El médico se convierte en un detective que de forma respetuosa, inteligente y cordial ha de ir sonsacando del paciente los primeros y más importantes datos del puzle en que se va a convertir el diagnóstico de la enfermedad en cuestión. En este sentido, me gusta mucho más la comparación con lo que hace el Mentalista que lo que veíamos antes en la serie *House*. Más que médico, House parecía un adivino con superpoderes. Y un hombre orquesta, que él solito podía hacer de todo. No se corresponde con la realidad médica de hoy. El Mentalista, pese a sus exagerados talentos, se acerca más a lo que hace un buen médico en su primera aproximación al paciente. Acopio de detalles. Ya habrá tiempo luego para interpretarlos.

El médico insistirá en antecedentes patológicos en la familia, en los antecedentes del propio paciente, muy enfáticamente en enfermedades previas, las posibles alergias e intolerancias, en sus costumbres y hábitos, en los riesgos posibles de la profesión que ejerza, en intervenciones quirúrgicas anteriores si las hubiere, en viajes recientes, contactos con animales… Y luego ya se centrará en el relato que haga el propio paciente sobre la enfermedad que le aflige. Y debe ser este un relato siempre dirigido por el médico toda vez que el paciente tiende a divagar de una manera espontánea; a fin de cuentas, él no tiene por qué saber del orden ni de la importancia relativa que nosotros les damos a los distintos síntomas. Tenemos que ser nosotros los que sepamos orientar la corriente por el cauce que nos parece más adecuado. Y hay para ello tres preguntas que, por clásicas y precisas —desde Hipócrates—, no han perdido actualidad: «¿Qué le pasa? ¿Desde cuándo? ¿A qué lo atribuye usted?». Son preguntas sencillas a las que todo el mundo puede responder. Preguntas que bien pueden servir para romper el hielo. Si veo que el paciente se aturrulla, cosa que puede suceder, le digo entonces que intente contármelo como si yo fuese un amigo, tal como a él le salga más natural. Pese al miedo o simplemente el respeto con que la gente va a visitar a un especialista en el hospital, no suele cortarse al escuchar esa pregunta: «¿Qué le pasa?». No. Más bien al contrario. A la mayoría de las personas les agrada cobrar ese protagonismo, poder contarle a alguien, ¡por fin!, lo que le pasa. Y a alguien que lo pueda entender. ¡Dos meses esperando la ocasión…! ¡Como para quedarse callado ahora! Fundamental para ello es encontrar al médico receptivo, interesado, atento. Y sin prisas. Fundamental. No creo que haya ninguna otra cosa que inquiete más a una persona que ver a su médico descompuesto por la prisa. ¡Qué mala imagen! Tan acostumbrados tenemos a los pacientes a vernos a los médicos siempre apresurados que causa extrañeza topar con uno sosegado.

Hace un tiempo, acompañé a mi hija a una visita a un anestesista que iba a practicarle una determinada técnica, un tapón hemático se llama, para aliviarle un dolor de cabeza muy persistente como complicación de la anestesia intradural de su cesárea reciente. Bueno, pues este hombre, un santo varón, la atendió de maravilla. A la salida del hospital, va mi hija y me dice: «Papi, qué poco trabajo tiene este hombre, ¿no?». «¿Por qué dices eso?», le pregunté. «Porque ha estado ahí más de una hora conmigo, sin prisa ninguna». «Eso, precisamente, es calidad. Seguramente, el hombre tendría prisa, pero tú no lo has notado», le dije.

Veamos un caso reciente para ponderar en lo que vale una adecuada anamnesis. Sobre todo, cuando en una urgencia se necesita una actuación rápida.

Me llama muy preocupado un amigo para explicarme que viene de viaje de regreso desde un balneario en Teruel. Y que su compañero de viaje, amigo común de ambos, presenta desde hace dos días un dolor sordo y continuo en la cabeza; está raro, muy soñoliento a todas horas, en ocasiones parece como si no se enterara de las cosas, como alelado. Y que hoy, antes de salir, ha vomitado dos veces. El amigo enfermo tiene una cardiopatía bien controlada, pero está anticoagulado con Sintrom. Ambos amigos y sus santas respectivas no desean parar en ningún otro hospital, sino llegar a Córdoba lo antes posible. «Directos al Reina Sofía —le digo—. Lo primero que pienso es en una hemorragia cerebral». Instruido por su amigo durante la pesada travesía, el paciente conoce que lo que le pasa puede estar relacionado con una complicación del tratamiento con Sintrom. De esta manera se facilita un montón el trabajo del residente en las Urgencias. «¿Qué le pasa?». Y el paciente explica lo que ya sabemos. «¿Desde cuándo?». Desde hace tres días. «¿A qué lo atribuye?». El paciente duda. Y entonces interviene el amigo: «Al tratamiento con Sintrom que haya podido complicarse con una hemorragia cerebral». Y con esa información tan básica estamos en condiciones de solicitar un TAC craneal que confirme o desmienta nuestra sospecha. Naturalmente, se confirmó el diagnóstico. A la mañana siguiente, ya estaba operado y fuera de peligro. Por contarlo de una manera amistosa.

«Claro», diréis, «en este caso la cuestión se facilitó mucho por la intervención del amigo y por tu propia sospecha». En efecto, así fue. Pero no es menos cierto que muchos pacientes poseen una perspicacia y una intuición que no debemos menospreciar los médicos. Y en ocasiones, dan en el clavo. Escuchar con actitud proactiva la opinión del paciente es siempre un deber del médico. Y no solo eso: es una ayuda. Y más en la actualidad, con tanta información médica a la que cualquier persona medianamente formada tiene acceso. Se escuchan barbaridades, sí, pero para eso está el médico, para discernir y separar el grano de la paja.

A la hora de escribir el relato de la historia existen dos estilos igualmente válidos: el telegráfico, estricto y conciso sin concesión alguna a la literatura, y el novelado, en el que se relata la historia a modo de cuento o novela. Naturalmente, a los internistas nos chifla mucho más el segundo porque, entre otras virtudes, realza mejor la realidad, ayuda a entender mejor lo sucedido. Pero mi amigo Luis María Iriarte, un neurólogo de postín, hacía unas historias telegráficas la mar de esclarecidas. Digo hacía porque murió hace unos años de un tumor cerebral. Desde aquí, todo mi cariño y mi admiración por él.

La primera visita suele ser la más importante, es donde comenzamos la historia clínica, tanto si es junto a la cama de hospitalización como si es en la consulta externa. Nunca me cansé de advertir a mis residentes —y ahora de comentar con vosotros— la capital importancia de crear un clima cálido para el paciente a fin de que se sienta algo más relajado, de que vaya perdiendo tensión y miedo, de que se vaya soltando, de que empiece a ver a su médico como una persona buena y amigable que va a poner todo su empeño en ayudarle. Cada médico, según arte, tendrá la manera de encontrar su propia fórmula para hacer de esta relación tan especial, la de médico-enfermo, un acto agradable. Por lo menos, eso. Es lo mínimo. A mí, en concreto, me ha funcionado siempre empezar la consulta con temas ajenos a la propia enfermedad, preguntar por sus *hobbies*, llamar al paciente por su nombre de pila, incluso por el apodo, interesarme por sus hijos si los tuviera, por su trabajo o su negocio, por sus problemas personales, saber cosas de su pueblo, de su ambiente… Incluso, con viento a favor, me atrevo con algún chiste que pudiera venir al caso. En bastantes ocasiones —sobre todo con pacientes mujeres— mi consulta parece más un confesionario.

Agrado, ¡qué palabra más bonita! Es frecuente que los médicos escuchemos cuchichear a los familiares de los pacientes por los pasillos de las consultas o en la planta acerca de cómo les va a sus respectivos deudos con los distintos facultativos que les hayan sido asignados. Y me congratulo mucho cuando los oigo decir por lo bajo: «Pues el médico de mi marido, un tal Benítez, aparte de bueno, ¡tiene tanto agrado!». Por desgracia, también tiene uno que escuchar en ocasiones lo contrario acerca de algún otro médico: «Será todo lo buen médico que quiera, pero, hija, ¡qué poco agrado tiene!». En cualquier actividad que tenga que ver con interrelaciones personales, el agrado —o su carencia— no es lo principal, pero sí lo primero que salta a la vista, la primera impresión. Con todo lo goloso que soy me resulta más atractivo una pastelera agradable detrás del mostrador que todas las bandejas de dulces expuestas, que ya es decir. Ser agradable no cuesta trabajo, ninguno, para quien trae esa cualidad de serie, de natura. Pero debe ser la mar de difícil para quien ha nacido sin esa estrella. El agrado no se aprende en la Facultad de Medicina, ni luego tampoco. Debería haber un test del agrado que se aplicase a los aspirantes a realizar la carrera médica, una especie de selección a través de la criba del agrado. Pero no lo hay.

Cuando a mis diez años quise entrar en el seminario, los curas nos mantuvieron internados —a otros muchos chavales de mi edad y a mí— durante una semana para comprobar si nuestras notas, nuestros conocimientos y, sobre todo, nuestra conducta eran compatibles con ser seminaristas. En ese primer intento fui suspendido. Cateado, se decía en mi pueblo. Obtuve unas calificaciones académicas de sobresaliente en las pruebas que nos hicieron, pero un suspenso en higiene y en conducta. En pleno agosto, no me duché en toda una semana y no sabía comer con tenedor y cuchillo. Al año siguiente, algo más pulido, pude ingresar. Algo así, una prueba de actitud quizás fuese conveniente en las Facultades de Medicina. Bueno, no, a la entrada en la facultad no, porque entonces podrían quedarse fuera futuros genios de las técnicas médicas, tan necesarias hoy, simplemente por tener un trato avinagrado. Vale. Pero sí que pondría esa criba del agrado a la hora de escoger plaza de MIR, de manera que un aspirante a una especialidad clínica, esto es, con gran roce epidérmico, haya debido de pasar el corte. Un internista, un digestólogo, un cirujano, un médico de familia… no pueden tener mala uva, es —o debería serlo— incompatible con el oficio.

Si se cumplen estas condiciones de relación, la anamnesis va fluyendo suave y fructuosamente —como lo hace el Genil por mi pueblo—, dejando sus frutos a punto de madurar en la ribera de la historia clínica. El interrogatorio médico pretende recoger síntomas (quejas y molestias) del paciente y, si fuese posible, agruparlos en bloques (síndromes) para así luego facilitar su debida interpretación.

Llamamos síntoma a cualquier molestia o queja que sea significativa para el paciente: el dolor, la fiebre, la falta de apetito, el cansancio, el ahogo, el mareo, la pérdida de peso, la tristeza… Todo eso son síntomas. Muchos de ellos, casi todos, son elementos subjetivos, es decir, los siente el paciente, pero el médico no puede comprobarlos. No tenemos los médicos una regla para calibrar el dolor, el cansancio o la tristeza, por ejemplo. Otros síntomas, como la fiebre, la ictericia, la pérdida de peso…, sí pueden ser corroborados. A cualquier dato clínico de un paciente que pueda ser detectado por los sentidos del médico (vista, oído, tacto, gusto u olfato) se le denomina signo. De manera que síntoma es un dato casi siempre subjetivo, y signo es un dato siempre objetivo. Hay elementos que son, a la misma vez, síntoma y signo, por ejemplo, la ictericia o la fiebre: los siente el paciente, pero también los comprueba el médico. Hay datos que son solo signos: el agrandamiento del hígado (hepatomegalia), que el paciente no nota para nada, pero que el médico palpa con sus manos; la auscultación de un soplo cardiaco, la palpación de una adenopatía oculta, el tocar la próstata con el dedo, o determinados olores del aliento, por poner ejemplos corrientes. Afortunadamente, a mí no me ha tocado el tiempo en que los médicos tenían que degustar unas gotitas de orina de un paciente para determinar si era o no diabético.

La anamnesis, pues, es la parte de la historia clínica que se encarga de recoger y ordenar los síntomas, mientras que la exploración clínica es la que se encarga de recoger y ordenar los signos. Anamnesis y exploración clínica, he aquí las dos partes cruciales del tema que nos ocupa.

Si cabe, explorar a un paciente es tarea aún más íntima y delicada que interrogarlo. Más corporal. Más física. La anamnesis le desnuda el alma, pero la exploración clínica lo deja en pelota picada delante de un extraño. De ahí la exquisita sensibilidad y prudencia que debe tener el médico a la hora de trastear por la epidermis de sus pacientes. Es la viva imagen de la entrega absoluta: alguien que te acaba de contar su vida, sus problemas, incluso los más íntimos, de confesarse contigo, y ahora se te ofrece desnudo, como abierto en canal, tumbado en una camilla. «Desnúdese usted, por favor, y cuelgue su ropa en este perchero». Debe ser algo muy curioso desde la psicología. Diré ahora que, al menos para mí, encontrar un dato positivo y claro en la exploración de un paciente posee un valor semiológico y, desde luego, afectivo, distinto a si ese mismo dato te lo proporciona una prueba complementaria. No es lo mismo el hallazgo de una ligera esplenomegalia en la ecografía que palpar un bazo grande, de esos que casi llegan a la fosa iliaca izquierda; no es igual conocer el informe de la ecografía prostática —ni siquiera el valor del PSA (antígeno prostático específico)— que tocar con tu dedo una próstata pétrea y espinosa como chinorro de ribera. Aunque, evidentemente, hay muchas alteraciones orgánicas a las que no pueden alcanzar nuestros limitados sentidos, está claro. Para eso están las exploraciones complementarias.

Cualquier médico podría ahora relatar aquí su inventario de anécdotas variadas acerca de las dificultades que encontramos en ocasiones al intentar desnudar a una anciana. No hay manera. «Mira, mamá, que es tu médico —trata de mediar la hija—, tiene que mirarte…». «Que no, he dicho —incluso con agresividad gestual—. Ahí no mira más que tu padre, se acabó». Aunque, la verdad sea dicha, pocas veces necesitamos los médicos desnudos integrales para la exploración. Lo suyo sería eso, el desnudo completo, es la mejor forma de descubrir signos clínicos insospechados, observando y palpando con ojos y manos clínicas. Pero ya se sabe, un neurólogo va a lo que va, a la cabeza y a los movimientos; rarísima vez se pone a auscultar o a tocar la barriga. De la misma manera, a un cardiólogo jamás lo verás haciendo un tacto rectal. ¡Aj, por Dios, qué ordinariez! Con lo remilgados que son los cardiólogos. Los internistas no tenemos excusa, somos médicos integrales, hay que verlo todo. Al menos, en teoría. Y luego está el tema del vínculo afectivo, es verdad. Terminada la exploración clínica se ha creado una dimensión nueva en la relación médico-paciente. Un vínculo, un lazo. No tanto, pero algo parecido al vínculo del bebé con su madre a través de la lactancia. Decía mi maestro, el profesor don José Jiménez Perepérez, que después de tocarle y palparle la barriga a un hombre o los pechos a una mujer ya los tenías conquistados para siempre. Y yo añado que si, además, les haces un tacto rectal se convierten en incondicionales tuyos, en inseparables.

Sin embargo, enhebrar los síntomas y los signos, uno por uno, no nos garantiza nada. ¡Ya quisiéramos nosotros! Todos estos elementos hay que contextualizarlos en cada paciente, individualizarlos y darles categorías diferenciales. Me explico: equimosis (cardenales, hematomas) dispersas por los brazos en un anciano que toma aspirina o corticoides no tienen la misma trascendencia que esas mismas manchas en un niño o un joven sano. En el primer caso, asumimos que se trata de senilidad capilar más el efecto secundario de los fármacos, y en el segundo sospecharemos trombocitopenia o leucemia. Un abismo de distancia. No es igual encontrar dos adenopatías milimétricas en las ingles de una chica que se las depila —algo casi normal— que el hallazgo de mazacotes adenopáticos inguinales. Es decir, ponderamos los datos obtenidos según circunstancias. Unas veces se minimizan; otras, se les da valor. Luego está el contexto en el que se presenta un determinado síntoma. Esto parece más claro: si un chavea tiene fiebre y le duele la garganta y, como él, hay varios más en la escuela no es lo mismo que si ese mismo chaval presenta fiebre en verano y él solo. Por ejemplo.

El primer caso complicado que se me presentó, llevando acaso una semana de ejercicio profesional, recién estrenado como quien dice, fue en una sustitución en Villaharta, un pueblo en la sierra de Córdoba: un hombre joven que llevaba dos semanas con fiebre alta y unas manchas por todo el cuerpo. Había acudido, antes de verme a mí, dos veces a las urgencias del Reina Sofía. Era agosto. Ni él ni su familia se fiaban de un médico sustituto recién acabada la carrera. Lógico. Bueno, pero viendo que en Córdoba capital —como decimos los cordobeses de provincia— no daban con la tecla, y aconsejados por el cura del pueblo, a la sazón don Lorenzo, amigo mío, decidieron consultarme. Quizás fuera la suerte del principiante, pudiera ser. El caso fue que en su casa, sin tiempo ni prisas, sin los alborotos de las urgencias, charlando amigablemente con el enfermo, uno se entera de que es pastor, de que tiene varios perros que conviven con él en casa, perros a los que desparasita con cierta frecuencia, y «más ahora, en verano», y de que la fiebre le empezó «hará ya por lo menos dos semanas». «¿Y las manchas?», pregunto yo con intención.

«Ah, las manchas, sí, me salieron a los pocos días de la fiebre, dos o tres días después».

Para mi pobre saber, las manchas tenían la pinta de una sífilis secundaria, un secundarismo luético, decimos los médicos. Y ello por su distribución peculiar, porque afectaban también a las palmas de las manos y plantas de los pies, cosa inusual en otras situaciones de exantema, y, además, porque era un tema muy fresco y reciente de tenérmelo preparado para el MIR. Así funcionamos, no os vayáis a creer... A lo primero, uno se cree que los pacientes han de tener lo último que te acabas de estudiar. Sin embargo, el relato de los perros con sus garrapatas iluminó mi mente como una cerilla que se enciende en el cuarto oscuro de la incertidumbre. Se me hace difícil imaginar en alguien que no sea médico poder sentir lo que un médico vive dentro de sí cuando vislumbra la luz, cuando se enciende la bombilla. Y más, un novato. De pronto, cobran sentido pleno los exámenes, los esfuerzos y sacrificios, las horas interminables de estudio, las prácticas —a veces tan tediosas—, las peleas domésticas con tu novia, ¿qué digo novia?, tu mujer desde que estabas en quinto curso, por la vida monástica que hemos llevado en Córdoba durante toda la carrera... Ha valido la pena, aunque fuera este el único diagnóstico brillante y salvador que hagas en tu vida. ¡Ha valido la pena!

Eufórico por dentro y sabiendo ya el diagnóstico, me faltaba hallar un signo patognomónico, es decir, inequívoco, irrefutable. Ante la sorpresa de los presentes e investido de un valor rayano en lo arrogante, ordené desnudarse al paciente. Del todo. ¡Ah!, ni desnudo pude ver lo que buscaba. ¡No podía ser! El diagnóstico estaba ahí, esperándome, pero no lo encontraba. ¡Qué desesperación!

Recordé entonces, en un *replay* de segundos, como en esas películas del final de tu vida que dicen que pasan rapidísimas, la clase en la que el doctor Pérez Bormujo nos explicó la fiebre botonosa, y recordé también cuánto insistió en que la prueba que yo ahora andaba buscando solía ser esquiva, se escondía en pliegues, incluso en la cabeza, oculta por el pelo. Le desgreñé su cabeza, pero nada. Escudriñé entre los sucios dedos de sus pies de pastor: nada. Los padres y la mujer de aquel hombre estaban desconcertados ante las maniobras desacostumbradas de este médico aficionado. «¿Qué coño estará buscando?». Con vergüenza, le bajé los calzoncillos. «Pero ¡qué hace este hombre?», pensaría el paciente. ¡Milagro!, allí estaba. ¡Ah, cabrona!, escondida en lo hondo del pliegue de la ingle. La *tache noire* de los franceses, la mancha negra, la prueba definitiva de la enfermedad: el sitio donde se alojó la garrapata para chupar. Se llama así, la mancha negra, una herida negruzca e indolora que, precisamente por no ser dolorosa, pasa inadvertida para el paciente. Con su tratamiento antibiótico adecuado el hombre sanó. Y yo dejé de ser un diletante para hacerme médico de golpe.

Otra cuestión relativa a los síntomas es la necesidad de amplificarlos. No basta con decir dolor torácico, este hombre consulta por dolor torácico. No. Ya siendo un médico sénior estuve varios años yendo un día por semana al centro de salud de Lebrija para asesorar y aconsejar a los médicos de familia sobre determinados pacientes que ellos me consultaban. Más tarde, este tipo de consultoría se hizo extensiva a todo nuestra área sanitaria, solo que ya no fue presencial, sino telefónica. Y me resultaba curioso esto: que yo les diera mi opinión acerca de tal paciente que había consultado porque le dolía el pecho o de tal otro que había tenido un síncope. «Y qué más», les preguntaba yo. Y se quedaban callados, sin saber qué decir. «¿Cómo que qué más?», me respondía alguno. No es posible una aproximación diagnóstica con un solo síntoma, a menos que dicho síntoma sea debidamente amplificado. Un dolor torácico, sin más, puede ser debido a un sinfín de causas. Si no lo acotamos lo suficiente nos perderemos. Es necesario saber el sitio, no es lo mismo el centro del tórax que los costados; el carácter, si punzante u opresivo; la intensidad, la duración, la frecuencia; qué factores lo desencadenan y qué otros lo alivian; si se acompaña de otros síntomas tales como mareo, sudoración, ahogo o tos; si tiene irradiaciones o se queda fijo en el pecho… Igual podemos decir del síncope o de cualquier otro síntoma. Es necesario exprimir el dato al máximo, sacarle todo lo que pueda dar de sí. Y no por mero gusto academicista, sino porque en muchísimas ocasiones un relato clínico bien recogido nos lleva de la mano al huerto del diagnóstico. Y de paso nos guía a la hora de solicitar pruebas, nos ahorra tiempo, dinero y riesgos.

Quizás penséis que todo esto es algo tan elemental en la práctica médica que sobra decirlo, que dais por hecho que todo médico realiza una historia completa a cada uno de sus pacientes. Bueno, sí… Pero no. A los médicos nos pasa un poco como a los curas, que una cosa es predicar y otra distinta dar trigo. No somos ejemplares. «Hijos míos, haced lo que os decimos, no lo que hacemos». Algo así. Hoy, los médicos, en general, no hacemos buenas historias clínicas ni completas, ni siquiera los internistas, últimos bastiones de su custodia. Hoy se fía casi todo a las pruebas y a las técnicas. Las prisas. He visto bastantes veces a cirujanos leyendo a la carrera en la puerta del antequirófano la historia brevísima del paciente que van a operar a primera hora; he leído historias irrisorias, ridículas, tres renglones mal contados; me he sonrojado ante informes clínicos ¡de internistas! sobre alguna enfermedad corriente repletos de pruebas complementarias y apenas nada de anamnesis. Yo mismo he dado de alta a determinados pacientes fiándome de historias ajenas realizadas en urgencias, por ejemplo, sin haberlas debidamente contrastado.

En este sentido, todos somos reos. Porque todos somos conscientes del enorme valor de una buena historia clínica para orientar el diagnóstico, en ocasiones para hacer el diagnóstico definitivo solo con ella sin necesidad de más pruebas, para la seguridad del paciente y la propia nuestra, para ahorrar pruebas innecesarias o peligrosas, para crear ese clima de confianza tan necesario en la relación con el paciente y sus familiares, incluso para evitar litigios o, al menos, salir favorecidos de ellos. Y, sin embargo… Una historia clínica en condiciones es una de las mejores garantías de trato amigable por parte de cualquier juez aun cuando nos hayamos equivocado. Se admite el error, pero no la negligencia. Y muchas de las negligencias que cometemos los médicos, de estas que salen en la tele, son debidas a la falta de una buena historia clínica: muertes por alergias inadvertidas a medicamentos, intervenciones sobre miembros equivocados, ignorancia de tratamientos previos imprescindibles… Siempre habrá en nuestra práctica clínica errores inevitables. Ahí nada podemos hacer. Se trata de evitar aquello que es evitable.

XII

Las pruebas: donde todo sale

Comenzaré este capítulo recordando que hace ya unos años leí en la revista *JAMA* que el 30 % de las pruebas complementarias que solicitamos los médicos no están bien indicadas o carecen de valor clínico. Este dato da que pensar, ¿eh?

El síncope es un diagnóstico clínico. Hasta la gente de la calle lo identifica. «¿Qué le ha pasado a fulanito?». «Ah, nada, que se ha *desmayao*». «¿Y eso?». «Un susto que le han *dao*, la impresión…».

Bueno, ya en serio: síncope es la pérdida fugaz de conciencia, totalmente recuperable, debida a un bajo riego cerebral transitorio. El desmayo o lipotimia de toda la vida. Por simple y fácil que parezca esta definición, ni siquiera los médicos parecemos hablar el mismo idioma cuando a síncopes nos referimos. Síncope es una pérdida de conciencia, sí, pero toda pérdida de conciencia no se llama síncope. No se iguala síncope con pérdida de conciencia. No es siempre igual. Una pérdida de conciencia que se prolonga más de unos minutos, incluso con el paciente tumbado en el suelo o en la cama, no es síncope. Es simplemente pérdida de conciencia. Y tiene otras connotaciones. Las características diferenciales del síncope son: pérdida de conciencia y reversibilidad al instante, en segundos o pocos minutos. Cualquiera de nosotros hemos sido alguna vez sujetos activos de un síncope o bien testigos del mismo.

El síncope es muy aparatoso y dramático para la persona que lo presencia: el sujeto en cuestión, estando tan tranquilo, se pone de repente pálido —blanco como la pared, dice la gente— y cae al suelo inconsciente, pudiéndose, incluso, golpear y hacerse herida en la cabeza o en cualquier otra parte de su cuerpo. Durante segundos interminables parece que se ha muerto. Esos segundos se hacen minutos si el paciente no queda tendido, sino, por ejemplo, cae sentado en el sofá. Entonces, hasta puede empezar a convulsionar y hacernos pensar en un ataque epiléptico. Por el contrario, en el momento en que el sujeto es tendido a todo lo largo en el suelo o en una cama, se recupera al instante.

El síncope es una de las más frecuentes causas por las que la gente consulta en urgencias, en su centro de salud o en la consulta del especialista. En ocasiones muy específicas, también es motivo de ingreso hospitalario. Por tanto, nos encontramos ante un cuadro clínico que puede ser atendido en cualquier nivel asistencial. Y esto es bueno para mi propósito de ahora, ya que nos proporciona una perspectiva más amplia y distintos escenarios a la hora del análisis sobre la actuación médica.

Hay que advertir ya que la consideración social hacia el síncope ha sufrido un cambio casi radical. Antes, el síncope era algo muy infravalorado por la gente, todo se resumía en el clásico desmayo por nervios, por tensión baja, por los calores o por una bajada del azúcar. Hoy, en nuestra sociedad del miedo, la gente se asusta en exceso por cualquier cosa, y el síncope ha subido un montón de enteros en la apreciación social. Hay gente que confunde síncope con parada cardiaca, y se oyen por ahí anécdotas curiosas de algún individuo reanimando a alguien a fuerza de puñetazos pectorales, y a este último pidiendo auxilio para que le quiten de encima a su bien intencionado agresor.

Hay síncopes y síncopes. La mayoría de ellos son benignos, es decir, nadie se va a morir por su culpa a no ser que le pille conduciendo o en lo alto de un andamio, pongo por caso. Estos síncopes benignos se agrupan bajo el nombre de síncopes *vaso vagales*, para abreviar. Son los típicos desmayos de las jovencitas ante situaciones de sobrecarga emocional; de las personas que no pueden ver la sangre ni que le pinchen en la vena; de gente pusilánime que no soporta ciertas situaciones de estrés o de dolor corporal; de pacientes con ansiedad y determinadas fobias; de gente hipotensa, y hasta de manipuladores, que de todo hay. Yo mismo sufrí uno de estos síncopes al ver en directo el primer parto siendo estudiante de cuarto de Medicina. En mi pueblo vive un hombre tan cobardica que su mujer tiene que recortarle las uñas mientras duerme, que despierto se desploma.

Son, como veis, síncopes muy fáciles de reconocer. Todos presentan una característica que los hace distintivos: todos avisan. El paciente sufridor, debidamente interrogado por el médico, reconoce que antes de caer inconsciente se notó raro, con visión nublosa, con cierta sensación de mareo, con pitidos de oídos… Cosas que anticipan el desmayo, y que ante situaciones desencadenantes parecidas suelen repetirse. Cada vez que voy a comer a un restaurante con mi amigo Agustín o vamos juntos a alguna fiesta —la más reciente, en su septuagésimo aniversario—, sitios donde se prevé el hartazgo, debo estar ojo avizor porque mi amigo, que no conoce la saciedad, llena de tal modo su tripa que, al segundo retortijón, de tan intenso, me da el espectáculo desmayándose en público, le da igual en mitad del bar que en los apretujados servicios. Hace apenas unos meses, al salir de una clínica dental donde le extrajeron una muela, Agustín, ni corto ni perezoso, aun estando algo mareado, se montó en su moto para regresar a casa, y cuando despertó resulta que iba en ambulancia hacia el hospital: había tenido un síncope, se cayó de la moto y llevaba tres costillas rotas y un neumotórax. ¿Culpa del síncope? Sí, pero responsabilidad suya por haber cogido la moto en unas circunstancias desfavorables para su integridad hemodinámica. En este tipo de síncopes no hay ninguna parada cardiaca, no. Se producen por una hipotensión muy marcada y transitoria, bien sea por una excesiva vasodilatación periférica, bien sea por una debilidad extrema en la fuerza contráctil del corazón.

Y luego está el síncope con mayúsculas, esto es, el síncope maligno, el síncope cardiaco. Palabras mayores. Este síncope no te mata siempre —con que lo haga una vez ya es suficiente—, pero puede hacerlo. En su caso ya no se llama síncope, sino muerte súbita. Si algún alma caritativa y conocedora te resucita en plena calle, en El Corte Inglés, en el Benito Villamarín o en el hospital, estupendo: has sufrido una muerte súbita resucitada. En caso contrario…, hasta luego Lucas, no me esperes levantado. Lo que sí es este síncope es un predictor de muerte. Si no corregimos la causa puede llevarte por delante. Si no esta vez, la siguiente… o la otra. El síncope cardiaco está producido siempre por alteraciones graves en el músculo o en los aparatos valvulares o en el sistema eléctrico del corazón, que se traducen en enlentecimientos insoportables, la bradicardia extrema, o bien en alguno de los muchos tipos de estimulaciones patológicas, las arritmias malignas. En cualquiera de estos supuestos el corazón fracasa en su función de bomba, en su obligación de mandar sangre suficiente y a presión suficiente al organismo y, de manera muy particular, al cerebro. Y, finalmente, si la cosa persiste puede suceder el paro cardiaco.

Mediante las pruebas y técnicas pertinentes solemos diagnosticar con bastante grado de acierto los mecanismos responsables del síncope cardiaco. Y muchos de ellos, la mayoría por fortuna, tienen arreglo. Cuando falla el generador del ritmo cardiaco lo corregimos mediante la implantación de un marcapasos, y para frenar el ímpetu mortal de las arritmias malignas usamos fármacos potentes antiarrítmicos y la colocación de un nuevo dispositivo salvavidas, un desfibrilador implantable, conocido técnica y vulgarmente como DAI (Desfrillator Automatic Implantable).

Y aquí está ahora el dilema. Por lo que vemos, un síncope puede ser solo un susto en tu casa, en una reunión de amigos o en la celebración de una boda, algo totalmente baladí; o ser nada menos que el heraldo de la muerte. ¿Cómo distinguir si es la abuela de Caperucita o el lobo disfrazado? Es crucial el asunto. No podemos colocarle un DAI, un aparatejo costosísimo, a la abuelita inocente, pero tampoco podemos dejar irse de rositas al lobo feroz. En el entramado diagnóstico del síncope lo que nos importa de verdad a los médicos es aclarar si es de origen cardiaco o no, porque este es el único que mata. ¿Qué estrategia seguir para ello?

Afortunadamente, como en tantas otras ocasiones, la historia clínica sale a nuestro encuentro. Gracias a ella encontramos las sutiles diferencias entre los rasgos de la abuelita y el lobo disfrazado: la boca, los colmillos, las orejas… O hallamos los errores ocultos entre dos viñetas con dibujos parecidos. Los antecedentes cuentan un montón. Los síncopes vagales suelen ocurrir en personas sanas, casi siempre jóvenes —excepción hecha de mi amigo Agustín—, que ya han sufrido episodios similares anteriormente y que suceden ante unas circunstancias desencadenantes concretas. Sin embargo, lo habitual —aunque no siempre— en el síncope cardiaco es que incida en personas mayores con alguna patología cardiaca o circulatoria conocida. Pero tampoco los jóvenes están exentos de sufrirlo, existen demasiados casos de jóvenes que mueren en competiciones deportivas por algún trastorno cardiaco no conocido.

Por otra parte, el relato retrospectivo y detallado del episodio por parte del paciente y de testigos nos hará conocedores del entorno personal y ambiental en que ocurrió el síncope. Con muchísima frecuencia el interrogatorio intencionado y dirigido encuentra un factor desencadenante claro en el caso del síncope vagal: una situación de estrés, ver sangre, ayuno prolongado, dolor menstrual o de otro tipo, verse atrapado en un espacio cerrado, etc. Y, sobre todo, los pródromos, esto es, los síntomas de aviso: zumbido de oídos, visión borrosa, sensación de mareo… Cosas que siente el paciente segundos antes de desplomarse y que, a veces, se prolongan lo suficiente para dar tiempo a que este evite el síncope tumbándose *motu proprio* en el suelo, en la cama, en un sofá o donde primero le pille. Nada de esto ocurre en el caso del origen cardiaco del síncope. El paciente puede encontrarse tan ricamente charlando de manera animada con alguien, esto es, sin ninguna circunstancia concreta especial y, sin notar absolutamente nada que le avise, pilla y se cae redondo al suelo ante la sorpresa mayúscula de su interlocutor. Cuando uno le pregunta *a posteriori* al paciente qué es lo último que recuerda dirá que estaba tranquilamente charlando con un amigo.

De acuerdo. Concedo a los críticos que no siempre las cosas son tan claras. Es verdad, en medicina, como solemos decir, dos y dos casi nunca son cuatro. A lo más, se acercan a cuatro. Pero ya es bastante acercarse tanto. Y lo es porque desde este acercamiento uno puede ahora dosificar con criterio clínico las pruebas complementarias que vaya a solicitar. Aquí quería yo llegar. En este punto la pregunta pertinente es: ¿todos los síncopes precisan de un estudio complementario cardiológico para descartar el origen cardiaco de los mismos? ¿Acaso debo llevar a mi amigo Agustín al cardiólogo cada vez que se desmaya después de un atracón? Formuladas así estas preguntas, parece que pretendo llevaros al huerto del no. Y es verdad. Eso es lo que pienso y lo que pretendo. No. No es necesario. Ni siquiera conveniente. De hecho, no es que lo diga yo, que no soy nadie, sino que en todos los protocolos o guías del síncope viene así recogido. Deberán investigarse detalladamente aquellos casos de síncope en los que clínicamente se sospeche un origen cardiaco. Entonces, si esto es así, ¿a qué viene tanta perorata? Sencillamente a denunciar que no lo hacemos. Y no lo hacemos porque menospreciamos la información clínica, no nos fiamos, ni siquiera eso, no nos paramos a preguntar lo básico, aseguramos mucho mejor nuestra incertidumbre (¿os acordáis?) con las «pruebas» y técnicas que con la clínica, decimos que una mala ecocardio informa mucho más que una auscultación por perita que esta sea, y así, con nuestro proceder miedica, con nuestra medicina defensiva, hemos malacostumbrado a la gente que ya no quiere otra cosa que pruebas y más pruebas.

Veamos un ejemplo real que ilustra de una manera diáfana lo que pretendo explicaros. J. A. O. S. es un chaval de cuarenta años a quien conozco desde que era niño. Bombero de profesión, es un atleta fibroso y sano, a quien la única enfermedad que le aflige es una jaqueca estacional. El día 27 de octubre de 2023 ingresó en un hospital público para estudio de un síncope. Le habían realizado pruebas de todos los colores: analítica, EKG, TAC craneal, resonancia craneal, ecocardiograma y Holter. En un hospital de los nuestros, en un hospital público. Llevaba ya cinco días ingresado y no le darían de alta hasta pasados tres días más, hasta que se le analizase el Holter.

¿Es correcta tal actuación? Los padres, encantados de la vida, pues a su hijo le iban a realizar todas las pruebas posibles para aclarar lo sucedido. La gente de a pie ve en esta actuación el ideal de lo que debe ser la medicina moderna: pruebas y más pruebas, que en las pruebas sale todo. ¿Y los médicos? ¿Qué decimos los médicos? Pues decimos que siendo bombero el oficio del enfermo, deberemos llegar hasta las últimas consecuencias en el estudio de un síncope. Vale. Quizás otros médicos opinen que lo primero que hay que hacer es una buena historia clínica para acercarse al diagnóstico de la mejor manera posible. Pero eso es que se da por hecho, hombre. Pues no.

Lo llamé por teléfono. El hospital me quedaba a ciento cincuenta kilómetros. Y me contó su HISTORIA. Se levantó una mañana para irse a trabajar. Vivía solo. Había dormido bien y se encontraba en plena forma. «Anoche —me dijo— me corté en un dedo con el cuchillo del jamón y me puse un vendaje compresivo». Esa mañana, delante del espejo del lavabo, se quitó el vendaje y salió sangre chorreando por toda la mano. Se asustó. Se sintió mareado, le zumbaban los oídos, creyó que se iba a caer, sudó. Se sentó en el váter… Y se despertó minutos más tarde tendido en el suelo con una brecha sangrante en la frente. Muy mareado, consiguió levantarse, y al mirarse en el espejo, todo manchado de sangre, volvió a desmayarse. Cuando se despertó de nuevo, comprendió todo lo que le había pasado, a gatas buscó su móvil y llamó al 112. Lo atendieron enseguida. Lo metieron en la bañera, lo lavaron, lo asearon, le curaron las heridas y le dieron puntos de sutura en las mismas. Le hicieron un EKG y un test de glucosa capilar. Y se quedaron con él hasta que comprobaron su recuperación total. Le dieron un informe para que lo presentase cualquier día a su médico de cabecera. Correcto. El joven se encontraba ya tan bien que cogió su coche y se fue a trabajar.

Refirió a los compañeros lo que le había pasado, el motivo de su retraso. Y estos, no conformes con la actuación del 112, decidieron llevarlo al hospital. Lo demás, ya lo sabéis. La exploración clínica y los EKG son normales, pero ya se da aviso a neurólogos y cardiólogos, no sea que haya sido un ataque epiléptico o un síncope cardiogénico. Y en eso estamos. De manera que un síncope vaso vagal de libro lo convertimos en el hospital en una odisea de pruebas para llegar a ninguna parte.

Concedo, repito, que hay casos límite. Por supuesto. Y que, ante la duda razonable, siempre a favor del paciente. *Of course.* Que por salvar una vida bien valen cien ecocardiogramas mal indicados. Y hasta mil. *Bien sure.* Pero también me concederéis que es tirar recursos y entretener inútilmente al personal si pretendemos extender un estudio cardiológico completo a todo tipo de síncope.

Este es uno de los problemas que yo encuentro hoy en la práctica médica: lo que se ha dado en llamar la hipertrofia médica, o la medicina defensiva, es decir, la solicitud desmesurada y no bien razonada de «pruebas».

Ante un síncope de claro perfil vasovagal, el médico, con todo el aplomo de su seguridad extraída de la historia clínica, informa al joven y a su madre —indefectible acompañante— del diagnóstico y del pronóstico, ambos enteramente benignos. Procura restar importancia al cuadro y reducir hasta lo posible la ansiedad de la madre. Puede que no le solicite ninguna prueba porque ya consten en su historia la analítica y el electrocardiograma realizados en el pueblo o en las urgencias. Si no es el caso puede que se los pida, de acuerdo. Y ya está. O bien que, ante ese mismo cuadro, el médico, quizás llevado por su propia inseguridad, tal vez mal aconsejado por las prisas, quién sabe si por quitarse de una vez de encima al joven y, sobre todo, a la madre tan fastidiosa o por zanjar el tema de una manera ya definitiva, corta por lo sano y, aun a sabiendas de su ineficiencia, solicita todo el arsenal de pruebas cardiológicas, desde el ecocardiograma, el Holter y hasta el test de mesa basculante. No estaría mal, todos dormiríamos más tranquilos, el joven, su madre y el médico. No estaría mal si no fuera porque las pruebas, como el agua en tiempos de sequía, son un bien finito. No estaría mal si no fuera porque después los propios médicos que «malgastamos» las pruebas nos quejamos de las excesivas demoras en la realización de las mismas. No estaría mal si no fuera por la espiral de ineficiencia que genera la medicina defensiva.

Está pasando con todo. He traído a colación el síncope por parecerme un ejemplo muy frecuente y significativo. Pero podríamos decir lo mismo de otros cuadros clínicos. ¿Para qué insistir en las características clínicas de un dolor abdominal cuando al final le vamos a pedir un TAC? Pues pasamos de la clínica y nos vamos directo al TAC. Hoy ni siquiera las apendicitis, el cuadro más clínico de los cirujanos, se diagnostica dialogando con el paciente y palpándole la fosa iliaca derecha. No. Hay que corroborar el diagnóstico con una ecografía o con un TAC. Por lo general, cualquier paciente que vaya a ser intervenido de algún problema biliar se ha llevado por delante varias ecografías, un TAC y una colangioresonancia. Mínimo. Alguna —o varias— de estas pruebas, claramente prescindibles en no pocos casos. Pocas veces en mi vida profesional he pasado tanta vergüenza como el día, no tan lejano, en que consulté con el cirujano de guardia el caso de una anciana con un cuadro de obstrucción intestinal; en el TAC que yo mismo había solicitado resultaba claro la dilatación de asas de intestino delgado. En mi presencia, para mi sonrojo, el buen cirujano exploró cuidadosamente —cosa que yo no había hecho— todos los recovecos del abdomen lacio y blandengue de aquella mujer hasta dar con lo que buscaba: una hernia inguinal estrangulada. «¿Para qué coño le has pedido un TAC?», me miró guasón. «Aquí tienes el diagnóstico». Recuerdo cuán fructífera era antes la exploración neurológica, a base de pinchacitos por las piernas, examinar los reflejos, tantear la fuerza, mirar las pupilas… Podías suponer el nivel lesional dentro del sistema nervioso. ¡Qué duda cabe de lo que el TAC craneal y la resonancia nos han aportado! Un mundo. Pero los nuevos residentes ya no saben explorar el sistema nervioso. ¿Para qué, si en el TAC sale todo? Uno de los más prestigiosos neurocirujanos del Reino Unido, un tal doctor Marsh, escribe sin pudor alguno en un libro suyo, *Primero no hagas daño*, que en las sesiones clínicas matinales de su equipo no se discuten casos clínicos, sino imágenes de TAC y de resonancias cerebrales. Examinando las mismas, deciden qué se va a hacer, qué imagen es susceptible de cirugía y qué otra no. Si algún médico pregunta qué síntomas presenta el paciente lo más que consigue sacar del residente es que ha tenido un desmayo, se ha quedado paralizado de medio cuerpo o tiene la pupila tan grande como la rueda de un camión (sic). No sé dónde vamos a parar. El mismo doctor Marsh admite en su libro que algunas negligencias cometidas por él mismo o por algún residente de su equipo han sido debidas a la falta de una mínima historia clínica y haberlo fiado todo a las «pruebas».

Las pruebas complementarias son eso, pruebas que complementan la historia clínica para ayuda del médico en el intrincado laberinto del diagnóstico, nunca pueden ser un sustituto de esta. Y ha de ser así porque son muy caras; algunas de ellas peligrosas o, al menos, no exentas de riesgos. No son, ni por asomo, infalibles, no poseen, en general, una capacidad predictiva más allá del 80 %. En algunas ocasiones confunden más que ayudan, y tienen escasa disponibilidad. Y además porque no debemos permitir que mermen la capacidad de discernimiento clínico. Las pruebas tienen todo su sentido en el contexto clínico. A mí me ponen una imagen de una radiografía de tórax —por hablar de algo que domino bien— aislada, sin ninguna referencia clínica, y meto la pata. Seguro. Estamos alcanzando un punto en el que muchos de los diagnósticos nos vienen casi dictados a los clínicos por parte de radiólogos, microbiólogos, analistas o patólogos. Y aunque admito como un grandísimo logro la ayuda inconmensurable que estos especialistas nos prestan con sus modernas técnicas —que en muchos casos han revolucionado para bien el campo del diagnóstico y del tratamiento—, no me cansaré de repetir que es al médico clínico a quien le está encomendado el ensamblaje de todas las piezas para construir el puzle del diagnóstico. Porque es quien las conoce todas.

Hace un par de años mi amigo Fraski, un hacendoso maestro jubilado, me llamó al móvil para tenerme al corriente de un problema médico que aquejaba. Amigo y paisano, nos conocemos desde la cuna, de la escuela, luego del seminario, de la vida en el cortijo, más tarde del piso de estudiantes en Córdoba; él, Magisterio, y yo, Medicina. Enamoramos juntos a nuestras novias y nos casamos con un día de diferencia. Hasta que los respectivos destinos laborales terminaron por separarnos en lo físico, que no en lo espiritual: él ha seguido en Córdoba y yo me fui voluntariamente «desterrado» a Sevilla. Como cualquier pareja que funcione bien, somos complementarios: él es manitas, minucioso y arrocero; yo, manirroto, anárquico y de papas fritas con huevos. Pero ambos amamos la buena conversación, la buena mesa y los diez minutos inexcusables de buena siesta. Por vía materna, en su familia se conocen duros de oído —tenientes, decimos en el pueblo— desde su bisabuelo Frasquito el Sordillo.

El caso es que ahora, a sus sesenta y muchos años, al buen hombre se le ocurre comentarle a su médico que cree estar perdiendo finura de oído por el lado derecho. Siendo hipertenso y entrado en carnes, el médico lo ha derivado al otorrino, y este, ni corto ni perezoso, le zampa una resonancia de los conductos auditivos. Hasta ahí, más o menos. Conociendo la historia familiar, quizás con una adecuada exploración audiométrica pudiera haber sido suficiente. Pero hoy resulta extraño preguntar por antecedentes familiares. Vamos directos al bulto. Y, ¡oh, sorpresa!, ha querido la mala fortuna que la resonancia haya puesto en solfa mi teoría: ¡menos mal que se le ha solicitado! Tiene un neurinoma del nervio acústico, un pequeño tumor del nervio auditivo. Rápidamente, mi amigo es derivado por su otorrino, sin dilación, al neurocirujano para que este valore cuál sea la terapia más apropiada, si cirugía, radioterapia o abstención y vigilancia. Vale, damos por bueno todo lo realizado: una resonancia de dudosa indicación nos va a prevenir de males futuros. De acuerdo. El neurocirujano tranquiliza a mi amigo quitando hierro al asunto: «Es un tumor muy pequeñito, apenas unos milímetros, la cirugía provocaría más daño que beneficio, y el disparo de la radioterapia no alcanzaría una diana tan minúscula. De manera que tranquilidad, quizás la cosa no pase de ahí, con frecuencia este tumor no crece más, lo mejor en este momento es abstenerse, *primun non nocere*, y ya iremos viendo». En un momento de la visita, mi amigo advierte que el cirujano repite una y otra vez el tumorcito del nervio auditivo izquierdo, y le corrige haciéndole ver que su oído «malo» es el derecho. Pero resultó que no, que, para sorpresa de todos, el oído derecho, «el malo», estaba perfecto, y que el tumor del lado izquierdo había resultado ser un testigo inocente, alguien que pasaba por allí, un incidente, un *incidentaloma*, decimos los médicos.

Para que veáis hasta dónde podemos llegar con el uso inadecuado o poco estricto de las pruebas. Mi amigo Fraski ha tenido un itinerario relativamente corto por distintos especialistas, pero no se ha privado de una larga angustia quizás evitable. Un tumor, por escuálido que sea, es un tumor. Y más en el interior del cráneo, tan pegado al cerebro. Los médicos modernos hemos dado pie al nacimiento de un nuevo síndrome clínico, desconocido hasta hace bien poco: se llama «síndrome de Ulises». Y consiste, escuetamente, en el recorrido sanitario que han de soportar médico y paciente —sobre todo este— a fin de seguir el rastro —las más veces sin éxito— de una imagen de incierto significado que de manera inoportuna y azarosa ha aparecido en el TAC o en otra prueba de imagen, o de una alteración analítica inopinada. Es lo que pasa, claro. Si tú te haces un TAC sin necesidad estricta de ello —o bien indicado, da igual— o una analítica improcedente, es posible que dicha prueba ponga de manifiesto algo que no vamos buscando, algo incidental. En ocasiones (raras veces) estos hallazgos inesperados pueden ser alertas salvadoras. Es verdad. Pero en la mayor parte de ellas no son nada: quizás calcificaciones vasculares, falsas imágenes como el pseudotumor gástrico, adenopatías antiguas calcificadas, adenomas suprarrenales, quistes simples… Con mucha suerte —como ha sido el caso de mi amigo—, el médico se enfrenta a un paciente tranquilo y sensato y le explica abierta y francamente lo que ocurre. Pueden llegar al acuerdo de no insistir y dejarlo estar.

Para poder completar el rodaje de este otro escenario, de esta nueva película, la del famoso síndrome, el reparto necesita dos protagonistas principales: un médico con mal manejo de la incertidumbre y un paciente demandante en exceso, de estos que no pueden admitir la ignorancia de su médico sobre una imagen rara del TAC. Hay que aclararlo a toda costa. Y entonces es cuando se desarrolla la gran odisea. El médico se embarca con su paciente a recorrer todos los puertos del hospital, desde la radiología, la cirugía, la anatomía patológica, la analítica… Incluso a otros puertos distantes. Atenazado por la presión de su inseguridad, presta demasiado oído a los distintos cantos de sirena de lo más reciente publicado en el tema que le van sugiriendo continuar el viaje. Y en vez de hacerse atar al palo mayor del barco de su experiencia y su conocimiento, sigue explorando confines, hasta que aburridos ambos, médico y paciente, con la bodega repleta de exploraciones a modo de trofeos, y sin conquista alguna, arriban por fin al puerto desde donde nunca debieron partir, a la consulta reposada, su añorada Ítaca.

Sin necesidad de llegar a tanto, la medicina hipertrofiada, es decir, el sobreuso de las pruebas complementarias es una mala práctica porque no es eficiente, alarga la estancia hospitalaria, es tediosa e incluso peligrosa para el paciente y, desde luego, carísima. Ved, si no, este ejemplo que he vivido, ya de jubilado, estando de visita en un hospital.

Resulta que voy a un hospital de mi comarca a visitar a un pariente que se había fracturado la pierna en un accidente de bici. Y resulta que el enfermo de la cama vecina tiene ictericia, y, claro está, se me enciende la llama interior, esa que me grita que me interese por lo que le pasa. Y una vez hechas las debidas presentaciones, le voy entrando en materia. Y entonces el hombre se explaya a gusto. Me explica con minuciosidad todas las analíticas y pruebas complementarias realizadas, con estudios completísimos de autoinmunidad, virológicos, enzimáticos y de colangioresonancias y TAC corporal… Todo negativo. Por último, que dos días antes le habían realizado una biopsia hepática de cuyo resultado estaban pendientes sus médicos.

Sin poderlo remediar regresé a mi planta séptima del Valme y me investí de nuevo de internista renacido. Se me vino al pensamiento el recuerdo de un caso que viví con Emilio Suárez, un crac en hepatología, de colestasis intrahepática resistente a toda elucubración diagnóstica hasta que dimos con el quid:

había tomado Amoxiclavulánico, y por entonces apenas había literatura médica sobre ello. Le solicito al hombre que me dijera cualquier nuevo medicamento que hubiese tomado en el último mes. «Ninguno», me dice rotundo. «Piénsalo un poco —le insisto a cosa hecha—, quizás algún antibiótico para un resfriado». «Ah, sí, es verdad, lleva usted razón». Y trasteando en su mesita de noche, traspapelado en su cartera, encontró un cartoncito con el nombre de Augmentine. «Lo tomaría a mediados de abril, sí, por culpa de un flemón». «¿Saben esto tus médicos?», le pregunto. «No, yo no me he acordado de decir nada, ni nadie antes me lo ha preguntado». «Pues de mañana no pasa sin que se lo digas».

Bueno, la biopsia aclaró que aquello era una colestasis intra-hepática sin granulomas ni fibrosis, muy posiblemente relacionada con causa tóxico-farmacológica. Mi orgullosa curiosidad médica me ha hecho mantener una relación telefónica con el paciente, de ahí que conozca esos detalles. Y desde entonces, este hombre agradecido —policía local en aquella ciudad— no solo me saluda con efusividad cada vez que nos encontramos por la calle, sino que me ha librado ya de varias multas de aparcamiento.

Aquí, debo aclarar una cosa enseguida: no todo el mundo que tome Augmentine va a desarrollar una hepatitis. Ni mucho menos. Es una reacción idiosincrática, personal, que ocurre en muy pocos pacientes. No se me asusten.

De manera que el diagnóstico se hallaba oculto en un cartoncito olvidado en la mesita de noche y no en tantas pruebas realizadas. ¿Se hubieran podido evitar algunas de las pruebas complementarias que se solicitaron en este paciente de haber sabido sus médicos desde primera hora el antecedente de la ingesta de Augmentine? Sin duda. En el informe de alta que el hombre me ha enviado por WhatsApp puedo observar análisis de porfirinas, ceruloplasmina, alfa 1 antitripsina, y un TAC corporal, pruebas costosas y prescindibles. Pero, sobre todo, haber tenido conocimiento de este detalle del fármaco hubiese orientado mucho antes las pesquisas diagnósticas con la consiguiente tranquilidad para el paciente —que sabe por dónde van los tiros— y para los médicos que lo atienden, que ven muy aliviada la jodida incertidumbre, y con el acortamiento de una estancia hospitalaria tan cara para el sistema como fastidiosa para el enfermo.

He aquí el auténtico valor de la historia clínica: la herramienta más válida y eficiente para orientar el diagnóstico en la dirección adecuada. Una especie de mapa de carretera, o mejor, una de estas «Ciris» modernas que guían nuestros itinerarios en coche.

No me explico por qué, pero el caso es que, de nuevo, los médicos hemos dado pie al resurgir de un nuevo paradigma en la población: los marcadores tumorales. No hay cristiano que se resista. Cuando estoy rellenando el formulario de la analítica para cualquier paciente resulta lugar común el «no se olvide usted de los marcadores». Es sorprendente la fe de la gente. O el miedo, no sé. La gente se lo cree todo. «He oído en la tele, en el programa ese de *Saber Vivir* —me dice alguien—, que ya hay cura para la diabetes y para el cáncer». O este otro paciente: «Doctor, anoche escuché que todo el mundo debería tener hechos los marcadores esos, los de los tumores». Y yo bromeo con ellos y les digo que de lo que oigan en la caja tonta solamente se crean los resultados de los partidos de fútbol. Nada más. Que una cosa es la información y otra muy distinta, el conocimiento.

Bien, a lo que íbamos: los marcadores. Pongamos las cosas en su sitio. No es cierto que cualquier tipo de tumor pueda ser predicho por ningún marcador analítico, es una falacia que los marcadores predigan quién va y quién no va a tener un tumor. Los marcadores tumorales no se recomiendan como herramientas de *screening* en la población general, sino que su uso está más orientado al seguimiento y manejo de pacientes ya diagnosticados. Se concede que existen algunos marcadores —muy pocos— que nos ponen en la pista de algunos tumores concretos. Son estos: el PSA (antígeno prostático específico) para el cáncer de próstata; la alfafetoproteína para el cáncer de hígado; el CA-125 para el cáncer de ovario; el HCG para el cáncer de células germinales. Ya está. Estos marcadores sí pueden ser considerados como predictores de sus respectivos tumores, y es conveniente solicitarlos ante la sospecha clínica de los mismos. El resto de marcadores no sirven de *screening*, sino solo de indicadores de actividad de un tumor ya conocido, o bien son inespecíficos, esto es, que no se relacionan específicamente con un tumor concreto, sino que pueden elevarse en el contexto de tumores distintos. O incluso —cosa muy frecuente— estar elevados sin significación clínica alguna.

El marcador tumoral más solicitado por los médicos es el CEA (antígeno carcino embrionario). Para que veáis el grado de nuestra propia incompetencia. El CEA no es marcador de *screening*, sino de seguimiento. Me explico: este marcador realizado en la población general no posee ningún valor predictivo —ni positivo ni negativo—, no nos dice quién tiene un tumor en el colon y quién no; puedes tener un valor elevado y no tener tumor, o puedes tener un valor normal y padecerlo. La prevención del cáncer de colon debe venir de la mano de la colonoscopia, por lo menos hasta el presente. El verdadero valor del CEA es de seguimiento. Para un paciente que ya se ha operado de un tumor de colon, el hecho de tener un valor de CEA elevado indica recidiva o metástasis. Ahí sí. No os podéis imaginar la de síndromes de Ulises que están provocando los dichosos marcadores tumorales. Claro, el médico solicita toda la tira de los veinte marcadores tumorales, en muchas ocasiones —metámonos todos y sálvese quien pueda— sin fundamento clínico alguno; si alguno de ellos sale alterado —cosa nada infrecuente—, empieza la odisea antes dicha.

No soy, ni mucho menos, un detractor de las pruebas complementarias. Sería un error garrafal por mi parte que algún lector pudiera percibir tal sugerencia de este escrito. Soy un agradecido. Los radiólogos y patólogos de mi hospital estaban de mí hasta el gorro por la tabarra que les daba a diario. No. ¡Qué voy a ser un detractor! ¡Qué barbaridad! Las pruebas complementarias me han sacado de más de cuatro atolladeros irresolubles y constituyen una parte imprescindible en nuestro quehacer médico en el día a día. Sin ellas hoy ningún médico podría llevar a cabo su trabajo. Pero no podemos los médicos convertir la medicina en una ciencia exclusivamente iconográfica. No. Los internistas valoramos tales adelantos como elementos potentísimos que nos auxilian en el arduo empeño del diagnóstico y tratamiento de nuestros pacientes. Lo que no quita que debamos seguir siendo los adalides en la defensa de lo primero, esto es, de la historia clínica como elemento primordial que dirija los pasos sucesivos del médico. Y no por un capricho nostálgico de cuatro carcamales como yo, sino por el convencimiento de que ayuda de verdad aliviando la incertidumbre, seleccionando las pruebas más adecuadas para cada caso, individualizando el manejo de cada paciente como sujeto único y, encima, abaratando el coste de los distintos procesos. Los médicos de familia y los internistas (médicos con vocación de globalidad), más que ningunos otros, tenemos la obligación moral de promover, publicitar y defender la historia clínica por todos los motivos antes expuestos. Debemos ser sus valedores.

Las prisas, el inconmensurable avance de las técnicas médico-quirúrgico-radiológicas y la hiperespecialización han colaborado a que muchos médicos rehúyan implícitamente de la historia clínica y se hayan zambullido en las «pruebas» en donde todo sale. Y esto, concedo que pueda ser una opción muy buena para grupitos seleccionados de pacientes, pero nunca para la población general cuando enferma. El problema es que dicha práctica de medicina hipertrofiada, basada en las pruebas, resulta muy atractiva para cualquiera al considerar que ahorramos tiempo y ganamos en fiabilidad. No es lo mismo auscultar crepitantes en la base derecha que ver la imagen de una neumonía necrotizante en el TAC. Bien. Pero no todas las neumonías precisan de un TAC. Ahí está el equilibrio de fuerzas y prioridades cuyo árbitro debiera ser la historia clínica.

La tecnología y las pruebas complementarias, unas recién llegadas como quien dice a esta familia sanitaria, aparecen a diario en el candelero mediático, reciben alharacas por doquier y están en boca de todo el mundo. Sin embargo, la historia clínica, la abnegada madre de quien todos hemos mamado, se ha quedado sin herencia y ni siquiera tiene ya quien le escriba. No será así mientras un servidor tenga un teclado a mano.

XIII

Del «ojo clínico» a la medicina moderna

Yo aprendí el razonamiento diagnóstico, la dialéctica de los pros y de los contras, en las sesiones clínicas del hospital con mi jefe y maestro, un hombre sabio y discreto, don José Antonio Jiménez Perepérez.

De origen almeriense, se había licenciado en Medicina en la Facultad de Granada y luego se había formado como internista en un hospital neoyorquino. Ya en España, fue profesor titular en la Facultad de Medicina de Cádiz, hasta que, para mi suerte y la de tantos otros residentes como yo, aterrizara en Córdoba en el año del Señor de 1976. Hombre conspicuo, había acrisolado en su persona la sobriedad de los Filabres, la frescura del humor gaditano y esa sabiduría tan anglosajona de la síntesis, la concisión, la brevedad. Todo lo contrario que nosotros, residentes andaluces, tan dados a elucubraciones fantasiosas y bizantinas. Formó parte de aquel elenco de magníficos profesores y catedráticos de distintas especialidades que en plena edad se concitaron en Córdoba al albur de la apertura del Reina Sofía, con lo que llegaron a conseguir, aparte de un extraordinario exorno y reclamo para la ciudad, tal vez el hospital andaluz más joven y entusiasta de por entonces. Figuras del momento, tales como Gonzalo Miño, Carlos Pera, Manuel Concha, Antonio Torres, Suárez de Lezo, Pedro Aljama, Pérez Jiménez, Jiménez Alonso, Díaz Castellanos,

Armando Romanos o el mismo don José, aunaron su prestigio al del ya legendario Carlos Castilla del Pino —cordobés de adopción— para ser por muchos años hijos prestados y orgulloso patrimonio de todos los cordobeses. La medicina cordobesa, hoy en día de reconocido prestigio internacional, es deudora del buen saber y hacer de estos hombres tan preclaros. Y servidor tuvo la suerte inigualable de haberse formado como médico y luego como internista al socaire de sus lecciones y sus enseñanzas. De su magisterio.

Dado por sentado que el médico de oficio, el de a pie, ha de ser agradable y empático, lo siguiente que se espera de él es que sepa diagnosticar. «Doctor, ¿qué me pasa?, ¿qué es lo que tengo?», es la pregunta del millón para los médicos. Y la siguiente es aún más complicada: «¿Qué es lo que me va a pasar?». He aquí los dos retos más difíciles a los que nos enfrentamos los médicos: el diagnóstico y el pronóstico. Digamos que con estos dos elementos resueltos el tratamiento es tarea más llevadera, más de logística. Es como cuando nuestras madres tenían que partirse el coco a ver qué hacían de comer cada día. La verdadera tarea para el cocinero es saber qué va a hacer. Una vez sabido, se trata de buscar la materia prima y los demás ingredientes, y saber mezclarlos y sazonarlos con su arte particular. Claro que la medicina, como la cocina, también dispone de elementos y artículos de lo más diverso, unos naturales, otros químicos, y un recetario variado que va desde la alacena de la abuela hasta la última modalidad de quimio de alto diseño.

Siempre he creído —y esto no me lo ha enseñado nadie— que el conocimiento lo más completo que se pueda del paciente y sus circunstancias personales, domésticas, laborales, sociales…

son de inestimable ayuda diagnóstica. Desde siempre tengo aprendido que la historia clínica bien realizada es el primer y más importante paso para alcanzar la meta del diagnóstico. La historia clínica no lo es todo, desde luego que no. Los cimientos no son la casa, pero sin ellos la casa no resistirá los primeros vientos de las dudas e incertidumbres.

Ya en Valme, una mujer entrada en años me consultó muy apurada porque llevaba meses perdiendo peso de manera acelerada, tanto como varias tallas, ninguna ropa le sentaba bien, tenía a su marido muy preocupado pensando en lo peor. Sin embargo, no conseguí averiguar nada en claro. La analítica y las pruebas de imagen que le solicité —TAC incluido— habían sido normales. En casos como este que se pueden convertir en callejones sin salida es cuando más tenemos que retroceder para reconstruir la historia desde el principio. Porque los pacientes necesitan respuestas, no podemos dejar su problema en una especie de *standby* esperando que aparezca una prueba definitiva o que el Espíritu Santo nos ilumine. Así, insistiendo en posibles alteraciones de tipo emocional, les pude sonsacar a ella y a su marido el quid de la cuestión. La mujer tenía un síndrome depresivo encubierto que en lugar de manifestársele con tristeza exteriorizada se le presentó como anorexia y pérdida ponderal. Metiendo aún más los dedos pude saber la causa de todo: tenían una única hija. La habían adoptado del extranjero siendo ellos ya algo mayores. La niña había sido para ellos y para todo el vecindario un osito de peluche, la alegría de estos últimos años, y esperaban ambos que siguiese siendo su seguro de ancianidad. Sin embargo, ya hecha una mocita, la hija se les ha vuelto díscola, poco agraciada en lo físico, ha sido excluida paulatinamente de su antiguo círculo de amigas, ya todas con novio. De osito de peluche ha pasado a patito feo, se ha quedado sola y, sin querer, paga su frustración con el desdén hacia sus padres. Y la madre no puede soportar esa soledad y esa tristeza en su hija… Y es que los pacientes tienen con nosotros, los médicos, la fea costumbre de no contarnos todo lo que necesitamos saber de ellos. Lo digo en broma. Ellos no tienen por qué adivinar la importancia relativa de los distintos síntomas ni que algunas condiciones o circunstancias en sus vidas pueden tener tan decisiva influencia en sus enfermedades. Somos nosotros quienes deberemos saber preguntar.

Como dijimos antes, al diagnóstico no se llega de una manera automática o predecible ensartando, uno detrás del otro, todos los síntomas, signos y datos analíticos y complementarios que hayamos obtenido. Ojalá. Hay que saber contextualizarlos en cada sujeto particular.

Una mujer de mediana edad y de buen ver fue derivada por su médico a mi consulta porque había tenido fiebre durante unas semanas y presentaba alteraciones en la analítica que sugerían hepatitis. El propio médico de cabecera se había adelantado y solicitado una ecografía abdominal donde se apreciaban ganglios aumentados de tamaño en el abdomen. En el examen físico yo encontré también ganglios en una de sus ingles. Posiblemente para economizar esfuerzo y tiempo, los médicos adoptamos una serie de pautas «estándares» o fijas ante determinados signos característicos. Y sabemos que un cuadro de poliadenopatías y afectación hepática huele mucho a linfoma, un tumor de los ganglios linfáticos. ¿A qué perder más tiempo? Los marcadores de los virus hepáticos fueron negativos, la radiografía del tórax y la prueba de la tuberculina fueron normales. La respuesta la tenían bien guardada los ganglios en su interior, al igual que los regalos sorpresa de los huevos Kinder de mis nietos. Había que ir a por ellos.

En efecto, mandé realizar dos biopsias, una de los ganglios inguinales y otra del tejido hepático. Afortunadamente, no fue linfoma, sino una forma especial de inflamación crónica que se llama linfadenitis granulomatosa y hepatitis granulomatosa. En nuestro entorno, los médicos sabemos que el diagnóstico más frecuente que explica esta patología en los ganglios y en el hígado —con test de tuberculina negativo— es la sarcoidosis. Estupendo: una enfermedad benigna que se va a curar en tres meses con un tratamiento de corticoides. Y resultó, sin embargo, que no curó. Al cabo de un mes las alteraciones analíticas habían mejorado, pero los ganglios se mantenían igual. Algo no funcionaba como debiera. Y empiezan las dudas.

Consulté con mi compañera de la consulta vecina, la doctora Reyes, por ver qué se le ocurría. Con muy buen criterio decidió empezar de nuevo para no contaminarse mucho de mi opinión y mi diagnóstico. Su historia clínica resultó mucho más completa que la mía, y descubrió —cosa que yo no hice— que la mujer era esposa de un camionero, de estos que se pasan semanas enteras fuera de casa y que suelen «reposar» —en mi pueblo se dice «limpiar el sable»— en esos hostales de lucecitas de colores que vemos en nuestras carreteras, no sé si me entendéis. Con esa sospecha, mi compañera le solicitó a la paciente un test serológico de sífilis y de sida. No fue sida, pero sí el «mal francés». Ambos, marido y mujer, fueron finalmente diagnosticados de sífilis, tratados correctamente y curados al cabo de unos meses. No empecé la casa por los cimientos, sino por el tejado.

Claro que no siempre ocurren las cosas así de bonitas, por supuesto que no. Que una buena historia no nos va a dar siempre el diagnóstico, es verdad. Y que hoy, en muchas ocasiones, las pruebas complementarias nos dan más diagnósticos que la historia clínica. Todo ello es cierto. Pero no lo es menos que muchos de nuestros errores médicos son debidos a la falta de una buena historia clínica. Al fin y al cabo, el famoso y ya casi postergado «ojo clínico» no es más que una capacidad intuitiva sobreexpresada que se basa en una historia clínica detallista.

Por tanto, ya podemos concluir que la casa del diagnóstico se construye con una buena cimentación y, adaptándose a ella, los tabiques, pilares, espacios vanos y todo el mobiliario que pueda ir necesitando. Pero, insisto, primero el hormigón armado.

Aunque el proceso diagnóstico siempre ofrece complejidad, existen bastantes supuestos en que la tarea resulta relativamente fácil. Así ocurre ante cuadros muy evidentes, de estos que saltan a la vista: los eczemas, la psoriasis, los cánceres de piel, la varicela en los niños y tantas otras enfermedades dermatológicas. Pero no creáis que todo lo que afecta a la piel y es, por tanto, visible nos garantiza un diagnóstico inmediato. Ni mucho menos. Ahí tenemos los casos de eritema nodoso, la vasculitis cutánea, la livedo reticularis, el pénfigo, los linfomas cutáneos, incluso la sarna. Procesos todos ellos en que los clínicos nos devanamos los sesos en busca del diagnóstico sindrómico y etiológico.

Hace unos años mi mujer y yo decidimos mudarnos de vivienda. En una de las decisiones más difíciles de nuestra vida en común, vendimos nuestro magnífico chalé de Valencina de mil metros de jardín, trescientos construidos, piscina, frutales, palmeras imponentes…; «el jardín de Babilonia», lo había bautizado mi amigo Paco Lozano. El dulce hogar donde hemos criado a nuestra hija y a dos sobrinas, donde tanto hemos trabajado y disfrutado la Peque y yo, cuartel general de las reuniones con nuestros amigos… Y adquirimos, a cambio, un pisito de apenas ochenta metros en el corazón de Triana, con su pequeño patio, es cierto. Y, pese a lo que pudiera pareceros, estuvimos ambos enteramente satisfechos y contentos con lo hecho. Viviendo ya solos y a nuestros años, aquella vivienda del Aljarafe nos suponía más carga en todos los sentidos que disfrute. Y además que una de las virtudes que compartimos mi mujer y yo es el escaso apego que sentimos ambos por las cosas. No echamos nada de menos. A los nuevos propietarios les hemos malvendido algunos de nuestros muebles y enseres; otros los hemos regalado a gente de la familia; otros, en fin —nuestra cama de matrimonio, la cómoda, un chinero—, los mudamos a la casa de mi suegra en el pueblo con la esperanza muy futura de heredarla alguna vez. Pero la muy puñetera se resistía, no a dejarnos la casa, sino a morirse. Sin embargo, la pobre finalmente sucumbió en su cama y en plan gracioso: «Ea, José María, todo lo que ves —señalando los muebles— va a ser ya para ti». Y yo, en momento tan crítico, no pude contener mi guasa: «*Joer*, suegra, si es que es todo mío».

Durante cinco meses, tiempo que duraron las obras de mejora del nuevo piso trianero, vivimos de alquiler en un apartamento barato de unos cincuenta metros, todo diáfano —un *loft*, creo que se dice—, en las afueras de Bormujos. Aquello resultó en una prueba de humildad que pasamos mi mujer y yo con sobresaliente. «Peque —le bromeaba yo—, nos podíamos quedar a vivir aquí para siempre, iríamos a Triana solo los fines de semana». Era verdad, yo no necesitaba nada más. De vivir con cierta opulencia de cosas, aparatos y cachivaches a vivir con lo puesto. Entonces es cuando uno echa cuenta de diferenciar entre lo auténtico y lo contingente; lo necesario y lo superfluo. Entonces es cuando cobra todo su sentido aquella sabia sentencia de Anguita: «Deseo vivir sencillamente para que otros puedan sencillamente... vivir».

Y resultó que a las pocas semanas de esta vida tan austera empecé a notar un picor y un sarpullido por ciertas partes de mi anatomía, incluso por partes innombrables. Con celeridad de buen internista me autodiagnostiqué de alergia al polvo del suelo o, quizás, de urticaria física por la humedad y frialdad del recinto. Ninguna de las lociones que probé me fue bien, seguía con más picor y más ronchas. Pensé entonces consultar con mi amigo Jerónimo Escudero, jefe de Derma en mi hospital. Pero antes me topé de bruces con el diagnóstico verdadero: mi mujer, la bella Peque, se había contagiado, tenía los mismos picores y las mismas manchas en las mismísimas partes que las mías. No, no seáis mal pensados, no eran piojos... Era sarna. «¡¡¡Sarnaaaaa!!!», gritó despavorida mi señora. «¿Cómo va a ser eso posible, de dónde la hemos pillado?». Me traje de la farmacia del hospital un ungüento de Permetrina y se acabó la historia. Y me acordé entonces de aquella frase lapidaria que decían nuestras madres: «Niño, no te fíes de lo barato que al final lo barato sale caro». Seguramente un inquilino anterior habría dejado el parásito por las entretelas del sofá o del colchón, vete tú a saber; y en la entrega posterior, la nuestra, el apartamento no se encontraba precisamente en perfecto estado de revista. Lo barato, que sale caro. Digo yo que sería así. Porque también pude haber contraído la sarna en el hospital, cosa nada desdeñable.

Con bastante frecuencia, afortunadamente, los médicos encontramos algún dato clínico o complementario salvador, esto es, una orientación diagnóstica clarificadora, una señal casi definitiva. Algo parecido a lo que le sucedió a mi tío Manuel (1916-1941) (ileso después de casi tres años en el frente de Peñarroya, y luego va y se muere de una apendicitis), que tras venir al pueblo con un permiso, en los tiempos de la guerra, y que el tren lo dejara en La Roda, tuvo que recorrer a pie, campo a través, los veinte kilómetros hasta Palenciana en noche cerrada. Y se perdió porque el bosque del olivar es de una monotonía laberíntica, no posee referencias. Hasta que dio al fin con un chaparro grandioso y acogedor, el único en kilómetros a la redonda, tan magnífico que se divisa desde mi pueblo (el chaparro de La Roda). Y sintiéndose ya seguro y con el camino señalado, se recostó en él y se echó a dormir. Mañana sería otro día.

Cuando el médico se topa con una masa pulmonar en una radiografía de tórax, o con imágenes líticas y redondeadas en una de cráneo, o con una leucocitosis neutrofílica extrema en el hemograma o un nivel anormalmente elevado de calcio o de hierro en la sangre; o cuando el endoscopista visualiza una úlcera en el duodeno o un tumor en el colon…, se le ha aparecido el chaparro de La Roda, ya conoce el camino. Es verdad, la tecnología médica ha hecho posible el hallazgo de múltiples chaparros que nos van señalando el proceso diagnóstico. En este sentido, los médicos somos deudores agradecidos de la alta tecnología. Pero también de datos clínicos simples que, sabiéndolos interpretar, nos dan mucho juego.

Una mujer de sesenta y pocos años me consultó, derivada por su médico de cabecera, porque se le hinchaban algo las piernas y la cara. En casos así, los médicos necesitamos descartar procesos que afecten al corazón, al hígado o al riñón. Los datos analíticos pertinentes demostraron que la mujer padecía de los riñones, tenía una enfermedad que le provocaba pérdidas de proteínas por la orina de una manera muy importante: un síndrome nefrótico, se llama esto. De haber sido diabética, quizás yo hubiese parado ahí el proceso diagnóstico, se trataría de una nefropatía diabética. Pero no lo era. La única forma de averiguar a qué fuera debido este trastorno de los riñones era hacer una biopsia renal. Y la hicimos, claro está. Lo que quiero contaros es que antes de esta prueba yo ya sabía el diagnóstico, sin biopsia siquiera: una amiloidosis. Cuando afecta a los riñones, al hígado o al corazón, la amiloidosis es una enfermedad muy grave, casi siempre mortal en pocos años, como, por desgracia, ocurrió en esta mujer. Por tanto, es necesario confirmar el diagnóstico mediante biopsia por mucho que uno esté seguro del mismo; el diagnóstico preprueba, que se llama. ¿Y por qué yo presumía de conocer el diagnóstico antes de recibir los resultados de la biopsia? Porque desde el primer día que la vi en mi consulta le observé en sus ojos no uno, sino dos chaparros de La Roda: sendos hematomas bastante llamativos en las bolsas de sus párpados. «¿Te has caído o te ha zurrado tu marido?», le pregunté bromeando. «Ah, ¿lo dice usted por esto?», me respondió señalándose los ojos. «No, hombre, ¡qué va! Me ha salido solo, la edad, ya sabe usted». Un dato clínico, un signo, tan simple y tan poderoso para orientar fielmente el diagnóstico. No, no me pidáis ahora que explique qué tienen que ver los párpados con los riñones, que sería muy largo. Os diré que una de las alteraciones que provoca la amiloidosis es la fragilidad capilar y los factores de coagulación, de manera que los pacientes sufren hematomas espontáneos con cierta frecuencia. ¿Por qué la predilección por los párpados? *I don't know,* quizás por ser un sitio de más laxitud.

XIV

Diagnósticos negativos: nada de lo mío

El problema se presenta cuando ni clínica ni tecnología son suficientes, cuando el olivar está virgen de chaparros, o los hay, pero somos incapaces de detectarlos porque son pequeños y se confunden con los olivos de alrededor. O son tantos los unos como los otros y ninguno nos sirve de guía. Ahí te quiero ver. Uno de los problemas que yo les encuentro a los especialistas médicos es el adocenamiento excesivo a poder verlo todo con sus aparatos, con sus aperos de trabajo. Hasta el punto de que cosa que no ven, cosa que no existe para ellos. La tecnología, azote de la intuición imaginativa, sayón de la dialéctica médica. Aun sabiendo los médicos que todo no sale en las pruebas ni se ve todo con el endoscopio.

Esta tendencia ha propiciado un fenómeno nuevo en la medicina que no es otro que el de los diagnósticos negativos. Se observa cada vez más en los informes de alta hospitalaria o de consulta. El médico se explaya en explicar aquello que el paciente no tiene, nada de lo mío, pero no dice lo que tiene. Otros médicos van más allá y escriben «nada de mi especialidad», y tan panchos. Como internista, esto es algo que detesto, naturalmente. Considero que el especialista posee los conocimientos y la capacitación necesarios para emitir un diagnóstico de probabilidad, pero un diagnóstico positivo, en los casos en que sus sospechas no puedan verse confirmadas por la tecnología.

Una chica de treinta y un años acudió a las urgencias de un hospital cercano a mi pueblo por haber presentado un intenso dolor en el hipogastrio (bajo vientre) de manera súbita, tan intenso y prolongado que le impedía caminar, y que se acompañó de lo que llamamos cortejo vegetativo, esto es, sudoración, frialdad, náuseas, tiritona… En fin, sensación de gravedad. El residente que la atendió en primer lugar sospechó un abdomen agudo porque la barriga estaba tensa y defendida. Avisó al cirujano. Este afinó un poco más y pensó que, por edad y por la localización del dolor, podría tratarse de un embarazo ectópico roto. Y avisó al ginecólogo. La exploración manual ginecológica sugirió un problema en el ovario izquierdo, pero la ecografía fue anodina. Ante las dudas, cirujano y ginecólogo decidieron realizar una laparoscopia exploradora. Así es como se debe trabajar, eso creo, aunando fuerzas, cada uno aportando lo suyo en favor del paciente. La laparoscopia no aportó ningún dato para el diagnóstico, solo un pequeño flujo en el saco de Douglas. La chica mejoró muchísimo en las siguientes horas con el tratamiento de analgésicos y antibióticos que le pusieron. Y dos días más tarde salió de alta asintomática. Bien, hasta ahí, sin pegas. Sobresaliente, diría yo. Sin embargo, el informe de alta donde se describía todo lo acontecido fue, a mi entender, decepcionante: en el apartado del diagnóstico ponía: «dolor abdominal de origen indeterminado». Ahí es donde voy.

Los especialistas no se atreven a imaginar, están tan acostumbrados a tener que verlo todo con sus ojos o con sus aparatos que, si no lo ven, no lo creen, son unos santos Tomás. Dan diagnósticos negativos o indeterminados: no es un embarazo ectópico, no es una apendicitis, no es una peritonitis, no es… Es un dolor de origen indeterminado. Así no me pillo los dedos. Para el paciente, eso y nada es lo mismo, ese diagnóstico lo puede hacer cualquiera, la propia chica. El ginecólogo conoce su campo, sabe que la chica tiene unas menstruaciones muy dolorosas e irregulares, sabe de boca de la chica que debe de encontrarse ahora sobre la mitad de su ciclo ovulatorio, que posiblemente todo haya coincidido con la rotura de un folículo ovárico, cosa esta que, de ser cierta, puede explicar el cuadro clínico. Sabe perfectamente que este fenómeno de la rotura de un folículo puede no dejar ningún rastro en la eco ni en la analítica, y que hay chicas hipersensibles que presentan un cuadro dramático que puede simular un abdomen agudo. Pues bien, sabiendo todo esto, lo suyo hubiera sido poner en el apartado del diagnóstico: «dolor abdominal posiblemente relacionado con rotura de folículo ovárico». Eso creo. Hay que pillarse los dedos. Hay que mojarse.

En este aspecto los internistas tenemos ventaja. Por una parte, estamos más acostumbrados a manejarnos con procesos más complejos, que afectan a varios órganos; por otra, observamos al paciente en su integridad, no solo al órgano enfermo, digamos que enfocamos el *zoom* con un gran angular que nos amplía mucho el campo de visión; y, por último, que no tenemos tantísima dependencia de las técnicas, no disponemos de técnicas propias, solo de nuestros sentidos y el fonendo. Por todo ello, somos los guardianes de antiguos predios, hoy tristemente devaluados, como son la intuición, la imaginación, el ojo clínico. Tesoros que no son prebendas graciosas, sino frutos del trabajo, del esfuerzo, del estudio diario de cada caso con que nos encontramos. Con bastante frecuencia, el manejo de determinados pacientes complejos requiere de nosotros una verdadera labor de investigación y estudio. Tienes que rebuscar en el historial detalles antiguos que han podido pasar desapercibidos, analíticas añejas y olvidadas, antecedentes de hábitos que nadie ha recogido… A veces, uno de esos nimios detalles te ilumina el camino del diagnóstico. Y, desde luego, siempre en estos casos difíciles has de repasar tus conocimientos en tu casa, a la luz solitaria del flexo, fisgoneando en Internet cualquier cita bibliográfica que relate casos parecidos. Bueno, bueno, ya está bien de halagos autocomplacientes.

Una de las muchas trampas que nos propone nuestro oficio es la «engañosa» seguridad en lo que hacemos. Por otra parte, es algo natural, uno tiene que saber que hay tierra firme bajo los pies, que estamos trabajando sobre seguro. Pero, siendo algo natural, es una trampa. Veamos: en este terreno de ahora, en el del diagnóstico, es quizás donde más podemos demarrar. Hay diagnósticos de seguridad absoluta. Son aquellos demostrados de manera fehaciente con una prueba histopatológica o con datos clínicos patognomónicos, irrefutables. De acuerdo, nada que objetar. Los hay otros de muy alta probabilidad, conforme a una serie de criterios clínicos y de datos complementarios. Y, por fin, existen otros diagnósticos a los que se llega por exclusión, es decir, porque no caben mejor en ningún otro encuadre. Un médico casi nunca debe acomodarse a un diagnóstico que no sea absoluto o muy altamente probable. Si uno se conforma con un diagnóstico de exclusión corre el riesgo de estar equivocado desde el principio y de no corregir el error. Os contaré que la pifia diagnóstica más alarmante que yo he cometido en mi larga vida de médico fue por eso, por confiarme en un diagnóstico que no era del todo seguro. Y no fue precisamente de novato, sino al final de mi carrera.

María Eulalia era una chica de treinta y tantos, maestra. Los cardiólogos de mi hospital me encomendaron su seguimiento por padecer una enfermedad bastante infrecuente, pero con la que yo tenía alguna experiencia. La mujer había sufrido un ataque cardiaco sin llegar al infarto, y los estudios angiográficos coronarios y de la aorta revelaron una enfermedad arterial avanzada. Siendo mujer y a esa edad, los diagnósticos casi únicos que barajamos son la enfermedad de Takayasu, una forma de vasculitis de grandes vasos, o la arterioesclerosis prematura. A mí, el diagnóstico me vino prácticamente rodado, cardiólogos y radiólogos se inclinaron claramente por el Takayasu. Y yo acepté el diagnóstico. No diré sin más, no. Hice mis averiguaciones. Los niveles de colesterol total y de sus fracciones estaban dentro de los límites aceptables para su edad, no existían otros factores de riesgo conocidos —al menos para mí—, y yo tenía otros tres casos más de Takayasu, y, sin embargo, ninguno de arterioesclerosis prematura. En muchas ocasiones los médicos funcionamos así, nos dejamos llevar un poco por aquello donde más cómodos nos sentimos. El caso es que María Eulalia se encontraba cada vez mejor, las sucesivas analíticas, siempre normales y los angioTAC de control, con lesiones estabilizadas. Así las cosas, uno se amolda, se acomoda. Es algo humano.

Mientras un médico no tiene en su mano un diagnóstico firme, se afanará, rebuscará en PubMed, soñará, se despertará con el problema en la cabeza, reunirá a sus compañeros en sesión clínica… No descansará. Pero una vez obtenido el premio a tan arduo trabajo, uno se relaja. Es natural. La joven tiene una enfermedad de Takayasu y va muy bien con el tratamiento. Estupendo. Después de tres años de seguimiento y de excelente evolución, un día en la consulta le explico mi intención de ir retirando el metotrexate de manera paulatina hasta suspenderlo del todo. Y resultó que la mujer no encajó aquella noticia con la alegría que yo esperaba. Más bien al contrario, quiso ver en mi actitud una sombra de duda, una incertidumbre velada durante años por la buena evolución que iba teniendo la enfermedad. Quizás ella estuviera en lo cierto, no sabría ahora qué decir. Tal vez su perspicacia femenina alcanzara más allá de la aparente seguridad que yo procuraba transmitir… No lo sé. Al cabo de varios días volvió a mi consulta para comunicarme con toda seriedad y ceremonia que había decidido abandonar mi seguimiento, que se había procurado una cita con la Unidad de Colagenosis del hospital Virgen del Rocío. Me quedé helado. Mis relaciones con ella y con su madre habían sido exquisitas, nunca el más mínimo roce o problema. No lo comprendí. Le expresé mi sorpresa y, casi, mi conmoción. Pero ella permaneció fría, hierática, segura. Le extendí el correspondiente informe y la despedí con dos besos deseándole toda la suerte del mundo. Durante la semana siguiente la llamé a su teléfono en varias ocasiones, sin respuesta. Llamé a su madre. Me pidió que no siguiera insistiendo, que Eulalia lo estaba pasando muy mal y no tenía ganas de hablar conmigo… Ni con nadie. Me dio las gracias mil veces por las atenciones recibidas, y me regaló que ella tampoco comprendía la decisión de su hija.

Nunca he olvidado del todo a María Eulalia. Y os confieso que llegué a sentir cierta sensación de alivio al considerar que su deserción suponía una desazón menos para mi agobiado espíritu, al mismo tiempo que una descarga de responsabilidad que entregaba ahora a mis compañeros del Virgen del Rocío. Y la vida sigue. Quizá la herida que me dejó esta mujer en mi autoestima médica no llegara a cerrarse del todo… Quizá. Pero la vida sigue inexorable.

En esto que, un año más tarde, una mañana paseando a mi perrita por la calle Pagés del Corro, me tropiezo de frente con María Eulalia. Ella, distraída, no me había visto. Yo podría haberla evitado. Pero… imposible. Me salió del alma llamarla por su nombre. Me dio corte hacer el ademán de besarla. No, solamente nos saludamos con afecto. Le dije que ya estaba jubilado. Ella se alegró. Le pregunté por ella, por su enfermedad. Me dijo que estaba muy contenta, que había encontrado un equipo médico formidable, que después de muchos estudios y otras pruebas —¡hasta un estudio genético!— sus nuevos médicos habían descartado el Takayasu y la habían diagnosticado de lo otro, la arterioesclerosis prematura; que aun siendo normales los niveles de colesterol, tenía muy elevados los de la lipoproteína (a), y que el tratamiento nuevo, la aféresis —un mecanismo complejo para limpiar su sangre de esa lipoproteína—, lo llevaba estupendamente.

¿Qué queréis que os diga? Quedé muy contrariado. Primero, en mi autoestima. Cura de humildad, que siempre viene bien. Y luego porque *a posteriori* se da uno cuenta de que no trabajamos con nuestros pacientes todo lo bien que debiéramos. Me explico: si yo tengo una consulta policlínica donde veo de todo, y encima en un hospital de un nivel determinado sin todos los recursos técnicos que tienen otros, no estoy en condiciones de ofrecer a determinados pacientes muy concretos, con enfermedades muy especiales, muy raras, la atención más adecuada. Tendría que haber sido iniciativa mía —y no de la propia paciente— haber solicitado una segunda opinión a mis compañeros del hospital de referencia, compañeros que se dedican casi en exclusiva, en consultas monográficas, a unas determinadas patologías muy infrecuentes en las que tienen más manejo que yo, y para lo que cuentan con todos los recursos humanos y técnicos disponibles. Tal vez lo mío con María Eulalia hubiese sido un celo profesional mal entendido o un exceso de confianza.

Con cierto desasosiego, me puse en contacto con su nuevo internista. Un tío joven y superamable. Me puso al corriente de todo lo realizado con ella. Me confesó —no sé si para endulzar un poco mi frustración— que él mismo aún no tenía del todo claro si la paciente pudiera presentar ambas entidades, un Takayasu y una arterioesclerosis, que la distinción es casi imposible, que incluso han publicado el caso de la chica en una revista médica especializada como si tuviera ambos procesos imbricados el uno con el otro… De todas formas, una vez digerido el disgusto inicial, quedé muy complacido al comprobar que, aunque nos vayamos jubilando aquellos que nos creíamos únicos, la gente sigue estando en buenas manos, en las mejores manos. Los médicos viejos, los abuelos del hospital, hemos hecho un buen trabajo con nuestros residentes. Las cosas como son. Pero ya no somos lo que fuimos. Se siente. Hay que dejar paso.

La telefoneé. Ahora sí me lo cogió. Le dije que había conocido a su nuevo internista, que me había parecido un médico estupendo y que estaba de acuerdo con su actual diagnóstico y con todo su manejo. Le pedí perdón por el daño que en su día le hice si bien de manera inintencionada. Le presenté mis disculpas por no haber tenido el acierto necesario, aunque voluntad nunca me faltara. Ella las aceptó y me dio las gracias por haberle pedido perdón. Ahora creo que la herida está curada.

Mucho peor fue el caso con Yolanda, a quien no pude hacerle un buen diagnóstico hasta un mes antes de su muerte, cuando ya nada era posible. Lo de Yolanda es punto y aparte.

Nunca he vivido una situación parecida: aguantar ocho largos meses sin poder aclararme con una enfermedad desconocida y tener el diagnóstico a un mes vista de la muerte de la paciente, cuando ya nada era posible. Puedo decir sin tapujos que mi querida Yolanda ha sido el fracaso más estrepitoso de mi vida profesional. Y también diré que, por contra, su marido me tiene en los altares, me guasapea con cierta frecuencia y me felicita por Navidad.

Y ha tenido que tocarle a una mujer que era un ángel. Sí, una mujer joven —no llegaría a los cuarenta—, tiposa, elegante y de trato agradable, de estas personas que no saben quejarse, que todo es agradecimiento y dulzura. Confiaba en mí por encima de todos y de todo, y eso duele más todavía. Durante uno de sus muchos ingresos, en octubre de 2014, coincidió el nacimiento de mi Lucas. Me tenía preparado un pelele de punto que se había trabajado en las largas tardes de hospital. Agonizante, en los primeros días de enero de 2015, aún sacaba fuerzas para sonreírme. Sinceramente, no creo ser merecedor de tanta confianza ni de tanto cariño por parte de alguien a quien has fallado. Y su marido, otro hombre santo de los que pocos han de quedar en la faz de la Tierra. Eran, ellos y dos hijos, una familia feliz, como tantas otras. Hasta que sobrevino la desgracia.

Su enfermedad comenzó por mayo del 2014. Desde el primer momento de la primera consulta aquello olía a algo serio.

Y, a fin de no perder tiempo, acordé con ella y con su marido ingresarla. Desde ese momento hasta su muerte, ocho meses más tarde, la pobre permaneció muchos más días en el hospital que en su casa, a lo mejor dos meses ingresada y dos semanas en casa, una proporción así. Yo podía explayarme con ella solamente cuando venía a la consulta; mientras estaba ingresada era seguida por otro compañero de planta con quien me reunía muy frecuentemente para consensuar juntos las actuaciones. Estábamos fritos. Achicharrados. Desde el principio sospechábamos ambos que Yolanda padecía un linfoma gástrico muy agresivo y raro. Pero no podíamos demostrarlo. A lo largo de su enfermedad fue intervenida en dos ocasiones para manejar *in situ* el estómago y los intestinos: las biopsias fueron negativas. Se realizaron en ella tres endoscopias gástricas: las biopsias, negativas para tumor. Se sospechaba más bien de una forma rara de vasculitis sistémica. Se le realizaron sendas biopsias de ganglios linfáticos en el cuello: negativas para tumor y para linfoma. Tuvimos sesiones clínicas con los cirujanos —con nuestra intención de volver a operarla— y con los patólogos, a fin de que revisasen otra vez las distintas biopsias. Nada. Los cirujanos, con toda lógica, no creyeron oportuno someter a la paciente al riesgo de una tercera intervención cuando al parecer ya podíamos tener un diagnóstico alternativo, el de la vasculitis sistémica. Los patólogos revisaron las muestras, y no solo eso, sino que las enviaron al departamento de Anatomía Patológica del Virgen del Rocío, por si allí veían algo más. Nada. Negativo para linfoma.

Desesperados por la ausencia de diagnóstico y por la mala evolución de la paciente, Carlos Alonso y yo decidimos poner tratamiento como si fuese una vasculitis sistémica, lo único que teníamos. Todos salimos contentos. Yolanda empezaba a mejorar. Eso le permitió estar al menos dos meses seguidos en su casa, julio y agosto. Respiramos todos, ojalá fuera eso, una vasculitis, grave pero curable. Falsa ilusión: volvió a ingresar en septiembre y ya no salió del hospital hasta el día 4 de enero de 2015, con los pies por delante. A últimos de diciembre presentó una hemorragia digestiva alta —una más—, y esta vez la endoscopia mostró un gran tumor cuyo diagnóstico fue terrible: linfoma gástrico de muy alto grado.

Se nos vino el alma al suelo. ¿Cómo era posible que este hijoputa de tumor nos hubiera engañado todo el tiempo, que no hubiera salido antes en las distintas biopsias, que no se dejara ver en los TAC realizados…? Ya qué más daba, el daño estaba hecho. A la carrera, los hematólogos empezaron un tratamiento con quimioterapia muy agresiva. De perdidos al río. Pero ya no fue posible. Su estómago estaba destrozado y vimos, por primera vez, metástasis en el hígado. *Alea jacta erat.*

Y uno se pregunta luego una y otra vez qué podíamos haber hecho que no hiciésemos. Y se te ocurren barbaridades nacidas desde la frustración más absoluta: que tendríamos que haberla operado antes por tercera vez, o que hubiéramos iniciado tratamiento quimioterápico aún sin diagnóstico certero de linfoma, o que… Qué sé yo. Llegué, incluso, a plantearme si no sería que estaba menguando mi pericia clínica. Maldije los contratos nefastos del 75 % porque consideraba que dichos contratos habían supuesto posiblemente una merma en la continuidad asistencial que Yolanda y otros muchos pacientes necesitaban. Eso desde el punto de vista médico-científico. Desde el punto de vista humano no tengo la más mínima queja de nuestro comportamiento con ella y con su marido. Todo fueron atenciones, mimos, consejos, información al detalle cada día haciendo partícipe al esposo de nuestras dudas y cuitas, y siendo él mismo consciente y testigo de nuestras dificultades y problemas en el manejo de su mujer, una mujer, como digo, única.

Muchos días, muchos, casi todos, al terminar mi consulta subía a planta a ver a Yolanda. Yo sabía que solo con verme se le cambiaba la cara. Y solía canturrearle esa canción antigua de Pablo Milanés que dice: «Yolanda, Yolaandaaa… Eternamenteee Yolanda».

Yolanda, querida, nunca olvidaré tus manos finas y cariñosas ni tu mirada azul esperanza.

XV

Guías de práctica clínica

Los estudiosos de epidemiología y de estadística aplicadas a la medicina han elaborado una serie de conceptos e ideas capaces de ofrecer ayuda en el proceso diagnóstico de aquellos casos más complejos y difíciles, en aquellos pacientes que no muestran ninguna pista sólida. Aun así, en cualquiera de los casos, el médico ha de saber elaborar por medio de la historia clínica un síntoma guía, digamos que un hilo conductor, una cuerda de la que hemos de ir tirando hasta arrastrar el diagnóstico a nuestros pies. Es de todo punto necesario escoger bien la cuerda y despreciar otras que nos despistarían más que otra cosa. Por ejemplo, ante un paciente que nos consulte por intensa flojedad, mareos, zumbidos de oídos y pérdida de apetito, pongo por caso, y le descubrimos en la primera analítica una anemia muy severa por falta de hierro, deberemos seguir la pista de la anemia porque es el camino más corto para llegar al diagnóstico. Casi siempre el hilo conductor se corresponde con el síntoma, signo o dato complementario de más peso, de mayor trascendencia clínica.

Mis amigos se sorprendían al principio de cómo un médico enfrentado a un paciente puede discernir en minutos —o, como mucho, en días— entre las tropecientas mil enfermedades que existan en el mundo. Es imposible, tarea de titanes, ¿qué digo titanes?, de chinos. Pero es que no es así como funcionamos.

No es posible barajar tantos naipes con solo dos manos. Jugando al cinquillo, mis nietos pequeños agrupan las cartas por los distintos palos encima de la mesa y así se organizan mejor. Pues lo mismo. Cuando un otorrino tiene que vérselas con una epistaxis maneja tres o cuatro diagnósticos diferenciales, no más; no repasa mentalmente todas y cada una de las enfermedades del mundo mundial para ver cuál o cuáles de ellas pueden producir sangrado nasal. No. Simplemente se enfrenta a lo más frecuente, a los oros, pongo por caso, y se olvida del resto de los palos de la baraja. Y se pregunta cuáles son las causas más habituales de esto en nuestro medio y en su experiencia personal. Lo mismo le sucede al neumólogo con la hemoptisis o al digestólogo con las rectorragias o las melenas (sangre negra en las heces). Quizás seamos nosotros los internistas quienes más tengamos que abrir el abanico, pero no recuerdo haber tenido nunca en mente más de diez posibilidades diagnósticas en un paciente. De manera que sabiendo escoger el síntoma guía adecuado se estrecha muchísimo el cerco de posibilidades diagnósticas.

La verdad sea dicha, en una gran parte de los casos el médico, según va escuchando el relato del paciente y escribiendo la anamnesis, ya va barruntando por dónde irán los tiros. En ocasiones, incluso antes, nada más ver el semblante del paciente. Pero, en fin, esto último nos es dado solo a exquisitos (ejem, perdón por la inmodestia). Una vez decidido el síntoma guía, el médico puede continuar el resto del estudio complementario atendiendo a su experiencia en el campo concreto que sea, o bien dejándose aconsejar por algoritmos, protocolos y guías, digamos «estándar», elaborados para según qué caso. Y siempre, siempre, siempre —no lo podemos obviar nunca— teniendo en consideración las posibilidades reales del hospital donde trabajemos y en función no solo de las necesidades —que por descontado—, sino también de las preferencias, los deseos y los prejuicios de nuestros pacientes. En bastantes ocasiones uno ha creído que la prueba más adecuada para tal paciente era la colonoscopia, por ejemplo, y el paciente ha dicho que tururú, que te la puedes hacer tú. En el capítulo de la autonomía del paciente insistiremos sobre ello.

Los algoritmos y las guías clínicas son esquemas de ayuda en el proceso diagnóstico y terapéutico. Como si dijéramos señales y flechas en un camino de senderismo. Puedo pecar de presuntuoso, es verdad, aunque no sea mi intención, pero en mi fuero interno considero que estas ayudas les vienen muy bien a los principiantes, esto es, a los residentes y a los médicos bisoños, a fin de que aprendan a no salirse de la pauta establecida, del camino correcto. Pero cuando has hecho un sendero varias veces, ya no precisas de rayas verdes en las rocas, vas un poco por libre, a tu aire, te permites saltarte pasos, tomar atajos y, en definitiva, llegar antes y con menos agobios. No necesito ninguna ayuda para ir desde Hornachuelos al antiguo seminario de los Ángeles por la vera derecha del río Bembézar a contracorriente. Me lo sé con los ojos cerrados. Sin embargo, no me duelen prendas en admitir cualquier tipo de ayuda —y, de hecho, recurro a ella— cada vez que me enfrento a un diagnóstico oscuro, a un camino desconocido o muy poco frecuentado.

Luego resulta también que, según te vas haciendo mayor, aprecias mejor la individualidad personal de cada paciente, su idiosincrasia, su ser único, y que como tal debe ser tratado. La protocolización mal entendida es contraria a la medicina individualizada. No me gusta emplear la palabra *protocolo* en medicina. El protocolo supone una serie de actuaciones rígidas e inamovibles, siempre las mismas. El protocolo no contempla la singularidad. El protocolo es para los Ayuntamientos, las Cortes o la Casa Real. En medicina me gusta mucho más el concepto de guía como referencia o apoyo puntual. Y que conste que cuentan con mi mayor respeto.

Las guías de práctica clínica, muchas de ellas, son excelentes. Los principales procesos a los que nos enfrentamos los médicos poseen su guía. Son elaboradas por equipos de médicos, epidemiólogos y estadísticos que incorporan a las mismas los conceptos de prevalencia de los distintos procesos, y la sensibilidad, especificidad, variabilidad y valores predictivos, tanto positivo como negativo, de los distintos datos clínicos, analíticos y de imagen a fin de ayudar al clínico a dirimir entre ellos las mejores opciones con fines diagnósticos o terapéuticos. Incluso más: los técnicos en estas disciplinas han inventado unas escalas de puntuación numérica, basadas en cálculos probabilísticos, para el diagnóstico de algunos procesos frecuentes y graves, tales como pueden ser el tromboembolismo pulmonar y la insuficiencia cardiaca, de manera que a más puntuación, más probabilidad. Una cosa parecida a nuestros viejos debates de residentes en los que apuntábamos en nuestros cuadernos de notas los pros y los contras de los diagnósticos diferenciales, solo que ahora es en fino, en moderno. En digital.

Y no os digo nada cuando la inteligencia artificial aterrice en el campo de la medicina. Pues sí os digo: os diré que bienvenida cualquier ayuda técnica o instrumental que sirva al médico para atender con más eficiencia a sus pacientes. Por supuesto. Claro que, por ahora, ningún artefacto técnico, ninguna máquina, ningún robot humanoide podrá valorar si a un paciente le suda la pelusilla del bigote de puro canguelo ni transmitirle, cara a cara, la emoción y la seguridad de ser escuchado por un ser semejante.

Todo ello, estupendo. Pero como dice san Juan en su Evangelio, lo primero fue el verbo. En medicina, lo primero es la palabra.

XVI

El pronóstico, tarea de adivino

Amigos, ahí me habéis pillado. Tengo para mí que el pronóstico es la asignatura pendiente de muchos médicos, yo incluido. Si diagnosticar ya era tarea complicada, pronosticar es cosa aparte, lo siguiente, como se dice ahora. Es adivinar el futuro. ¡Casi *na*! Y al igual que para el diagnóstico, también existen escalas muy bien diseñadas para aproximarse al pronóstico de muchos procesos graves y prevalentes, pero… eso, solo aproximarse; el diagnóstico es presente, y el pronóstico, futuro. Y el futuro no nos pertenece, nos es esquivo. Es difícil, es verdad. Porque el pronóstico de los distintos procesos depende no solo de la historia natural de los mismos, sino que está influenciado por otros muchos factores que lo modifican de manera muy importante de un paciente a otro. Factores como son la edad, el estado de salud previo, el padecer de otras enfermedades, la discapacidad, el estado inmunitario y hasta la disposición mental y anímica ante la enfermedad. Estamos familiarizados con la noción de que un cáncer es un proceso letal, y que una gripe o una neumonía, no. Pues bueno, no es nada infrecuente que una neumonía vulgar se lleve al otro barrio a un anciano que ha convivido pacíficamente con su cáncer de próstata durante años. Por ejemplo. La individualidad del paciente juega un papel primordial a la hora de plantear su propio pronóstico.

Al contrario que en atención primaria, donde dominan los trastornos cotidianos y menores, lo habitual en los hospitales es encontrarnos con enfermedades graves, algunas de ellas mortales de necesidad, en las que el ejercicio de pronosticar —y hacerlo bien— resulta fundamental para el paciente y para sus cercanos. Normalmente, los médicos echamos mano de las estadísticas para aquellos casos más raros, y de nuestra experiencia para los más usuales. Y solemos ser más bien catastrofistas, nos sentimos así más cómodos y seguros. Produce un efecto más favorable entre los familiares poniéndose uno en lo peor. Toleran mucho mejor nuestros fallos de previsión siempre que sean a favor del paciente. En otras palabras, más nos vale decirles que la cosa está muy fea, y que luego salga todo bien, que animarlos con palabras dulces —y sinceras— y que a la postre el paciente fallezca. Y erramos. Erramos bastante comparado con la precisión casi horaria que nos exige la gente. «Doctor, ¿cree usted que deberíamos llamar a nuestro hermano que vive en Barcelona?». «Mire usted, mi hijo que trabaja en Edimburgo acaba de coger el avión, ¿le dará tiempo de ver a su padre vivo?». O esta otra pregunta realmente surrealista: «Doctor, ¿podría usted aguantarlo con vida hasta que llegue su hermano de Buenos Aires?».

No solemos ser del todo claros con los familiares. La maldita incertidumbre. En la mayoría de los casos empleamos términos vagos, *ad hoc*, una jerga ya habitual entre nosotros: «la cosa se está poniendo fea», «no me gusta la evolución que va tomando», «no está respondiendo al tratamiento», «como esto no cambie..., veremos a ver»... Y cosas así. Evitamos mentar la muerte hasta que no nos vemos en las últimas. Esto que digo es mucho más así cuando no es un único y mismo médico quien pasa visita cada día, cuando la responsabilidad en el cuidado del paciente se diluye entre los compañeros de equipo. Entonces nadie conoce al dedillo la evolución del paciente. Y, por tanto, es aún más complicado comprometerse en una tarea difícil, delicada y espinosa. Pero, me temo, no puede ser de otra manera: cualquier especialista del área médica puede permanecer una temporada en consultas sin pisar la planta, y luego ir alternándose con otros compañeros. No pasa nada. Por ejemplo, seis meses en consulta, seis meses en planta. Este diseño organizativo ofrece continuidad. Es más, un cardiólogo o un digestólogo siguen siendo tales aun cuando se superespecialicen en hemodinámica o en técnicas endoscópicas, respectivamente, y de manera perenne. Pero un cirujano no puede estar dos meses sin operar, perdería mano, habilidad, competencia. De manera que en las especialidades quirúrgicas no nos queda otra que aceptar ese rotatorio de que cada día sea un médico distinto quien se ocupe del pase de sala; y el que hoy está en planta mañana va al quirófano, pasado mañana a la consulta… Y así hasta dentro de varios días en que vuelve a planta. En cualquier caso, los cirujanos —cosa lógica, por otra parte— se las arreglan para llevar la voz cantante en los pacientes que ellos mismos han operado. Porque, entre otras cosas, el paciente necesita saber quién es su médico. Y bien a gala que lo llevan: «Mi médico es el doctor Martínez», o la doctora Sevilla, o don Diego, el de la barbita…

Con un cierto y humano margen de error conocemos qué enfermedades son mortales y cuáles no, y qué enfermos van a evolucionar favorable o desfavorablemente. Cosa distinta es que la incertidumbre inherente a nuestro oficio, por una parte, y, por otra, la natural postura de medicina defensiva nos haga no ser siempre transparentes con los enfermos y sus familiares. Ya lo dijimos antes. El ojo clínico —que no es otra cosa que la intuición basada en la competencia— y ciertos indicadores tanto clínicos como complementarios nos ayudan en la tarea. Y así, por ejemplo, sabemos que cualquier infección sistémica que produzca hipotensión marcada y mala perfusión periférica se llama *shock* séptico y posee un pronóstico infausto en horas o días, salvo milagro antibiótico y soporte de uci; que una falta de producción de orina —anuria se llama— conduce a la muerte si se prolonga más allá de setenta y dos horas, salvo diálisis *in extremis*; que las equimosis en casos de meningitis son marcadores de pulgar invertido; que la presencia de fallo ventricular izquierdo es muy ominosa en los casos de infarto de miocardio; que un pobre nivel de conciencia es de muy mal pronóstico en pacientes con ictus; o que la presencia de metástasis a distancia hace ya incurable un cáncer… Vale. El problema ahora son los plazos. Ya no se trata de informar a la familia de que la cosa va mal, sino de «cuánto va a durar mi padre». Y es normal que patinemos. Porque la biología y el comportamiento biológico de células, tejidos y órganos no es una cuestión matemáticamente predecible. Como decía antes, nos aproximamos, que no es poco.

A fin de no violar el secreto médico en cuestiones tan delicadas como estas no os voy a traer ahora ninguna de mis numerosas historias reales, de pacientes míos, en los que he errado el pronóstico. Pero, en cambio, sí voy a relataros los casos de dos amigos míos que, por ser los suyos públicos y notorios, no vulneran ningún código de confidencialidad, contando, de antemano, con su consentimiento explícito.

Mi amigo Agustín, el de los síncopes, tuvo en su día un cáncer de colon. En el momento del diagnóstico ya tenía dos metástasis hepáticas. De esto hace la friolera de veinte años. Por entonces, el pronóstico era malísimo. Lo suyo hubiera sido la muerte en el plazo aproximado de un año. Pues bien, se operó del tumor y de las metástasis, le recortaron un cacho grande de hígado. Y pasaron los años y el tío que no se moría. Al cabo de cinco años, en una de sus revisiones periódicas se le encuentra una nueva metástasis en el hígado. Se vuelve a operar, se le reseca otro pedazo de hígado y, ahora, ya se le administra quimioterapia. Hace quince años de la última operación... Y ahí está, más animoso, más vitalista que cualquiera de nosotros. Curado.

Mi amigo Palanco lleva menos tiempo, ocho años. Se operó de un cáncer de pulmón y se le administró su quimioterapia correspondiente. Al cabo de los dos años desarrolló dos grandes metástasis cerebrales que le provocaron ataques epilépticos. Pese al tratamiento intensivo con corticoides y radioterapia cerebral, el pronóstico era muy malo. La media de supervivencia en estos casos es de un año. Él lleva una vida absolutamente normal con un pulmón menos y sin rastro de metástasis.

Estos casos de mis amigos no son excepcionales; tampoco es que sea lo frecuente. Son casos que se salen de la media. No se salen de las estadísticas, no, sino de la media. Las estadísticas nos dicen que siempre hay un porcentaje que oscila entre el 1-5 % que ocupa la zona de la desviación estándar, bien en la parte de la izquierda (muere antes que la media), bien en la parte de la derecha (muere después de la media o sobrevive a la enfermedad). Mi amigo Agustín ha sobrevivido, ha curado. Mi amigo Palanco está ahora en la desviación estándar buena. Y curará. Al tiempo.

Como amigo —y como médico— me vi en la tesitura de tener que pronosticar con ellos y con sus respectivas esposas porque, naturalmente, de mí se fiaban más que de sus doctores oficiales; bueno, no exactamente eso, sino que se manejaban con otra confianza, claro está. Y me encontré involucrado en decisiones complicadas de sus respectivas vidas personales y familiares en tanto en cuanto ellos —y yo mismo lo asumía— ya tenían los días contados, «fecha de caducidad», decía el Palanco. Aún no había nacido —ni se la esperaba— Miriam, la hija de Agus, por lo que la pareja se apresuró a acogerse a las técnicas incipientes de congelación de semen por si no diera tiempo a la procreación natural. En parte por mi consejo, Palanco y Mercedes precipitaron su boda —hasta entonces eran pareja de hecho— y la revisión de sus respectivos testamentos a fin de tenerlo todo al día para cuando llegase el fatídico momento… Bueno, al final eso siempre es algo que hay que hacer.

Desgraciadamente, otros amigos, también del seminario como estos, Antonio Lara y Manolo Estepa, siendo pacientes míos siguieron mi pronóstico al pie de la letra. Joder, no hay que ser tan sumisos, ¡leche ya!

XVII

El tratamiento: la cocina del médico

Siendo mi mujer y yo aún jovencitos y viviendo ya de casados en nuestro flamante pisito de la avenida de Guerrita de aquella Córdoba tan provinciana, teníamos contratada por horas a una muchacha de la limpieza que era tan larga de alcances como fina y hacendosa en la casa. No era, empero, muy niñera que digamos: a nuestra Meli, tierna de meses, la tenía abandonada, la iba colocando, todo el rato liada en una manta, por los rincones de las habitaciones que iba limpiando, para no perderla de vista. Lo sabemos porque en más de una ocasión en que mi mujer salía del hospital antes de su hora y llegaba a casa de manera inopinada se encontraba con esa estampa de la niña mocosa y llorosa arrinconada en el salón. «¡Adela, la niña lo primero!», le recriminaba.

Cocinera creativa, de cualquier sobra o despojo elaboraba un manjar. Y teníamos observado en ella, la Peque y yo, la curiosa circunstancia de una relación inversa entre cantidad y calidad, entre el contenido del frigorífico y la exquisitez de sus platos, de manera que con la nevera escuálida sacaba mucho más rendimiento que con el frigo lleno. Cuando menos es más. Pareciera como si el caudal de recursos languideciera su chispa imaginativa, como si la estrechez fuese un acicate para su innato talento culinario. Adela…, ¡qué muchacha más curiosa! ¿Qué habrá sido de ella? Más que aspirante a Masterchef, me la imagino como una buenísima mujer para un pobre, cosa que se decía antes de las mujeres diligentes.

En mis últimos años de médico, con la llegada de la segunda (¿o es ya la tercera?) modernidad, me he acordado muchas veces de Adela. Por eso, porque cuantos más soluciones y tratamientos tienes al alcance, más problemático es escoger, porque cuando tienes poco es mucho más fácil elegir y acertar. Y también, ¿cómo no?, de nuestro tímido profesor de Farmacología Clínica, el venerado doctor don Alfonso Velasco, persona muy singular con ciertos rasgos de Asperger y un docente como la copa de un pino. Pese a su manifiesta timidez e insociabilidad, concitaba en sus clases a tantos alumnos como en las del inefable don Carlos Castilla del Pino. Porque lo explicaba todo con una sencillez y claridad proverbiales. Tanto que nos hizo cogerle cariño no solo a él, sino a su asignatura.

—Don Alfonso —alzó un día la mano Pedro Pablo, un salido de mucho cuidado, con la clara intención de ponerlo colorado delante de nuestras compañeras femeninas—, ¿qué piensa usted de los fármacos vigorizantes del sexo?

El Velasco, nombre con el que lo nombrábamos entre nosotros, se puso rojo como un tomate, pero no perdió su compostura, ni siquiera su lúcido sentido del humor. Y se limitó, sonriente, a balbucear una frase en latín.

—*Quod natura non dat Salamantica non praestat...*

De siempre, los internistas hemos usado un arsenal terapéutico amplio pero escogido: los corticoides, los antiinflamatorios, un muy buen manejo de los pocos antibióticos existentes, la insulina, los broncodilatadores, la aspirina, el digital, los diuréticos, los betabloqueantes y los antihipertensivos. Esto constituía el 90 % de nuestro inventario farmacológico. Y nos sentíamos cómodos en una cocina discreta de donde salían, no obstante, platos muy poco elaborados pero ricos. Comensales tan exigentes y problemáticos como las complicaciones diabéticas, la insuficiencia cardiaca, la bronquitis crónica y el asma, las infecciones, la temible vasculitis, el lupus y la hipertensión quedaban bastante satisfechos con nuestros guisos. Pronto, sin embargo, hizo su aparición el sida. Y luego, el fastidioso virus C de la hepatitis. Y con ambos, legión de antivirales. Y ya más reciente, la miríada de nuevos antibióticos y los tratamientos biológicos, inicialmente pensados para el manejo de enfermedades reumáticas inflamatorias y graves, y ahora útiles casi para cualquier mal.

Y así, en apenas una década hemos pasado de servir menús baratos y apetitosos a comidas a la carta, de diseño moderno, muy elaboradas y, desde luego, carísimas. No me quejo, claro que no. Muy al contrario. Gracias al moderno arsenal, el sida ha dejado de ser letal, el virus C de la hepatitis huye con el rabo entre las patas y asistimos con sorpresa a la «curación» de trastornos incurables hace solo diez años, tales como algunas formas de lupus y de artritis reumatoide, por ejemplo. No me quejo, por supuesto que no. Hablo de complejidad, de dificultades a la hora de elegir, de lo complicado, una vez más, de nuestro quehacer. Pero, en fin, para eso estamos.

Matilde fue la primera paciente de Valme cuyos diagnóstico y tratamiento se me resistieron largamente.

Yo tenía entonces treinta y tres años, me encontraba pletórico de ganas, de energía, de autoestima profesional. Y me rebelaba contra la enfermedad de Matilde, que se me escabullía una y otra vez.

Matilde era una mujer de unos cincuenta años por entonces, jovial, dicharachera y picante en cuya cara y ojos tan expresivos quedaban aún rescoldos de una belleza gitana muy sensual. Era viuda —su marido había muerto años antes de un cáncer de hígado— y tenía dos hijas y un varón.

Su enfermedad estaba siendo un auténtico rompecabezas para todo médico que se le acercara. Había visitado ya a otros internistas del Virgen del Rocío, del Macarena y a otros privados. No había diagnóstico. A lo más que se había llegado era a que tuviese una enfermedad autoinmune llamada síndrome seco. Pero eso no explicaba todo el complejo sintomático que ella presentaba. Necesariamente debería haber algo más que se nos ocultaba. Por aquellos tiempos casi todo lo raro acababa cayendo en mis manos. Y así fue con Matilde. Descubrí que tenía lo que entonces se denominaba una hepatitis crónica activa, posiblemente autoinmune, hepatitis lupoide (el virus de la hepatitis C, que era el suyo, no se descubriría hasta dos años más tarde, en 1988). Una vez que los clínicos, pasados varios años, nos familiarizamos con las distintas patologías que podía producir el dichoso virus de la hepatitis C, pude terminar felizmente el diagnóstico definitivo: una infección crónica por el virus C que, además de hepatitis, se complicaba con una vasculitis crioglobulinémica afectando a la piel y a los riñones. Hasta hace muy poco, este síndrome era muy penoso de tratar. Y lo que son las cosas: en un futuro muy próximo esta enfermedad dejará de existir, lo mismo que su progenitor, el dichoso virus C de la hepatitis.

Mi relación con Matilde se prolongó al menos diez años, éramos casi familia, sus hijos me trataban con total camaradería.

Pero el curso de su enfermedad, tan inexorable como impío, nos iba agotando a todos. No había tratamiento eficaz. Empleaba corticoides e Interferón, lo protocolizado entonces. Desarrolló muchos efectos secundarios del Interferón, todos los posibles, de manera que fue necesario interrumpir el tratamiento en muchas ocasiones. Cogió una depresión de caballo y presentó crisis epilépticas. Las largas temporadas sin tratamiento le activaban la enfermedad en los riñones y en la piel... Volvíamos al Interferón..., y regresaban las complicaciones. Un sinvivir. Hasta que finalmente, hastiada ella misma de enfermedad y de hospital, le convino una hemorragia cerebral que resultó fatal.

Pobre vida y mala muerte la de Matilde. Para que veáis las casualidades de la vida: años más tarde de su muerte he tenido a otra paciente, Rosa, con la misma enfermedad. Durante mucho tiempo, Rosa rechazó el tratamiento por miedo a los efectos secundarios. Y la enfermedad fue progresando, en este caso, con afectación del sistema nervioso central, de manera que se estaba quedando paralítica, parecido a la esclerosis múltiple. Para Rosa y para tantas otras personas el descubrimiento del nuevo antiviral contra el virus C ha supuesto la salvación que a Matilde se le negó. Rosa está curada. Algo milagroso.

La ciencia, que avanza una barbaridad, tardó dos siglos en controlar la tuberculosis. Y solo treinta años en erradicar al hijoputa del virus C de la hepatitis. ¡Viva la ciencia!

Y, llegados a este punto, no me queda otra que expresar mi profunda admiración y mi enorme reconocimiento a esos médicos que, quizás menos exquisitos y mediáticos que otros, sacrifican su tiempo de ocio en la investigación clínica e, incluso, básica, mucho más compleja aún. A la vista de lo conseguido

JOSÉ MARÍA RIVERA CÍVICO

contra el virus C y contra el sida, amén de tantísimo avance en el tratamiento del cáncer, me desdigo públicamente de mi antiguo desdén por los investigadores, tal era mi afán por la clínica pura y dura. Desde estas páginas deseo lanzar un mensaje de alabanza a esos médicos desconocidos, ratas de biblioteca y de laboratorio, sin cuyo esfuerzo encomiable y dedicación no hubieran sido posibles estos logros gigantescos ya mencionados ni otros por llegar. Las vacunas del COVID, por ejemplo, más reciente. Y personalizando en lo que conozco de mi hospital diré que muchas gracias a Manolo Romero, Juan Antonio Pineda, Juan Macías, Fernando Lozano, Ignacio Marín, Antonio Grilo, Paco Gómez, Santiago Durán, Antonio Reyes…, personas muy destacadas por cubrir de manera exitosa los tres grandes frentes abiertos de la medicina: el clínico, el docente y el investigador. Si ya es harto complicado ser un buen clínico, no os digo nada si además eres profesor e investigador. Mi más sincera enhorabuena a ellos y a otros más que se hayan quedado ocultos en el teclado.

Lo sutilmente opaco, sin embargo, en la investigación médica es que sea financiada en una parte importante por la industria farmacéutica, que es juez y parte, y la que, de hecho, puede «colocar» un nuevo fármaco en el mercado. Y que toda investigación que se prevea no rentable para la empresa quede estancada con independencia de su potencial de salud para la población, de manera que medicamentos con posibilidades reales de utilidad clínica se queden a medio desarrollar por no resultar lo suficientemente lucrosos. Y a la inversa: en algunas condiciones clínicas muy perentorias, tales como en cánceres muy avanzados, estamos pagando una burrada de dinero por fármacos de valor clínico muy relativo. La demagogia social proclama que todo el mundo tiene derecho a «todo» con independencia del coste y de la eficacia. Y esto no puede funcionar así (*El País*, 15 de enero de 2020. Miguel Martín, oncólogo).

XVIII

Costes, riesgos y beneficios

Todos, médicos y población, hemos hecho un uso poco adecuado de los medicamentos. Existen en las farmacias demasiados fármacos no curativos, sino de los llamados sintomáticos, para aliviar determinados síntomas, desde las náuseas a los mareos, desde el vértigo al espasmo, desde el insomnio a la ansiedad. En los aparadores del salón de nuestras casas, en las antiguas alacenas o bien en las mesitas de noche, ha existido de siempre el cajón de los medicamentos. En la casa de mis suegros las medicinas ocupaban no uno, sino dos cajones. Para que no se diga aquello de que en casa del herrero, cuchillo de palo. Hemos abusado. Metámonos todos. La sociedad del bienestar no se puede permitir un frigorífico con telarañas ni una bolsa de medicamentos vacía. Para todo ha de haber un remedio, y la mayoría de las veces ese remedio es un fármaco. Mi amigo Antonio Pintor, médico de familia, se me ha quejado en muchas ocasiones de esto: no hay paciente que salga de su consulta sin su fajo de recetas. Parece como si los médicos no tuviéramos en nuestras manos ninguna otra herramienta. ¿En cuántos casos no hubiese sido más oportuno un consejo, una charla tranquila, una explicación razonada, una dieta, una tabla de ejercicios, incluso un abrazo?… Pero, claro, para ello hay que tener tiempo y ganas de pararse, de hablar, de escuchar. Es mucho más rápido, expeditivo y convincente echar mano del recetario, que, además, es lo que busca y desea el paciente.

Quizás hubiera podido mi suegra haber servido de ejemplo claro para explicar la devoción del pueblo por las medicinas. Una de sus máximas era que mientras haya pastillas —así llamaba ella a los fármacos— es tontería soportar «dolamas».Y si el ibuprofeno le produce gastritis, para eso tenemos el omeprazol; y si este le provoca un déficit de vitamina B, se toma una un Hidroxil cada día… Y así hasta el infinito. No creo que haya en España nadie que no conozca el ibuprofeno y el omeprazol.Y creo que los médicos hemos entrado al trapo. Siempre he creído que los médicos deberíamos advertir más a los pacientes acerca de los efectos secundarios de los distintos fármacos. No me parece oportuno que se lean los prospectos porque, por lo general, estos no son bien entendidos e intimidan en exceso. Cuando yo mismo tuve que tomar un determinado antiarrítmico para mi corazón me acojoné leyendo el prospecto. No. Es el médico quien está en disposición de explicar de una manera sencilla y razonada los efectos indeseables más comunes de los medicamentos que receta. A mis pacientes les he dicho siempre que cualquier fármaco es un veneno, que cuando toman varias medicinas diariamente tienen su sangre envenenada, que en muchas ocasiones, es verdad, es preferible tener algo de ponzoña en la sangre que padecer determinados males, pero otras muchas es al revés, mejor padecer un poquito de algo que no tener el cuerpo permanentemente intoxicado. A mis estudiantes y residentes no me canso de repetirles que todos los fármacos son tóxicos.Todos. No hay ninguno que se salve. Son yatrogénicos (de *iatros,* 'enfermedad', y *genios,* 'producir'). Son productores de enfermedades. Les insisto en un dato real pero difícil de creer y de asumir: el 20 % de los síntomas que un médico escucha en su consulta es debido a un fármaco. O dicho de otro modo, querido lector: si usted padece de una nueva enfermedad o dolencia ha de saber que una de las causas posibles de la misma es alguna de las medicinas que toma a diario o de manera circunstancial.

Los médicos deberíamos aprender y luego explicar a los pacientes una cosa que se llama relación riesgo-beneficio con cada receta que hiciéramos; esto es, realizar un breve razonamiento con el usuario acerca de qué resultado es esperable con tal fármaco y qué perjuicios podemos esperar de él; y no recetar al tuntún, que es lo que muchas veces hacemos.

Hace poco tiempo, en una de nuestras sesiones clínicas matutinas, el ponente nos presentó el caso de un paciente hospitalizado durante dos meses por un cuadro de diarrea crónica y pérdida ponderal alarmante. Había desarrollado una malabsorción intestinal y sus médicos de planta estaban seriamente preocupados por la mala evolución del hombre y por no disponer, después de tanto tiempo y de tantas pruebas, de un diagnóstico definitivo. Abierto el plazo para el debate, los residentes se exhibieron y pavonearon de todos sus conocimientos sobre el tema y hablaron de la colitis ulcerosa, de la enfermedad de Crohn, del linfoma intestinal, del síndrome linfoproliferativo del intestino, de parásitos y tenias, de la celiaquía, de la enfermedad de Whipple, de gastrinomas y otros tumores endocrinos intestinales... La Biblia en verso. Y resultó en vano. Todas esas enfermedades se habían descartado razonablemente mediante las pruebas pertinentes. Llegado el turno de los adjuntos, el doctor Gómez Camacho, un viejo zorro de culo pelado, preguntó al ponente por la medicación que estaba tomando el paciente previamente al ingreso y durante el mismo. El ponente enumeró uno por uno todos los fármacos. «No estoy seguro del todo —dijo Gómez Camacho—, pero creo recordar que uno de estos, el Olmesartán, puede producir un cuadro que se confunde con una enfermedad inflamatoria intestinal». Dio en el clavo. Así fue. Retirado el dichoso fármaco, se esfumó la enfermedad.

Por eso, entre otras cosas, me gustó en su día la ley del *medicamentazo*. O sea, retirar la financiación a aquellos fármacos con escaso valor intrínseco; dicho de otro modo, que no valen para mucho. Me ha gustado, digo, por lo que ha supuesto de poner un poco de orden y razón en el consumo de medicamentos sin criterio. Y mirad que no simpatizaba ni mucho ni poco con Susanita. Tened presente que el gasto farmacéutico supone el número uno en el *ranking* del presupuesto sanitario por encima del gasto en personal. De manera que no es tema baladí. Y de nuevo, los médicos no somos del todo conscientes de esto, de que las medicinas cuestan un verdadero pastón al Gobierno, a todos. Y si son necesarias, vale, para eso está el dinero; pero si no lo son…

Veamos: hace unos años, algunas parejas amigas nos fuimos de finde a la casa de nuestra amiga María Jesús, en Bienvenida (Badajoz). Nada más llegar, Paqui me refirió un picor y dolor irritativo en su espalda y costado derechos desde un día antes. La examiné y descubrí un herpes zóster incipiente. Aún no era extenso, varias minivesiculitas en una zona eritematosa y nada más. «Vamos a una farmacia antes de que se extienda más», dije. Enseguida pensé en llamar al internista de guardia de mi hospital para que metiera en la ficha de Paqui la medicación que yo quería, a fin de que le resultase más barata. Pero caí en la cuenta de que nos encontrábamos fuera de Andalucía y nuestra receta electrónica no tendría validez en Extremadura. «Bueno, ya está, la pago», dijo mi amiga. Así las cosas, le expliqué a la manceba el problema y le solicité el Famvir. «¿Cuánto es?», pregunté. «Sesenta y cinco», respondió la muchacha, lacónica. Ignorante de mí, saqué yo mismo una moneda de un euro de mi bolsillo para pagarlo y tirarme así el moco. La dependienta me miró extrañada y me dijo: «Sesenta y cinco… euros». Me quedé de piedra. Paqui enseguida sacó su monedero y se dispuso a pagar. «¿Sesenta y cinco euros?», pregunté yo ciertamente sorprendido. «Ajá, así es», asintió la chica. Entonces paré la operación. «No, no nos lo llevamos». Dimos la vuelta y nos fuimos. Por el camino de vuelta tranquilicé a Paqui asegurándole que, al contrario de lo que ella creía, la culebrilla no le iba a abrazar todo el pecho hasta asfixiarla. Ni mucho menos. Que iba a estar dos semanas molesta y ya está. Y que los sesenta y cinco euros, para una cena.

Cualquier otra mujer que se hubiese presentado en mi consulta con un herpes zóster intercostal se hubiese marchado con su receta de Famvir en la mano. Y no me paro a pensar en lo que cuesta. Fijaos en mi ignorancia, ni siquiera conocía el precio. Y esto nos sucede a la mayoría de los médicos, no pensamos en otra relación curiosa, el coste-beneficio. Y es necesario pensarlo. Si el beneficio es nulo, ningún coste, por pequeño que sea, estará justificado. Podemos pensar que siempre hay un beneficio, aunque sea solo por efecto placebo. Pues de acuerdo. Vale, el beneficio es tal. Bien. ¿Vale la pena cualquier precio para conseguir tal beneficio? Ahí está la cuestión. Esta reflexión exige capacitación, conocimiento y tiempo. Y compromiso con el sistema y con el propio paciente. Parece una tontería, una simpleza, y, sin embargo, es un verdadero órdago que todo profesional debería echarse encima. Porque de estas dos cuestiones, riesgo-beneficio y coste-beneficio, depende gran parte del gasto sanitario, del dinero público, ahora que tanto se habla de eso.

Las guías de práctica clínica nos aconsejan tratar con Famvir —u otro antiviral de la familia— a cualquier paciente con un herpes zóster que esté inmunodeprimido, esto es, con enfermedad severa que baja las defensas: pacientes con cáncer, en tratamiento con corticoides o inmunosupresores, enfermos de sida, pacientes muy debilitados... Sin ninguna duda. Para los demás, los que nos llamamos inmunocompetentes, el tratamiento antiviral lo único que consigue es acortar en días la evolución del proceso; o sea, si la enfermedad va a durar quince días, el tratamiento la acortará a doce, por ejemplo. El tratamiento no disminuye las molestias de manera significativa ni previene la temida neuralgia postherpética. Puestos en esta tesitura os pregunto: ¿vale la pena gastarse uno de su bolsillo sesenta y cinco euros para ahorrarse tres días de molestias soportables? Aunque el dinero te chorree por los bolsillos, tu respuesta será no. Bien, pues este ejercicio natural y espontáneo que hice con mi amiga no lo hago en mi consulta. ¿Por qué no? Porque en la consulta disparo con pólvora ajena, con el dinero de otros. Ni a mí ni a mi paciente nos va a costar nada. Le costará a la Junta o al Estado. No es que uno haga esta reflexión cada vez que receta algo, se trata simplemente de una rutina, de hacer las cosas sin pensarlas mucho «porque siempre se ha hecho así». Y porque hacerlo de otra manera te consume tiempo y energía mental.

Bien, pues esto es lo que creo que sería lo adecuado, que el médico, antes de recetar, se parase un poco a pensar en estas dos cosas, la relación riesgo-beneficio y coste-beneficio. En vez de esto, sucede que muchos médicos, sin tiempo ni ganas ni otras gaitas, funcionan en este sentido al socaire de los bandazos de la Administración. De pronto se lanza la proclama de la veda a los antibióticos y ni Dios recibe un antibiótico. Tampoco es eso, hombre. Está bien que la Administración sanitaria alerte sobre el abuso de los antibióticos, claro que sí. Pero por encima de eso están la seguridad del paciente y el sentido común. Naturalmente que la gripe y otras virosis no se deben tratar con antibióticos, pero hay pacientes con enfermedades respiratorias crónicas, con bronquiectasias, con fallo cardiaco congestivo, con inmunodeficiencias… que rápidamente se complican con neumonías si no te andas listo. Esos pacientes se salen de la norma, no podemos meterlos a todos en el mismo saco. Algo parecido ha sucedido con la campaña de la Administración contra el omeprazol. Ahora resulta que el omeprazol es malísimo para los huesos y que produce atrofia gástrica y déficit de vitamina B12 y de magnesio. Si nos pusiéramos en ese plan no podríamos recetar nada. Ya hemos dicho antes que todo fármaco es un veneno. No, hombre. Hay gente que necesitará antibióticos, aun sospechando que tiene solo gripe, y hay gente que va a necesitar omeprazol por largas temporadas. No se puede generalizar. Medicina individualizada, relación riesgo-beneficio y coste-beneficio. Esas son las claves.

Llegados a este punto, será ya el momento de hablar de un tema ciertamente polémico: los medicamentos genéricos. En principio, me parece una medida adecuada. Se trata de abaratar costes sin mácula en la calidad intrínseca de los fármacos. Veamos: cuando una patente agota su vigencia legal para un determinado producto este queda libre y puede ser fabricado por cualquier otra empresa o fábrica. Esta otra empresa lo saca al mercado a un menor coste, puesto que no ha tenido necesidad de financiar los gastos de investigación y de inversión que realizó la primera. Las críticas malintencionadas suelen provenir de los intermediarios y los agentes comerciales de la empresa originaria, que ven mermar sus ingresos, lógicamente. No habría que recordarles que durante el tiempo que ha durado la patente —habitualmente, entre quince y veinte años— nadie, sino solo ellos, ha podido comerciar con el producto y que en ese tiempo lo han exprimido de lo lindo. Todos tenemos que comer, que diría el castizo. Una crítica más ácida y refinada alude a la supuesta falta de control de calidad en estas otras empresas «secundarias» ubicadas con frecuencia en países exóticos donde «todo vale» y que, de ser cierta esta falta de control, pondría muy en entredicho la calidad del producto final. Ahí no tengo más respuesta, sino que deberemos fiarnos de la Administración, que, por otra parte, no parece que sea muy de fiar. Es la única pega que le veo. Con todo, estoy por creer que los fármacos genéricos se ven sometidos a más controles que los de marca, precisamente por mor de las denuncias «intencionadas» de las empresas inventoras. El negocio carece de escrúpulos. Con tal de vender, cualquier cosa vale. Por ese lado no me quedo del todo satisfecho, es verdad. No me creo las protestas de algunos pacientes en el sentido de experimentar un menor efecto en los fármacos genéricos. Más bien considero el afecto casi adictivo de muchos de ellos a la marca acostumbrada, hasta cierto punto, lógico.

El gran problema que los médicos detectamos en esta es-trategia de la Administración sanitaria es simple y llanamente el quebradero de cabeza que supone este cambio para las personas mayores, habitualmente polimedicadas. Estos pacientes suelen disponer de su pastillero con las diferentes dosificaciones repartidas a lo largo del día: «Estas tres por la mañana, estas otras tantas al mediodía y estas dos por la noche al acostarme». Y conocen sus medicinas por sus formas y colores: «La amarilla es la de orinar, la azulada es la de la tensión, la roja es la del corazón, la de forma de lengua es la del estómago...». O por el formato de las cajitas donde vienen, los famosos cartones. Y así hasta las diez o doce pastillas que toman diariamente. Si cada vez que van a la farmacia a reponer les dan envases distintos piensan que les están dando gato por liebre. Y eso no es lo peor. Lo peor es que se equivocan, que dejan de tomar algunas o toman otras por partida doble. Esto es algo que vemos a diario en nuestras consultas. Para evitarlo resulta fundamental que todos los que participamos en esto, médicos, farmacéuticos, mancebos, familiares y cuidadores, estemos al tanto y seamos capaces de enseñar a quien no sabe. Demasiado pedir. Pero es obligación de todos.

XIX

Derribando falsos paradigmas

Quiero hablaros ahora de tres paradigmas modernos en lo referente a las prescripciones médicas que requieren de unas someras reflexiones.

EL GASTO MÉDICO

No sabría yo cuantificarlo —doctores ha de tener la Iglesia—, pero en boca de los expertos, una grandísima proporción de todo lo que se gasta en Sanidad es inducido por los médicos. Lógico que así sea. Y de esa ingente cantidad de dinero, la mayor parte se va en medicinas, recetas y pruebas diagnósticas. Eso tiene que ser así. No hay otra. De acuerdo. El problema surge cuando resulta que los médicos —metámonos todos y sálvese quien pueda— no somos conscientes de esta circunstancia, que de nuestro bolígrafo, cual bisturí enloquecido, se origina una verdadera sangría de billetes; y si lo somos, nos da igual, no reparamos. Ejemplos, a patadas: por no enfrentarnos con un paciente determinado o por pura desidia recetamos fármacos innecesarios o incluso inútiles del todo; por novedad o por contagio de otros compañeros nos lanzamos por fármacos nuevos, mucho más publicitados y, desde luego, más caros. Miradme a mí mismo en el caso de mi amiga Paqui. Por no «perder» un tiempo precioso en la consulta solicitamos ecocardiogramas o resonancias o cualquier otra prueba diagnóstica sin apercibirnos de que ya en su historia consta esa prueba realizada solamente dos meses antes. Y la repetimos sin más. Y ni se nos ocurre pensar en el gasto superfluo que estamos generando con esa actitud… Y más adelante tocaremos el tema del gasto en recetas inducido por prebendas de los laboratorios. La receta que renta.

Hasta donde yo sé y conozco, los médicos del sistema público nos estamos convirtiendo en trabajadores por cuenta ajena, asalariados asépticos que acuden a echar su jornada lo más tranquilamente que sea posible; cuanto menos compromiso, cuanta más desafección con el sistema, mucho mejor. No tanto, pero podemos llegar a eso. Creo que en este punto nos hemos equivocado todos, la Administración y nosotros. Una empresa no puede dejar en manos de asalariados, sin más, la mayor parte de su presupuesto. Tiene la obligación de saber controlarlos e implicarlos, de hacerles partícipes de los logros, de que sientan el proyecto como algo propio. Pertenencia.

Un médico implicado y comprometido mide y calcula, ahorra sin necesidad de racanería. Es eficiente. Ya sé que no es fácil, que los médicos somos muy nuestros, con intereses muy dispares, hijos cada uno de nuestros padres… Pero hay que intentarlo. Y nosotros, los médicos… En fin, yo estoy muy defraudado también de nosotros mismos, nos creemos el centro de todo, todo el mundo lo hace mal menos nosotros, desconfiamos sistemáticamente de nuestros gestores, a quienes consideramos médicos mediocres que se sirven de la politiquilla del hospital para medrar. No sé…

LIBERTAD DE PRESCRIPCIÓN

El médico no puede sentirse coartado por nada ni por nadie a la hora de prescribir. Tonterías. Una frase hecha rimbombante. Chorradas. ¿Quién es libre para nada? Todos estamos condicionados. A la hora de prescribir, el médico se encuentra tremendamente influenciado por su rutina, su experiencia, la de sus compañeros, su relación con la dirección del centro y con los laboratorios. Actuamos de manera que parece importarnos bien poco el precio de los medicamentos. Mirad, para que os hagáis una idea: la Clortalidona —fármaco antiguo para tratar la hipertensión— cuesta 2,5 euros una caja con treinta comprimidos, o sea, dos euros y medio al mes; el Valsartán —uno de los antihipertensivos modernos— cuesta entre treinta y treinta y cuatro euros al mes. Y ambos sirven para lo mismo. «Pero, hombre», me diréis, «alguna o mucha diferencia habrá entre ellos, seguramente el más caro será también más potente, más eficaz». Sí, es cierto. El problema es que repartimos Valsartán o similares a todo quisque con hipertensión aun sabiendo que una nada desdeñable proporción de pacientes hipertensos se controlaría perfectamente con Clortalidona u otro fármaco más barato. Pues no, Valsartán que te crio. Es muy fácil disparar con pólvora ajena, solemos decir, ¿verdad? Imaginaros que estos fármacos estuvieran expuestos en los mostradores del Mercadona con sus precios respectivos rotulados al pie. Siendo yo hipertenso y rácano, probaría primero con el más barato, no lo dudéis ni por un momento. Si de verdad miráramos un poquito por nuestra empresa, otro gallo nos cantaría.

Yo quiero para el médico libertad de prescripción, claro que sí. Pero antes que eso debemos estar capacitados, ser honestos y eficientes. Y también libres de eventuales compromisos espurios.

PARA EL PACIENTE, LO QUE HAGA FALTA

En efecto. Pero ¿quién decide eso tan confuso de «lo que haga falta»? Deberían consensuarlo el propio paciente y su médico. Yo tengo la impresión de que hoy en día les hacemos a los pacientes más cosas de las que son estrictamente necesarias. Y esto es seguramente inducido por la medicina defensiva y por la presión social. Todo es posible en medicina, pensamos. Y no es verdad. Hay muchas cosas imposibles. Y, por contra, las expectativas de la gente son insaciables. Y todo cuesta dinero, todo, maldita sea.

En clase, les insistía a los alumnos de Medicina que ante cualquier decisión clínica que hayan de tomar en el futuro con sus pacientes han de plantearse siempre los binomios del beneficio-riesgo y del beneficio-coste. Para el paciente, lo que sea menester, sí, pero teniendo en cuenta siempre que el beneficio esperado de cualquier actuación nuestra sea superior al riesgo al que lo sometemos, no vaya a ser que fuera peor el remedio que la propia enfermedad. Y luego está el tema del coste. Esto es algo que la gente no acepta bien del todo, no nos vamos a poner a mirar el dinero cuando está por medio la salud o la vida de una persona. Pues aun así es necesario mirarlo. En primer lugar, porque lo primero es el paciente, precisamente por eso. Si el beneficio esperado de un acto médico es muy pobre, casi despreciable, posiblemente faltemos a la ética llevándolo a cabo, máxime si entraña algún riesgo serio o si es muy caro. Arriesgar y gastar sin esperar beneficio es tontería, ¿no? Y en segundo lugar porque parece que no hay dinero para todo. ¿O acaso sí que lo hay y lo estamos malversando?

Los cirujanos vasculares están deseosos de poner prótesis. Me consta. Es una de las tareas más fascinantes y agradecidas para ellos. Se trata de salvar vidas de verdad. Si un cirujano se echa atrás a la hora de una de estas intervenciones es por algo gordo. Ha medido la razón beneficio-riesgo y la ha encontrado desfavorable para el paciente. Ni siquiera se ha fijado en el coste, ha considerado que este hombre, allegado mío, tiene noventa años y un enfisema pulmonar y una arterioesclerosis generalizada y mucho riesgo de quedarse frito durante la anestesia o en el postoperatorio inmediato. Y ha pensado con buen criterio que «viva la gallinita con su pepita» hasta que Dios quiera. Para una vez que un médico actúa con sentido, encima no le vamos a poner pegas.

Una paciente mía, muy anciana, con cáncer de páncreas avanzado no debería haber sido tratada con quimioterapia, desde mi punto de vista. La presión familiar pudo más que mis razones. Si aplicamos la razón beneficio-riesgo sabíamos de antemano que el beneficio sería nulo. Lo sabíamos. Tanto con quimio como sin ella, la supervivencia iba a ser de tres meses mal contados. A lo mejor con quimio se alargaba a cuatro. No vale la pena. Quizás sea ya la hora de proclamar que lo primero, el valor más absoluto, no es la vida, sino la vida digna. Y yo no quiero un mes más de vida indigna. Y encima con un tratamiento que me machaca el estómago y cuesta un pastón.

Algunos de estos supuestos podrían evitarse si pudiéramos ser absolutamente francos con nuestros pacientes. Pero entonces nos comportaríamos con crueldad. Y tampoco podemos. Yo no puedo decirle a la mujer del cáncer de páncreas: «Mire usted, Aurora, lo suyo es cosa de tres meses hagamos lo que hagamos. Arregle usted sus asuntos particulares y domésticos, póngase en paz con Dios y con las criaturas y prepárese». Entonces, la mujer hubiese rechazado la quimio, ¿no creéis? A mí me gustaría que, llegado el caso, me lo dijeran así. Pero reconozco que nuestra sociedad no está preparada para esta crudeza.

Hoy, por tanto, no me meto con los políticos. Critico a los médicos. Tenemos mucho que mejorar. Nosotros que tanto rajamos de una Administración castrante no queremos darnos cuenta de que con nuestra actitud y nuestra desafección estamos mordisqueando continuamente la hasta ahora generosa mano que, pese a todo, nos sigue dando de comer. Y no aprendemos, oye.

XX

Médicos e industria

Por último, desearía hablaros, siquiera un poco, de las opacas relaciones habidas entre los médicos y la industria farmacéutica. Es un tema tan complejo que daría para un libro entero. Expongo aquí mi punto de vista después de treinta y siete años de oficio, y a sabiendas de que, afortunadamente, la cosa ha cambiado mucho en los últimos años para mejor.

En puridad, el médico no necesita ninguna relación profesional con la industria farmacéutica. No somos comerciantes que precisemos de la información y consejos de nuestros proveedores. El carnicero, el pescadero o el dueño de una tienda de tejidos, sí. Nosotros, no. Si creemos que nuestro paciente precisa de tal tratamiento lo prescribimos por su nombre científico (principio activo) y ya está. La Administración sanitaria acordará con las farmacéuticas los nombres comerciales mediante los cuales se dispensará al público. Mira tú qué bien. Pero resulta que desde que el mundo es mundo el demonio no descansa y no para de trajinar cómo malmeter en cualquier asunto de los humanos. Para buscar nuestra perdición, claro está. Para eso es el Maligno. Y como el negocio es el negocio y la pela es la pela, la industria farmacéutica no se ha quedado de brazos cruzados y ha untado a quien haya hecho falta para promover sus ganancias. No hablamos de simplezas. En Estados Unidos las farmacéuticas son la segunda industria después de la armamentística. Son un *lobby* poderosísimo. Y no van a dejarse llevar así como así.

No entraré, porque no lo conozco en profundidad, en los pormenores y enredos entre Administración sanitaria e industria farmacéutica. Es de suponer que entre ambas instituciones habrá sus enjuagues oportunos a la hora de admitir un fármaco nuevo en la financiación de la Seguridad Social. Cada parte se llevará su parte, es de suponer siendo, como somos, tan mal pensados. Sí conozco de primera mano las relaciones entre médicos y agentes comerciales de la industria. Y de esto os hablaré.

Yo, pecador, me confieso ante ustedes. Muchos médicos de mi edad nos hemos corrompido en mayor o menor medida, durante un periodo menor o mayor de tiempo, ante la industria farmacéutica. ¡*Joer*, nos lo ponían a huevo! Siendo, como digo, los agentes comerciales totalmente prescindibles en nuestro quehacer, puedo aceptar que cumplen con su trabajo —y muy convincentemente, todo sea dicho—; que en bastantes ocasiones nos ofrecen las primicias de los nuevos fármacos antes incluso de su comercialización, cosa de agradecer; y que la mayoría está muy bien preparada en temas de farmacopea. Pero hasta ahí, ya está. De ahí no deberíamos haber pasado. Ni ellos ni nosotros. Te informan, tú escuchas, te interesas y luego por la tarde estudias el asunto en tu casa y sacas las conclusiones que debas. Sin embargo, la cosa no ha sido nunca así. Los agentes comerciales no solo te informan, te estimulan, te animan, te incentivan al uso de sus productos. Y no solo con argumentos científicos. Ni siquiera en el ejercicio privado debería el médico dejarse engatusar por las golosas tentaciones de la industria, puesto que siempre deberá buscar la opción que ofrezca una mejor relación coste-beneficio, teniendo como objeto prioritario el bien del paciente. Mucho menos en el ejercicio público, donde el coste farmacéutico carga sobre las espaldas de todos.

En este espinoso asunto yo he pasado por varias etapas.

De residente uno vive en una nube, todo te parece extraordinariamente bonito, te estás formando en el sitio que tú mismo has elegido, en la especialidad siempre soñada, rodeado y amparado por médicos a quienes admiras y emulas. Cuando un agente comercial te invita a una cena compartida con tus jefes y compañeros sientes que ya empiezas a ser uno más del servicio, te consideras alguien, la cosa va bien. Ni se te pasa por la tela del pensamiento que hayas iniciado tan pronto la senda de la corruptela. Y ya el no va más es cuando te invitan por primera vez a un congreso médico internacional. ¡En el extranjero! ¡Y con tu mujer! Hoy en día puede parecer algo habitual para la gente nueva, digo lo de los viajes y los vuelos, pero en 1981 era una cosa extraordinaria. Al menos para mí, que no había salido de Andalucía nada más que cuando fui a Madrid a escoger plaza de MIR y cuando hice mis primeros meses de mili en Marines, un pueblecito cercano a Valencia.

Nos llevaron a Estambul, nos alojaron en el Sheraton, un hotelazo de cinco estrellas; entonces no había lo de las pulseritas, pero daba igual, íbamos a gastos pagados… Un sueño. La luna de miel que mi mujer y yo nunca tuvimos. Después vendrían otros congresos: Praga, París, Viena, posiblemente uno por año. De residente, al menos yo, uno no es consciente de la repercusión futura de estos hechos, unos hechos que uno ve como normales, puesto que es normal lo que hace todo el mundo a tu alrededor.

La segunda fase quizás haya sido la más peligrosa. Ya de médico adjunto tú crees que lo controlas todo. A ti, precisamente a ti, no te la van a dar con queso. Te siguen regalando cenas y congresos, te invitan a participar como ponente en mesas y reuniones, te proponen charlas y conferencias presenciales o por videoconferencias… Todo ello bastante bien remunerado, todo sea dicho. Y tú, inocente de ti, lo haces y lo cobras. Bueno, tampoco penséis que era un potosí; el año que más he cobrado yo en metálico por parte de la industria fueron 4 000 euros. Pero me *jarté* de kilómetros visitando centros de salud de todo el Distrito Sur de Sevilla para dar charlas a los médicos de primaria. Y piensas que peor para la industria porque nada de eso va a ser capaz de modificar tu conducta terapéutica, que ni el dinero ni los regalos van a hacer ninguna mella en ti, tú eres inmune a la propaganda y a los incentivos, tú vas a seguir recetando aquello que creas más conveniente para tus pacientes. Y te lo crees de verdad. Te crees que tu mano va a recetar captopril en vez de capotén, pero cuando acuerdas, como por arte de magia, te sorprende tu boli escribiendo *capotén*. Él solito. Primero fue la guerra entre las marcas, y ahora, entre marcas y genéricos. Uno cree que controla, pero los que controlan de verdad son ellos, los comerciales y sus empresas.

Un tercer estadio te pilla en esa etapa de tu vida profesional en que piensas que tu empresa no mira por ti, no es que te maltrate, simplemente eres una pieza más, un peón cualificado que fustigado por su vocación se deja el pellejo sin necesidad de ningún otro incentivo. A medida que vas cumpliendo años y esperas trabajar más relajadamente ves que no, que de eso nada. «*Contri* más, más», dicen los granadinos. Y llegas a creer que la empresa está contra ti y que solo te comprende la industria. Con sus detalles y sus aportaciones puntuales los agentes comerciales te compensan de los supuestos agravios de tu empresa tan desagradecida. Es la fase de la justificación. Nuestra empresa no nos mima, no nos quiere, no mira por nuestra formación, solo le interesan el ahorro y la cicatería, qué más quisiéramos que fuera tan mirada con nosotros como lo es la industria, parece mentira que entregue la formación de sus profesionales en manos ajenas...

En este punto es obligado el agradecimiento a mi colega y amigo Antonio Pintor, un compañero de facultad, un compañero de fatigas en nuestro primer año de oficio, un amigo entrañable a quien quiero tiernamente. Antonio me abrió los ojos hace ya muchos años. Experto en neurociencia y conducta, y pionero en la puesta en práctica del programa del «uso racional del medicamento», me hizo comprender todo el tinglado de la industria que sabe perfectamente a lo que juega, que conoce los distintos perfiles de los profesionales sanitarios a los que visita y que se ha preocupado de estudiar las bases neurofisiológicas que rigen la conducta de los humanos. La industria ha debido estudiar las obras de Dan Ariely y, por tanto, es conocedora de lo universal de la deshonestidad humana. Y se aprovecha bien de ello. Durante años, más de los que uno quisiera, he sido deshonesto con mi empresa y con ustedes. No tanto como para no poder mirarme en el espejo, no. Porque ese umbral a partir del cual uno tiene conciencia de corrupto es muy variable de una persona a otra. Gracias a mi amigo Antonio hace ya muchos años que me he convertido, he pasado a ser lo que en jerga de los agentes comerciales se denomina como un «pluma seca». Así nos llamaban a los médicos «poco prescriptores».

Estas cosas, no obstante, se pusieron un poco más serias hace ya unos años, con una nueva ley de la Administración sanitaria y farmacéutica que regula las relaciones profesionales entre médicos e industria con mucha más transparencia. Era necesario. Ello explica, en parte, la visión, muy distinta a la mía, que tiene sobre este asunto mi hermano menor, internista también como yo, a quien le ha tocado vivir en este nuevo tiempo. Esto es lo que me escribe al respecto:

Con respecto a la industria farmacéutica, estoy muy en desacuerdo con tu postura tan negativa, yo diría que muy influenciada por esa visión muy extendida y conspiranoica de que son el origen de todos los males (como Florentino). Mi visión, y llevo también ya unos años en esto, es todo lo contrario. Gracias a la industria he tenido una formación que nunca me hubiera dado el hospital y, por qué no decirlo, he conocido a expertos internacionales de primera línea que, sin duda, me han hecho mejorar, la mayoría de las veces por tener la certeza de estar haciendo las cosas al menos como ellos las hacen. Y gracias a ella y a estos congresos internacionales he tenido la oportunidad de viajar —y mejorar mi inglés—. Y que tengo que asegurarte que en ningún momento me he sentido mal con mi conciencia, y nunca he tenido la impresión de estar corrompido por sus prebendas, nunca. Por ejemplo, mis viajes al ACR americano financiados por los laboratorios de biológicos. En el hospital disponíamos de Enbrel, Remicade y Humira. ¿En qué perjudicaba yo al hospital o a los pacientes indicando uno de ellos, el que me hubiera financiado el congreso? Los tres, igual de precio y mismas indicaciones. La industria es una empresa privada e invierte en formación evidentemente a cambio de que el médico prescriba sus productos. Pero, sinceramente, no he visto *corrupción en estas prácticas, siempre que no se perjudique al paciente ni al sistema público. En los congresos actuales de ETV, ¿dónde está el problema en recetar Clexane, Hibor o Innohep, las tres heparinas disponibles, con las mismas indicaciones y precios? O con el boom del actual tratamiento para la diabetes, ¿dónde está la corruptela en recetar la Dapagliflozina en vez de Empa o Kanagliflozina, las tres con igual precio y misma indicación? Yo no veo el problema en ninguna parte, son empresas privadas que tienen que vender sus productos. No hagas como el famoso reportaje del Évole sobre este tema: escoger una pequeña parte de la verdad e hipertrofiarla como si fuera la generalidad.*

Y, por otra parte, a mí me gusta ver el lado positivo de la industria, que es mucho. Si no fuese por ella, ¿quién sacaría nuevos fármacos al mercado?, ¿quién haría los ensayos clínicos?, ¿quién desarrollaría nuevos stents?, ¿quién las nuevas técnicas de imagen?, ¿las Universidades?, ¿los hospitales?

Te recuerdo la reciente experiencia con las vacunas del CO-VID. Gracias a Astra, Pfeizer y Janssen tuvimos vacunas en un año, un éxito descomunal que ningún organismo público a día de hoy hubiera conseguido.

Creo fundamental la colaboración de la industria con la sanidad pública, dentro de unos cauces de ética y seriedad.

En efecto, la industria farmacéutica es muy necesaria y nos ha proporcionado a todos el gran beneficio de tantos logros para nuestra salud. Nada que objetar. Yo he vivido otra época, un tiempo en que, a diferencia de lo que ocurre hoy, los fármacos de la misma familia podían tener unos precios muy dispares, muy diferentes. Un tiempo en que no había límites en las dádivas a los médicos y a sus esposas por parte de los laboratorios. Un tiempo en que algún que otro representante farmacéutico te ofrecía dinero en metálico, un televisor y hasta amueblarte el piso de la playa. Por ello, se ha hecho del todo imprescindible esta nueva regulación entre la Administración sanitaria y la industria farmacéutica.

Unas palabras, ahora, para hablaros de los congresos médicos. Bueno, de cómo veo yo ahora este tema. Desde luego, somos ya legión los médicos que pensamos que los congresos se han sobredimensionado muy mucho. Aparte de ser el escaparate ideal donde la industria se pavonea y exhibe, los congresos médicos, me temo, sirven más a las relaciones sociales y al postureo que a la ciencia médica propiamente dicha. Esto no es ningún dogma, por supuesto que no; es mi visión particular de lo que yo he experimentado. Hace años que no asisto a ninguno, más que nada por pereza, es la verdad. Con la edad, uno pierde las ganas de tanto viaje, trajín, comida y cama extrañas. Y luego que, al menos en mis tiempos, cualquier novedad que un congreso médico pueda aportar ya está de antemano publicada en nuestras revistas o se publicará en los siguientes meses. Y en la actualidad, más a mi favor: disponemos de varios sistemas de formación continuada en formato *online* que son realmente la releche. Uptodate y CKS (Clinical Knowlegement System), por ejemplo. Y aquel médico investigador que realmente sienta la vocación de comunicar sus logros a la comunidad profesional, cosa verdaderamente deseable y loable, no ha de necesitar hacerlo en lugares lujosos ni muy caros.

Coincido plenamente con los postulados de la doctora Lalanda en el sentido de poner una serie de límites a los congresos médicos. Límites en su número, desproporcionado. Límites a sus precios, desorbitados, fuera de mercado. Límites a sus componentes, tanto organizadores, ponentes como público médico en general. Mi amigo Jaime ha sido por muchos años inspector de magisterio y, en los más recientes, asesor de una inspectora general de Andalucía. Por él sé de la relativa austeridad de sus congresos. No es que se vayan a dormir debajo de un puente o se alojen en albergues juveniles, no; simple y sencillamente lo organizan en hoteles decentes, no necesariamente de cinco estrellas, o en salones que se alquilan *ad hoc*; comen en restaurantes normalitos, los que les pillan más cercanos al lugar del evento, y pagan de su bolsillo, aunque más tarde la empresa les reembolse los gastos. Me gustaría saber cuántos médicos asistirían a los congresos en esas condiciones. Pero ya os lo aseguro: muy poquitos, contados; los científicos de verdad.

XXI

«*Ca* uno es *ca* uno»: medicina individualizada

… lo bueno es reflexionar sobre nuestra actitud, nuestros valores y nuestro estilo de práctica clínica y adecuarlos no a nuestro interés, sino al del paciente, buscando la ayuda más efectiva y afectiva posible, basada no solo en la información, sino en la comunicación, en el diálogo y la deliberación conjunta…

Siendo más joven, en mis primeros años de médico con plaza, me encontraba tan sobrado de conocimientos y de oficio que pensaba que ya nada de lo que viera en mis pacientes me sorprendería. Como si ya lo supiera todo, lo habido y lo por venir. Es posible que la experiencia consista solamente en la conducta reiterativa de los mismos errores, puede que sí o puede que no. Pero desde luego, en mi caso y en este aspecto concreto, he rectificado hace ya mucho. Cada día puedo verme sorprendido por cualquiera de mis pacientes.

R. C. S. es una mujer de sesenta y dos años a quien diagnostiqué en su día de metástasis óseas diseminadas de un tumor de origen desconocido. Esto no es ninguna cosa rara en medicina, más bien es frecuente. En ocasiones no encontramos nunca el tumor primitivo por más TAC o resonancias que hagamos. Lo más común, sin embargo, es que demos con él. Siendo ella mujer y siendo las metástasis en los huesos, lo normal es empezar por las mamas.

—A ver, descúbrete el pecho.

—¿Para qué?

—Mujer, ¿para qué va a ser? Para auscultarte y para verte las mamas.

—Ni hablar —responde rotunda.

—¿Y eso?

—Eso es que soy viuda desde hace doce años.

—¿Y qué?

—Pues eso, que nada, que no le enseño yo a usted mi pecho.

—Por Dios bendito, mujer, no te hacía yo tan antigua.

—*Pa* que vea usted…

Viene acompañada por una hermana que, encima, es enfermera. Y le pido ayuda para que interceda.

—Venga ya, hermana, si queremos que el doctor te ayude tendrás que hacerle caso, ¿no?

—Puede mirar y toquetear todo lo que quiera, menos el pecho.

Entonces, ahora sí que la experiencia es un grado, ya me huelo gato encerrado. Esta mujer esconde algo que no quiere que sea descubierto. Y ese algo está en su pecho. Y, claro, no va a ser un escapulario de la Virgen del Carmen.

—De acuerdo, no me enseñes el pecho. Pero al menos dime desde cuándo tienes ahí algo que no quieres decir, ni que nadie te lo vea.

Se me queda mirando fijamente, como diciéndose a sí misma: «¿Cómo coño ha averiguado este lo mío?».

—Pues… unos diez años.

La hermana no se lo puede creer.

—¡Que llevas diez años con algo en el pecho y no has dicho nada! ¡Esto es increíble!

Y ahora, como quien no quiere la cosa, esta mujer suelta por su boca una sentencia senequista que no sé si interpretar como sabia o como estúpida:

—Si llego a decir algo cuando me lo noté, empezáis los médicos conmigo y seguro que ya estaría muerta.

—Puede que sí, pero también puede que no.

—Lo cierto y seguro —se pone la mujer con una frialdad pasmosa— es que estoy aquí, vivita y coleando. —Y prosigue—: Si he aguantado diez años, ¿por qué no lo voy a hacer otros diez años más?

—¿Qué hacemos, entonces?

—Nada, ya se lo he dicho. No pienso someterme a pruebas ni biopsias, ni por supuesto a intervenciones, ni siquiera a quedarme ingresada. Usted me cae bien, en serio, pero creo que no voy a venir más a la consulta.

—Pero, mujer, te estás sentenciando tú solita.

—¿Y qué? Cuando me toque iré al hoyo, como todo quisqui.

Es una mujer joven, solo sesenta y dos años. Uno está dispuesto a poner a su disposición toda la tecnología médica actual, y cree que la mujer está muy equivocada. En la situación actual de su tumor diseminado, pero solo en el esqueleto, quizás un tratamiento hormonal y/o de quimio pudiera ser suficiente. Sin embargo, no hay manera de convencerla. El derecho de autonomía del paciente nos obliga éticamente a respetar cualquier decisión tomada por el mismo en condiciones de lucidez mental, como es este caso. Y uno se queda frustrado e impotente hilvanando posibles estrategias de actuación futura que pudieran retomar esta decisión tan drástica. No todo en la consulta son risas ni palmaditas en la espalda.

Por otra parte, los médicos somos muy dados a considerar nuestro criterio como el único válido, nosotros somos los que sabemos de esto, solemos decir. Y no es así del todo. Nuestra actividad consiste precisamente en una interacción entre dos personas, la relación siempre habrá de ser asimétrica, con el médico como consejero y el paciente como receptor, que no sujeto pasivo. El paciente tiene su propia forma de entender su vida, su enfermedad, su entorno, tiene sus creencias, su fe, su miedo, sus fobias. Una vez informado, bien informado por el médico, tiene libertad para decidir. Y por mucho que en este caso yo crea, de verdad, que esta mujer se equivoca, no sabremos nunca a ciencia cierta si lo suyo es tozudez o sabiduría.

Desde mi punto de vista, en este tema andamos bastante verdes la mayoría de los médicos. Los viejos, porque hemos aprendido otros paradigmas, otras categorías de valores en la relación médico-paciente, valores que tenían que ver más que nada con la autoridad moral, la sabiduría médica y el paternalismo. Los jóvenes, porque han aprendido de sus maestros estos antiguos paradigmas. No hay criatura que mimetice más y mejor a su mentor que un residente de medicina.

Ni siquiera la gente acaba de asumir esto de la autonomía del paciente. Muchas personas aún prefieren desligarse de decisiones difíciles que les van a afectar a ellos mismos o a sus allegados. «Lo que usted diga, doctor, que es el que sabe de esto».

Por supuesto que yo, como médico —y creo que a la mayoría de nosotros nos sucede igual—, me encuentro mucho más cómodo con la opción paternalista. Paciente y familiares delegan en mí entregándome su voluntad para todo aquello que tenga que ver con su salud. Esa señal de confianza plena te obliga aún más, si cabe, a actuar de manera impecable. «Doctor, hágase usted cargo de que el enfermo fuera su padre». Esta petición suplicante de entrega absoluta, que a algunos médicos les parece inoportuna y mendicante, a mí me ha resultado siempre la mar de adecuada, la más pertinente de las razones. Uno siempre va a querer lo mejor para su padre. Pues lo mismo para sus pacientes. Y ya empezamos con los problemas, porque en medicina lo mejor para un paciente no coincide siempre con lo mejor para otros, ni siquiera con lo mejor para esa enfermedad concreta que aqueja, que lo mejor no es un concepto absoluto, que cada individuo tiene su propia escala de bondades y de calidades. Ahí está la cuestión. *That's the question*: conocer al paciente hasta en esos detalles tan personales e íntimos que pocas veces entramos en ellos.

Concretemos: autonomía del paciente significa individualizar el trato y manejo de su enfermedad conforme a la ciencia médica, sí, pero conforme también a su propia personalidad, a sus valores, teniendo siempre en cuenta la posición del mismo en cuanto al sentido de la vida, sus prioridades vitales, sus sentimientos, sus miedos y angustias, sus creencias y hasta sus gustos y aficiones. A ver cómo cocinamos todo eso. En definitiva, el paciente no es objeto de nuestro trabajo, sino sujeto que interactúa con nosotros, que se entera, que se interesa, que opina y que, en definitiva, tiene la última palabra.

Como iremos viendo, la autonomía del paciente se enfrenta a dos «pequeños» problemas: el propio médico y la propia familia.

Asuntos menores de esta materia son vividos por nosotros, los médicos, en el día a día, y los solventamos sin más. La jovencita recatada —aún las hay— que no se deja explorar las ingles, donde dice tener un bultito; la anciana rebelde que no permite que se le toquen las mamas y, mucho menos, sus partes («ahí no se asoma más que mi marido»); el hombretón de campo que se echa a temblar cuando nos ve ponernos los guantes de látex… Inconvenientes menores que nos provocan la sonrisa y para los que siempre encontramos alguna solución sobre la marcha. Existen, ahora sí, otros conflictos de mucho mayor calado.

El ejemplo que primero os saltará a la vista será, sin duda, la cuestión con que nos enfrentamos los médicos cuando tenemos que atender a un paciente testigo de Jehová. Cierto. Quizás sea ese el escenario más conocido por culpa de la exposición mediática. Para los médicos es un verdadero quebranto no poder actuar según *art medica* con estos pacientes en determinadas circunstancias de vital trascendencia, por ejemplo, a la hora de una transfusión sanguínea médicamente aconsejable o incluso imprescindible. Hay ocasiones en que incluso es necesario acudir a la mediación de la justicia. Afortunadamente, yo no he vivido directamente bajo mi responsabilidad ningún caso de estos. Mejor. Estos de los testigos de Jehová son ejemplos extremos. Pero nuestra práctica clínica, en el día a día, está salpicada de otros casos menores que nos pasan del todo desapercibidos.

Mi paciente Cati es una mujer madura, aún en edad de merecer, que tiene una enfermedad muy infrecuente, en la que yo tengo experiencia y que, además, a ella le afecta casi únicamente en las mamas, la teta derecha. Al principio, la vieron los cirujanos y los ginecólogos pensando que se trataría de un tumor mamario. Pero las repetidas biopsias lo negaron y pusieron en evidencia esta enfermedad de la que os hablo: una forma de vasculitis necrotizante, una panarteritis nodosa localizada en el tejido mamario. La panarteritis nodosa sistémica es una enfermedad grave, fatal si no se trata, pero curable con tratamiento. Sin embargo, las formas localizadas tienen un buen pronóstico, de manera que en muchas ocasiones no las tratamos. En el caso de Catalina, la enfermedad no iba a ser mortal, no; pero le hacía tener una teta enorme, casi monstruosa. Usaba sus sujetadores de su talla de siempre y así la mantenía apretujada para disimularla. Siendo aún una mujer expuesta a la vista de la gente, le recomendé el tratamiento propio de esta enfermedad, no por necesidad vital, sino por razones estéticas y de autoestima. Se negó. Cada vez que venía a revisión yo le proponía el tratamiento, y cada vez ella lo rechazaba. Le daba miedo someterse a una «quimioterapia», aunque fuese «suave». Y siempre he respetado su decisión. En este caso, para mí la cosa no ha sido complicada. Al fin y al cabo, mi propuesta no era de significado vital, justo también reconocer que el tratamiento, aunque solo fuese por un año, tiene un riesgo no despreciable de producir inmunodeficiencias, infecciones y esterilidad. Así que sin problemas.

Distinto fue el caso de mi amigo Palanco, maestro de escuela y una bellísima persona. Si algún defecto hubiera que rebuscársele sería el de testarudo. Devoto irredento de la medicina homeopática, se negó en redondo a recibir quimioterapia para su recién operado cáncer de pulmón. Su familia, sus amigos y yo, su médico de confianza, nos vimos obligados a lidiar con un problema peliagudo. Y yo, más que nadie.

No deja de ser curiosa la relación médica con mis amigos de Sevilla. Todos ellos son «homeopáticos», alternativos. Y me he quejado de ello, de broma, en muchas ocasiones. Inevitable a nuestra edad el tema médico, en nuestras reuniones y comidas toman siempre protagonismo los alegatos de Mercedes sobre las bondades del ajo, los espárragos, la cúrcuma, la kombucha, el jengibre o la cáscara de limón congelada, todo ello, junto o por separado, el no va más para la eterna juventud. Hasta que llega un problema de verdad, una cosa seria. Entonces, sí, todos a mí.

Para ellos, esposa, hijos y amigos de Palanco, había que «obligarlo como fuera» a someterse a la quimio. Por lo civil o por lo penal. Para mí, la cosa era más complicada. El Palanco es una persona de un corazón tierno y enorme y de una mente lúcida y organizada. Yo diría incluso que más cerebral que emocional. Tenía entonces claro como el agua que no quería quimio, ni en pintura. Que eso iba contra sus deseos y contra su pensamiento de siempre. Aceptar la quimio, para él, suponía una traición a sus ideas, una sumisión a su peor enemigo, la industria farmacéutica, culmen de la maldad y del engaño, el negocio por encima de cualquier otra consideración. Una rendición. Una cosa así como el «antes morir que pecar» de san Estanislao de Koffka.

¿Hasta dónde respetar la autonomía del paciente? Si hablamos, como es el caso, de una persona en todas sus luces, hasta las últimas consecuencias. ¿Y es legal y legítimo permitirle una decisión tan perjudicial para él que le acorte la vida? Las cosas no son tan sencillas si queremos, de verdad, respetar la voluntad del paciente. El tumor de mi amigo se encontraba en un estadio

III B, es decir, bastante avanzado. Y él lo sabía. «Yo tengo fecha de caducidad, lo sé; cuando tenga que llegar, llegará». Aparcados en este punto, llegué a plantearme la legitimidad de forzar su voluntad. Para la gente, sí; para familiares y amigos, claro que sí, todo lo que haga falta. ¿Pero qué garantías reales teníamos sobre la efectividad de la quimio? Garantías, ninguna, solamente probabilidades estadísticas. Algo es algo. Por otra parte, el tratamiento quimioterápico no es inocuo, puede conllevar efectos secundarios muy severos, incluida la muerte. No estamos hablando de tomar antibióticos u omeprazol. Mi conciencia médica apeló a la vida digna como valor supremo por encima de cualquier otra consideración, incluso por encima del deseo y convicción del paciente. En casos como este es casi imposible mantenerse en la línea del respeto inamovible a la voluntad del enfermo. Es el conflicto gordiano entre el principio de autonomía y el de beneficencia. De manera que le organizamos una encerrona: una cena de verano en la piscina de mi casa, algo, por otra parte, tan habitual que a él no le sorprendiera. Y allí, en mi porche, bien comidos, relajados y remojados, lo afligimos a preguntas, lo abrumamos con nuestras razones, lo acosamos, lo sometimos.

No es algo de lo que yo esté especialmente orgulloso. Los médicos, cuando nos interesa, sabemos utilizar muy bien las medias verdades para inducir el sí o el no en nuestros pacientes. No estoy seguro de la bondad ética de estas prácticas. Le mostré artículos y estadísticas: sin quimio, la supervivencia media de los pacientes similares a él era de seis meses; con quimio, dos años. Visto así, la elección parece clara. Y, de hecho, lo es; creo que es lo correcto. Pero cuando un médico actúa de tan buena fe tiende a creer que no existe otra verdad que la suya. Y hay otras verdades, la verdad del paciente, por ejemplo. O la verdad que se oculta en la letra pequeña de las estadísticas: hemos hablado de supervivencia media, sí, pero no de las desviaciones de la media, que siempre hay casos que sin quimio sobreviven más tiempo y con mejor calidad de vida que otros con quimio. Y Palanco podría haber sido uno de ellos... No se piensa en eso. A todos nos parece inaceptable renunciar, así porque sí, como por capricho, a una posibilidad real de mejorar la supervivencia, de alargar la vida, nuestro don más preciado. Y lo convencimos.

Han pasado ya doce años desde entonces. Mi amigo sigue vivito y coleando. Y ahora es muy fácil atribuir el éxito a aquella decisión tan difícil de extraer. ¿Quién sabe qué hubiera pasado de haber seguido obstinado en el no? Tenemos los humanos una gran facilidad para entender las cosas que nos pasan por una relación lineal de causa-efecto: quimio = supervivencia. Es muy nuestro ese pensamiento, aunque no siempre sea tan así. Palanco sigue creyendo en la homeopatía —que nunca abandona— como principal responsable de su buena evolución.

Por otra parte, está la familia. La experiencia acumulada en tantos años de hospital me enseña que en los momentos de decisiones críticas de actuaciones sobre determinados pacientes tienen más peso el miedo y la inseguridad de los familiares directos que la propia voluntad del paciente.

Lo habitual es que un enfermo en fase muy avanzada de su enfermedad se rinda, se deje ir y no quiera más molestias ni exploraciones. Por el contrario, suelen ser los familiares quienes se agarren a un clavo ardiendo, a la última resonancia, a la postrera intervención agónica («todo lo que haga falta»), cuando en muchas ocasiones lo que realmente hace falta es dejar morir en paz al enfermo. Al familiar doliente le cuesta un mundo aceptar que se ha llegado al final, que ya nada se puede hacer. Es un sentimiento muy humano, lo reconozco y lo respeto. Por muy claro que esté redactado el testamento vital (no he visto ni uno solo en toda mi vida de médico), por explícita que hubiera sido en su día la voluntad del enfermo, referida verbalmente a sus cercanos sobre eventuales actuaciones críticas al final de sus días, los familiares dudarán. Y el médico, también humano, no se va a enfrascar en discusiones, es la verdad. El diálogo sosegado y tranquilo puede dar salida a muchas de estas difíciles situaciones.

Yo, la verdad sea dicha, acerca de esta teoría de la autonomía del paciente, soy creyente, pero no practicante del todo. Como tantos católicos con su fe. Partiendo de las bases necesarias de la buena intención y de la búsqueda del bien del paciente como principales guías de actuación (principio de beneficencia), es muy complicado para un médico no tratar de «imponer» su criterio. Como he dicho antes, los médicos sabemos utilizar muy bien las argucias necesarias con medias verdades o con mentirijillas «inocentes» para convencer a los pacientes reacios. Una vez atraídos a nuestra causa, ya todo lo demás es coser y cantar. Con la única finalidad de cubrirnos las espaldas, nosotros mismos y la Administración sanitaria, se ha inventado todo el papeleo que justifique y legitime aquel acuerdo conseguido en el diálogo de la consulta: el famoso consentimiento informado. Cartapacio de papeles que nadie es capaz de leer —y mejor que sea así— y que es obligatorio firmar por parte del paciente o de su representante legal antes de cualquier prueba agresiva o de cualquier intervención. Por si las moscas.

No me cansaré de insistir en el valor del diálogo. La práctica médica consiste en la relación de dos individuos que deben interactuar: uno demanda ayuda y el otro propone una estrategia. He ahí la piedra angular del acto médico. La mayor parte de la ayuda que un médico proporciona a su paciente es mediante la palabra. Es la herramienta nuclear, el vehículo imprescindible mediante el cual el médico conoce y acepta los valores y la idiosincrasia de cada paciente, y el medio por el cual este conoce los entresijos de su enfermedad y la propuesta bienintencionada de su médico. Cuando existe el diálogo, me atrevería a decir que casi siempre se produce el entendimiento. Expresiones decepcionantes de la gente diciendo «ni me ha mirado», «ni siquiera ha levantado la vista de los papeles», «ni ha abierto el pico», «ni ha dicho esta boca es mía» y otras similares me producen sonrojo y sentimiento de vergüenza ajena. Yo he sido un gran conversador en la consulta y en la planta de hospitalización, y es una de las cosas de las que más satisfecho me he sentido. Mis bromas y mis chistes con los pacientes son tema de admiración entre mis compañeros y mis residentes.

En la era del paternalismo médico, en la que yo me he criado, la negativa de un paciente a seguir al dedillo las indicaciones facultativas era motivo suficiente de exención de responsabilidad y de seguimiento por parte de este. Ahora eso es impensable. Y me parece bien. No puede ser que o jugamos a lo que yo quiero, o rompemos la baraja. No. Esta parte sí me parece más realizable. Tras la negativa de un paciente a una determinada exploración no lo dejamos tirado («allá usted»), sino que buscamos otras alternativas aceptables para el enfermo. En esto, comulgo y practico.

El escenario más habitual sigue siendo, no obstante todo esto, que el médico propone y el paciente acepta sin más, confiado y entregado. En algunas otras ocasiones, el paciente y los familiares se lo piensan, consultan con algún personal sanitario de la familia o con Google, y finalmente deciden. Más infrecuente aún, que se nieguen en redondo.

La otra cara de esta cuestión se presenta cuando es el paciente, y no el médico, quien propone. Damos por hecho que la autoridad moral y competente para las cosas de la salud es cosa del médico en exclusiva. Eso era antes. Ahora el paciente puede estar informado mediante Google, sus amigos y conocidos o, incluso, algún familiar cercano que sea del oficio. Es verdad que información no equivale a conocimiento; es cierto que la mejor garantía debe seguir siendo nuestro médico, pero tengo claro que cada vez más los pacientes tendrán cosas que proponernos, y nosotros, la obligación de escucharlos. Porque nosotros, los médicos, dominamos la parte científica y técnica de los problemas relacionados con la salud, pero ellos, los usuarios, conocen mucho mejor sus ideas y preferencias. Muy lejos de aquel prurito de saberse el más listo de la clase y de la prepotencia concedida por el conocimiento en la materia, el médico ha de saber hoy revestirse de humildad, escuchar y comprender que no existe ya el pensamiento único. Y mucho más cuando somos conscientes de los límites reales de nuestro conocimiento y de nuestras actuaciones.

Un día, una paciente me propuso algo insólito. Estaba aburrida de tanto dolor de espalda y de coyunturas. La tenía diagnosticada de fibromialgia, ese mal de mujeres jóvenes a quienes casi nadie cree, y ya había probado con demasiado arsenal de antiinflamatorios y analgésicos, incluso con derivados mórficos, sin respuesta notable. Ese día entró en la consulta con mucho más vigor y alegría de lo acostumbrado. «¿Qué te pasa?, ¿por fin hemos dado con la tecla?», le pregunté esperanzado. «Vaya que sí», me contestó, «pero no se haga ilusiones, doctor, no ha sido con nada de lo suyo». Y me contó con todo el desparpajo que llevaba más de un mes tomando unas infusiones diarias de marihuana. ¿Que qué hice yo? Que siguiera con ellas. Y tan contentos.

Como he dicho más arriba, casi todos mis amigos de Sevilla son seguidores más o menos aferrados de la homeopatía. Mi formación y mi experiencia en la medicina tradicional, la alopática, la buena (ja, ja), no casan bien del todo con esta otra manera de entender y practicar la medicina. He comprobado, sin embargo, mucha más fe en estos remedios entre los acólitos de la homeopatía que la que muestra la gente, en general, por los fármacos convencionales. Quizás ahí pueda residir el hecho de los éxitos atribuidos: en el efecto placebo. Pudiera ser. Lo que yo creo, a tenor de lo visto en mis amigos, es que la medicina homeopática «sirve» para tratar procesos corrientes y banales, como resfriados, faringitis, artralgias y mialgias… Y cosas parecidas. Y, sin embargo, nunca he intentado convencer a un creyente de dejar de serlo. Porque la gran mayoría de remedios son inofensivos —no todos—, y porque todo acto médico, en sí mismo, ya es terapéutico, sea este homeopático u alopático. Y porque todo tratamiento indicado por un médico, o por otra persona en la que el paciente deposite su fe, ejerce un efecto positivo conocido como efecto placebo. Y, desde luego, esto es igual de válido para la medicina tradicional. Para mi forma de ver, el problema principal de la medicina homeopática es que sus tratamientos no están refrendados por estudios clínicos que los avalen, no son productos de un método científico. Son elaboraciones empíricas muy al estilo de formas de actuación sanitaria demasiado arcaicas.

Y el culmen de la autonomía del paciente llegará cuando este pueda decidir tanto sobre su vida como acerca de su muerte. Cómo quiero morir, cuestión peliaguda sobre la que volveremos en el siguiente capítulo.

XXII

Ayudar a morir: muerte digna y eutanasia

Una persona sabia vivirá mientras deba, no mientras pueda.

Atribuido a Séneca

¡Malajes!

Puedo admitir y comprender las razones esgrimidas por bastantes médicos partidarios de un completo desarrollo de los cuidados paliativos frente a la eutanasia. Puedo considerar como razonables los alegatos de algunas asociaciones médicas y científicas, la propia Organización Médica Colegial, que defienden el respeto a la vida como deber fundamental del médico y desconfían del peligro de la eventual «pendiente deslizante» de la eutanasia. Puedo, incluso, aceptar la carta pastoral de los obispos católicos alertando contra lo que ellos consideran un homicidio...

A los obispos españoles, sin embargo, habría que recordarles que ya en los primeros siglos del cristianismo, en la Alta Edad Media, una nada despreciable minoría de creyentes fanáticos buscaba la muerte por sus propios medios o a través del martirio —mofándose de los romanos con injurias a sus dioses— para conseguir el cielo y adelantar así el ansiado encuentro con Dios, como si no

221

tuviera toda la eternidad por delante. Hubo de ser el papa Dámaso I quien en el concilio de Hipona del año 393 condenara tal proceder como pecado. Y, aun así, los mártires cordobeses Pelagio, Eulogio y otros buscaron también la muerte con provocaciones a los califas. La propia santa Teresa, sin querer, versó el primer alegato favorable a la eutanasia en la Iglesia católica: «Vivo sin vivir en mí, y tan alta vida espero, que muero porque no muero».

Puedo digerir casi todo, pero hay sapos incomestibles, repugnantes. Tal fue, en su día, el discurso, grosero y malaje, del portavoz del PP en el Parlamento aduciendo que la ley de la eutanasia propuesta por el Gobierno es una ley de recortes, un proyecto que persigue la zafia intención de reducir gastos en pensiones y tratamientos. ¿Se puede ser más ruin? Sí, se puede: algunos obispos han afirmado, sin rubor ni vergüenza, que la eutanasia es «matar a un paciente porque es más barato que atenderle».

Pienso que en este asunto, más que en ningún otro, he de moverme con pies de plomo por lo delicado del mismo. A mí, como ciudadano y como médico, incluso como creyente si lo fuese, me gustaría que este servicio de ayudar a morir fuese mejor comprendido y aceptado como algo natural y deseable. Me estoy refiriendo —claro está— al bien morir. En concreto, a la eutanasia.

Desde hace varias décadas, la sociedad española se ha ido acostumbrando a un debate pacífico, sosegado, subliminal, si se quiere, acerca de la ayuda al bien morir. Ya en 1992, las encuestas del Centro de Investigaciones Sociológicas (CIS) revelaban que un 78 % de ciudadanos se mostraba favorable a los cuidados paliativos, y un 66 % veía como aceptable que les fuera permitido a los médicos poner fin a la vida de un enfermo terminal que lo pidiese explícita y repetidamente.

Ha llovido bastante desde entonces en este terreno. Hasta hace poco, salvo el de la eutanasia, los posibles escenarios médicos del final de la vida están contemplados como legales y éticamente intachables: limitación de esfuerzo terapéutico, rechazo de tratamiento, sedación paliativa y suspensión de atención médica por fallecimiento. La eutanasia y el suicidio asistido han sido motivo de discordia. Incluso lo siguen siendo una vez aprobada en el Parlamento español la ley de despenalización de la eutanasia.

He de confesaros, si es que ello fuese necesario después de todo lo que lleváis ya leído, que la mayor parte de los pensamientos y reflexiones que escribo no proceden de mis eventuales lecturas de textos a propósito, que también, sino principalmente de un posicionamiento propio basado en mi experiencia médica y en la de mis compañeros, así como en la intuición. Pero no es menos cierto que en lo referente al asunto que ahora nos ocupa, el de la eutanasia, sí me he procurado una cierta base acercándome con interés a lecturas y conferencias de personas muy doctas en la materia, tales como mi compañero de Valme, Fernando Gamboa; mi amigo Félix, médico de familia en El Guijo (Córdoba); Jacinto Batiz, internista de un hospital catalán; Juan Antonio Salcedo Mata, de la Federación de Asociaciones para la Defensa de la Sanidad Pública; Pablo Simón Lorda e Inés María Barrio, de la Escuela Andaluza de Salud Pública. Unos, favorables; otros, contrarios.

No, no soy persona ducha ni instruida en ética médica ni poseo experiencia en eutanasia. Solamente mi suegra y Jerónimo —ya os hablaré de él— me solicitaron en su día que los quitara de en medio de una manera placentera, pero no pude ni quise tomármelos en serio, claro. Así que no voy a opinar sobre ello. La opinión es algo que cualquiera puede decir a bote pronto ante cualquier cuestión que se le plantee. La opinión, con frecuencia, es volátil, improvisada y oportunista. No. Lo que haré será tomar posición sobre algo realmente importante y serio.

La ley española condenaba la eutanasia hasta hace bien poco. El Código Penal la prohibía de una forma taxativa. Uno de sus artículos rebajaba la sanción en los casos en que la eutanasia o el suicidio asistido se aplicaran para acabar con sufrimientos insoportables e intratables. Pero tan reciente como el 11 de febrero de 2020, el Congreso de los Diputados ha dado luz verde a una proposición de ley de eutanasia en nuestro país. El Gobierno proclama su defensa de la vida, pero no la obligación de vivir ante situaciones irreversibles y crueles que erosionan la integridad física o moral a juicio de la persona que sufre. Además del apoyo social que esgrime: según el CIS, en la actualidad el 70 % de los españoles está a favor de la regulación, incluso entre los católicos.

La propuesta del Gobierno distingue entre ley de eutanasia y de muerte digna como diferentes, necesarias y complementarias. La ley de eutanasia regularía el derecho individual subjetivo de aquellas personas que, sin estar en un proceso de muerte inminente, sufren una enfermedad grave o invalidante que produce un sufrimiento insoportable y deciden por ello solicitar y recibir la ayuda para morir anticipadamente. Su regulación, con rango de ley orgánica, implica la modificación del Código Penal dando seguridad jurídica a los profesionales que participan. Será prestada por la sanidad pública y en centros privados. Y se permitirá a los profesionales la objeción de conciencia.

El País, 12-02-2020

El paciente debe ser mayor de edad y tener plena capacidad de obrar. Debe haber testigos y puede revocarse. Una Comisión de Control y Evaluación multidisciplinar velará por el cumplimiento estricto de las condiciones y procedimientos.

Hasta entonces, la ley de muerte digna, con los escenarios legales antes enunciados, ha supuesto, desde mi punto de vista, un importante avance en el manejo de los últimos días y de la agonía de muchos enfermos, en ocasiones tan cruel. La sedación paliativa para aliviar el sufrimiento intratable e irreversible ha sido, en general, muy bien acogida por la población y por los sanitarios en general.

Analicemos un poco lo que yo he podido experimentar en lo que respecta a la ley de muerte digna. Se trata —lo diré brevemente— de disponer de los medios y mecanismos necesarios para dulcificar en lo posible el cruel sufrimiento de algunos pacientes con determinadas enfermedades en sus últimos días. Porque no todas las muertes tienen por qué ser iguales. La muerte provocada por un infarto fulminante, un ictus masivo, una embolia pulmonar o por un *shock* séptico, por ejemplo, no es comparable con la muerte debida a muchas neoplasias en estado avanzado con metástasis óseas, o a enfermedades degenerativas del sistema nervioso que producen tanto sufrimiento por las terribles limitaciones y la pérdida total de autonomía. Tanto en Valme como en el Tomillar, los dos hospitales hermanados por donde he transitado durante treinta y tantos años, se ha llevado a cabo una serie de reformas estructurales y funcionales para poder atender más adecuadamente a los llamados pacientes terminales: aquellos en quienes se prevén pocos días de vida. Se les instala en habitaciones individuales, con permanencia constante de algún familiar, y al cargo de un mismo facultativo internista especialmente preparado en esta competencia. No siempre se ha logrado todo, pero la intención ha sido claramente ayudar al bien morir. Me consta.

Por otra parte, avanzando el tiempo, los conocimientos y la exigencia de calidad, han ido creciendo equipos de hospitalización a domicilio —unidades de paliativos—, incluso equipos de atención primaria, que empiezan a hacerse cargo de estos cuidados terminales en el propio domicilio de los pacientes. Por ahí vamos bien. Los médicos y la sociedad civil en general, incluso la jerarquía católica, aceptan de buen grado la estrategia de sedación paliativa y terminal en pacientes con una enfermedad neoplásica avanzada y desahuciada, los pacientes oncológicos. Pero nos cuesta más admitir tal aproximación ante patologías tales como las demencias, insuficiencias orgánicas en fases últimas, pluripatologías, enfermedades degenerativas incurables… Gente, toda ella, que tiene el mismo derecho a morir con dignidad, y en quien es más difícil decidir el momento indicado para la sedación.

Tanto en uno como en otro caso, el objetivo en esta fase de la enfermedad es mantener la confortabilidad del paciente dando prioridad al control de los síntomas, explorar con delicadeza miedos y deseos, proporcionarle la seguridad de un seguimiento y de la utilización de todos los medios necesarios para que pueda morir sin sufrimiento. Y si fuese necesario —en muchas ocasiones lo es—, mantenerlo profundamente dormido hasta el final. Afortunadamente, disponemos de un suficiente arsenal de fármacos para conseguir una sedación casi a demanda. Cada persona puede necesitar dosis y flujos distintos. Y no solo los medicamentos. Disponemos de estrategias ya planificadas para atender «pequeños

detalles» que darán mayor calidad de atención al paciente, tales
como la limpieza de la boca, el manejo de la sequedad, de las
úlceras por presión, la ambientación de su ámbito personal con
lecturas o con música de su agrado, las distintas y variadas ofer-
tas de alimentos que pueda ingerir... En este sentido, creo que
avanzamos por buen camino.

Nos quedaba dar un paso más: pasar de la muerte sobreve-
nida a la muerte programada, la eutanasia. Pasar de la muerte de
urgencia, cuando Dios quiera, a la muerte programada. De la
beneficencia a la autonomía plena.

Nuestra vida empieza, socialmente hablando, con nuestro
nacimiento y acaba cuando morimos. Y es curioso cómo para el
punto de arranque, el nacimiento, hemos puesto empeño, recursos y servicios para hacer de este evento un acto cada vez más
seguro y confortable. Incluso con diversas alternativas a gusto del
usuario: mujeres que desean parir en casa con ciertas garantías y
mujeres que prefieren la seguridad y la comodidad de nuestros
hospitales. Es más, incluso considerando el nacimiento, al igual
que la muerte, un designio divino, una dádiva que Dios ahora nos
da y más tarde nos quita, según la creencia religiosa, se acepta de
buen grado poder interferir en la voluntad divina adelantando o
retrasando la venida al mundo de un chiquillo por puras razones
médicas. Incluso, legalizar el aborto en determinados supuestos. Y,
sin embargo, seguimos siendo reacios a intervenir en la muerte.
A la hora de llegar al último puerto, a la muerte, ya la cosa no
es lo mismo. Acaecerá cuando Dios quiera. ¿Por qué? Si todo el
mundo acepta como bueno que los médicos, las matronas y las
enfermeras ayuden al nacimiento de las personas, ¿por qué en
nuestro país y en muchos otros no iba a estar legalmente admitido

que los médicos también prestemos ayuda para acabar con una vida que ya no es tal para quien la sufre?

De acuerdo, en unos casos por conciencia y en otros por creencias. La conciencia individual de no hacer daño, *primum non nocere*, está tan arraigada entre los médicos que no puedo más que aceptarla y comprenderla. De ahí que la ley permita la objeción de conciencia. Pero, ¡ojo!, objeción de verdad, no de mentirijilla. Objeción por convicción, no por conveniencia. Las creencias son creencias y, por tanto, no están sujetas a razonamientos científicos, sino exclusivamente a emociones y sentimientos, y deben ser —y lo son— enteramente respetadas. Pero las creencias pertenecen al ámbito de lo privado, allá cada cual con la suya. No deberían interferir con la obligada provisión de un derecho que el médico debe a un ciudadano, ni mucho menos con la acción del Gobierno. Ya sé que no es una cuestión fácil; a fin de cuentas, médicos, gobernantes y leguleyos son personas y están muy condicionadas por sus propias creencias. Me temo que lo que subyace debajo del rechazo razonado a la eutanasia es la fe religiosa, eso sí, disfrazada de argumentos compasivos, filantrópicos y de chantaje emocional. Pero no se trata de intentar convencer a nadie, ni mucho menos de obligar a nada que atente contra la conciencia de alguien, sino de hacer comprender a todo el mundo que hay leyes que no obligan a nadie, simplemente otorgan derechos.

Posiblemente con toda la buena fe, muchos detractores de la eutanasia se han creado —y creído— la idea de que los cuidados paliativos constituyen la herramienta suficiente para espantar cualquier mal, ya sea físico o psicológico, que convierta en indigna la vida de una persona. Pero, desgraciadamente, no es así. ¡Ojalá lo fuese! No siempre consiguen aliviar el dolor físico, mucho menos las invalideces, las incapacidades, la frustración y el sufrimiento que experimentan muchas personas por la pérdida total de su autonomía.

En cualquier caso, me gustaría hacerles llegar a los creyentes que Jesucristo fue un pionero en este asunto de la eutanasia. A sus treinta y tres granados años, no estaba el hombre para morirse, ni mucho menos. Sin embargo, por razones propias de su conciencia y conocedor de su destino, decidió cuándo y cómo debía morir. Tenía sus motivos, ya lo creo: su muerte debía expiar todos nuestros pecados. Podría haberlo dejado para más adelante, cuando ya hubiese completado todo su programa de apostolado, pero no, vaya usted a saber por qué. Si Jesucristo lo hizo, sus creyentes, sus discípulos, deberían sentirse moralmente autorizados para seguir su enseñanza.

Mi amigo Lorenzo murió el pasado 1 de septiembre de 2019. Era el cura del pueblo y amigo mío desde los tiempos del seminario. Hemos tenido muchas trifulcas dialécticas de índole religiosa: él no se creía que yo fuese ateo de verdad. «Eso es que tú te lo quieres poner como una especie de escaparate de modernura, un farol, pero en el fondo tú eres tan creyente como yo». En estas pláticas me recordaba a una paciente mayor de mi consulta que se escandalizaba de mi condición de descreído, y me decía lo mismo, que no se lo creía, que un hombre tan bondadoso no podía ser ateo. Soy ateo, sí, eso creo. Pero un ateo raro: no me estorba Dios para nada, no reniego de mi pasado seminarista, y no solo eso, sino que me siento muy orgulloso de haberlo sido y de haber logrado, gracias al seminario, una formación y unos amigos sin parangón posible. Amo la Navidad como los mejores y más entrañables días del año; me chifla la Semana Santa sin llegar a lo capillita; no hay vez que vaya a mi pueblo que no entre en la iglesia a «meditar» rememorando viejos y saludables hábitos. Soy un tío raro, sí. Pasa algo parecido con lo de mis preferencias políticas: la gente no entiende que yo pueda defender y votar a Podemos. Parece como si mi perfil humano fuese incompatible con la realidad palmaria de ser ateo y de izquierdas. Cosas anacrónicas, ¿verdad? Como si la gente de izquierdas fuésemos el mismísimo demonio, inventos interesados de los medios de desinformación. Mi posicionamiento político, en cualquier caso, no deja de ser ambiguo. Me considero hombre de izquierdas porque creo en un mundo mejor proporcionado, sin tanta desigualdad; un mundo solidario y honesto, donde lo principal no sea el dinero, sino la libertad y la dignidad de las personas, y el cuidado de la naturaleza; un mundo donde se garanticen los derechos humanos, en definitiva. Pero tengo también mis cosas más propias de la derecha, tales como mi animadversión al catalanismo separatista, mi defensa de un sistema capitalista moderado como mejor motor de progreso que ningún otro régimen económico y social, o mi posición dudosa acerca de los movimientos migratorios. Un tío raro, ya os digo.

Mi amigo Lorenzo —estábamos con él— ha tenido una agonía brutal, por lo prolongada —casi un mes— y por lo desgarradamente cruel. Afectado por un cáncer de páncreas metastásico y sin respuesta a la quimio, había llegado ya, después de cuatro meses, a ese punto clínico de no retorno, ese estado de la enfermedad en la que ya no hay ninguna posibilidad de vuelta atrás. Eso, la gente cercana lo intuye; los médicos lo sabemos. Su médico de cabecera, el internista del hospital, su oncóloga —una mujer maravillosa— y yo mismo teníamos asumido que todo estaba ya consumado (en palabras que a él le gustaba emplear para así rememorar aquellas de Cristo en la cruz). Y ha sufrido innecesariamente durante un mes. Un mes esperando la muerte. ¿Por qué?

Está claro que en Lorenzo no hubiese funcionado lo de la eutanasia. Se ha aferrado a la vida hasta el último suspiro; ha mantenido viva su esperanza de llegar hasta sus bodas de oro de sacerdote; ha querido vivir lo del sufrimiento como acto supremo de entrega y amor a Cristo en reciprocidad por lo que Él sufrió por todos nosotros; ha creído en el sacrificio corporal y espiritual para expiar antiguos pecados... Ha tenido una muerte cruel, digna para su forma de pensar, pero no podemos decir que haya sido una buena muerte. Incluso sedado —terapia a la que accedió muy a última hora— no se ha ido de manera plácida y relajada. No es lo mismo muerte digna que muerte buena.

De acuerdo. Aunque yo no comparta este modelo de enfrentarse a la muerte, asumo con todas las consecuencias que debe ser así, que es prioritario respetar los deseos y las creencias de las personas en semejante trance, que debemos guiarnos por la autonomía del paciente sobre decisiones tan trascendentes.

Del mismo modo, también nos sirve esta teoría del respeto para la aplicación de su reverso a otras personas. Hay gente que desearía morir sin dolor, sin angustia, sin sufrimiento una vez que entiende que su vida ha llegado a término. Para los creyentes, la vida como don máximo pertenece a Dios, pero para los que no lo somos, la vida es propiedad de cada cual, y puede que no nos salga a cuenta vivirla en según qué condiciones y circunstancias.

En sus últimos días, mi paciente Jerónimo, un hombre valiente y bondadoso hasta lo indecible, me pidió ayuda para morirse de una vez. Y era un fiel católico. Se encontraba en la uci de Valme, ya prácticamente desahuciado. «Jerónimo —le confortaba yo—, te estamos sedando para que te duermas y no sufras». «Yo no quiero dormirme, lo que quiero es morirme», decía el pobre. Contra lo que aconseja el recato y el buen gusto, asistí a su autopsia. Dicen los antiguos que un médico no debería ir al entierro de sus pacientes. Pues yo fui también. Porque Jerónimo, al igual que otros muchos de mis enfermos, llegó a convertirse en familia. He asistido a bastantes entierros de pacientes míos, y también he disfrutado en las bodas de Isabelita y de Pilar, chicas que se han criado en mi consulta, como quien dice. Os diré, con perdón de los creyentes, que viendo una autopsia se despejan muchas dudas de fe. Que nadie se ofenda, por favor: somos materia caduca, perecedera, pútrida. Quizás alguien me esté tachando de insolente, de petulante, de crecido con esto de ser médico. Lo siento de verdad. Pero creer que el cuerpo de Jerónimo, deshecho, cuarteado y hueco por haberle sido extraídas todas sus vísceras, vaya a resucitar en el último día es un guantazo a la razón. No pretendo insultar ni menospreciar a nadie. Los creyentes se sienten protegidos por su fe. Mejor así. Frente a la fe, nada podemos. La fe habita en una dimensión superior, distinta. Lo que para mí puede ser un argumento disuasorio para un creyente es confirmatorio: tan omnipotente y magnánimo es Dios que puede convertir estos despojos en un cuerpo reluciente.

Razón y fe, compañeras inseparables, enemigas íntimas, el debate que no cesa ni cesará mientras que la Iglesia católica no abandone las salas del Concilio de Trento y salga a pasear por Roma, Barcelona o Singapur, por el mundo de hoy.

Jerónimo era un buen católico. Me encargué de que en la uci recibiera la extremaunción. ¡Ojalá se encuentre ahora en la tan ansiada contemplación eterna del rostro de Dios! Pero si no ocurriera tal cosa, tampoco pasaría nada. Ha sido un buen hombre, ha cumplido su misión en la Tierra. Para mí es suficiente.

La autopsia de Jerónimo, y de otros tantos pacientes que he presenciado, me lleva el pensamiento a un cuadro tenebrista del pintor sevillano Valdés Leal, ese en que representa a varios obispos muy suntuosos en vida y podridos en sus tumbas respectivas. Cuando en la sala de autopsias ves las tripas, el hígado, los pulmones... fuera de su sitio, cortados a cachitos sobre una losa de mármol frío, tomas conciencia de lo poco que somos; ponderas muy a la baja las ansias, los logros, los méritos, el patrimonio... Quizá fuera bueno que todo el mundo presenciara una vez una autopsia. El mejor remedio contra la vanidad. Se nos bajan los humos, os lo digo yo. *Finis gloriae mundi.*

Respeto para la voluntad de Lorenzo; respeto también para la decisión firme de Jerónimo. Pues no: lo del uno, sí, pero lo del otro, no. Hay que morirse cuando Dios quiera.

La película *Mar adentro* puso muy a las claras esta realidad cruda del martirio de una vida obligada y sometida sin ninguna esperanza y con un sufrimiento continuado e inútil. Pero es que la realidad va siempre por delante de la ficción. En marzo de 2005, el doctor Marcos Hourman accedió finalmente al deseo vehemente y largamente repetido de una paciente suya de ayudarla a morir. La mujer tenía ochenta y dos años, sufría un cáncer de colon metastásico e ingresó en el hospital por un infarto de miocardio complicado con una arritmia severa, cuyo tratamiento con anticoagulantes le propició una hemorragia digestiva de muy difícil manejo. La mujer, en presencia de su marido y de su hija, le dijo al médico que no quería seguir adelante, que quería morirse ya.

Que la ayudara a morir. Os podéis imaginar el problema para el médico. Uno lo piensa y se pregunta qué hubiese hecho en una situación similar. Desde luego, yo creo que no hubiese sido capaz. Primero, por miedo a las consecuencias legales y administrativas, y luego, porque nuestra conciencia no nos deja tranquilos por culpa de nuestra formación en la cultura judeocristiana, uno de cuyos principales mandamientos nos dice: «No matarás». Y, por último, por aquello del *Primum non nocere* galénico. Y, bueno, porque parece una cosa contra natura que un médico practique un homicidio.

Pues este doctor tuvo la valentía de tragar con todo ello y le inyectó a su paciente una solución de cloruro potásico a alta concentración que le produjo una parada cardiaca y la muerte. Y encima, a modo de confesión laica, lo escribió todo en la historia clínica de la paciente. Y añadió al final que lo había hecho considerando que realizaba un acto de amor. No sé, quizá este hombre se excediera en lo bondadoso y caritativo. Hace veinte años la sociedad civil española no estaba tan madura como ahora para aceptar semejante reto. Fue condenado y apartado de la profesión. Y ha tardado todo este tiempo en poderse rehacer.

Ahora, se ha convertido en uno de los defensores más activos de la eutanasia y predica unos argumentos ciertamente atractivos, tales como que no deberíamos ser tolerantes con el sufrimiento humano, que no hay por qué sufrir innecesariamente, y que en algunos de estos supuestos la eutanasia sería éticamente aceptable y una buena forma de decir adiós de una manera diferente y positiva. Que para él morir dignamente es morir bien. Llega incluso a postular que la eutanasia sea acaso el más grande gesto humanitario que un médico pueda realizar. Ya lo sé, se trata de un posicionamiento demasiado contundente, uno se pregunta cómo nadie puede estar tan seguro y convencido de afirmaciones como esas ante una realidad que sigue siendo tabú para la sociedad en general.

En abril de 2019, Ángel Hernández ayudó a morir a su esposa, María José Carrasco, afectada por una esclerosis múltiple en estadio terminal, proporcionándole un preparado con pentotal sódico. «No admito que muera gente sufriendo, quien quiera vivir que viva, pero que nos dejen a los demás morir dignamente», había pregonado la mujer en repetidas ocasiones. En julio de 2019, tres iniciativas ciudadanas presentaron en el Congreso un millón de firmas para despenalizar la eutanasia, y para que la Fiscalía no presentase cargos contra Ángel Hernández.

El 22 de octubre de 2019, la campeona paralímpica belga Marieke Vervoort murió de manera programada según su voluntad mediante eutanasia. Es algo legal en los Países Bajos. Desde tres años antes tenía cumplimentada la documentación *ad hoc*. Sufría una enfermedad neurodegenerativa que la mantenía cuadripléjica desde hacía muchos años. «He cumplido muchos sueños en mi vida. Y este va a ser el último», dijo tras haber firmado el consentimiento para la eutanasia.

Frente a ello, corrientes de opinión contrarias, procedentes todas ellas de una ideología conservadora y católica —naturalmente, abanderadas por la Iglesia—, sostienen la idea de presentar la eutanasia como el fracaso en la comunicación y la confianza entre médico y enfermo. Defienden con Nietzsche que «el que tiene un por qué para vivir puede soportar casi cualquier cómo». Y esto lo podemos asumir, de acuerdo. Pero no podemos menospreciar a otros que ya se han quedado sin un porqué para vivir.

«No», dicen, «eso es "culpa" de los médicos», que no tenemos nada mejor que ofrecerles. En vez de alentarlos a la muerte, tendríamos los médicos que mejorar y generalizar los servicios de Paliativos, de Dependencia y de las Unidades de Dolor como una suerte de soluciones «mágicas» que devuelvan a determinados enfermos la alegría de vivir. Yo creo que esto es fantasía. Los médicos, incluyendo a los detractores y objetores, sabemos por experiencias vividas en nuestros pacientes que los cuidados paliativos, por excelentes y universales que pudieran ser, no alcanzan a dar solución a todos los problemas inherentes a las enfermedades incurables e incapacitantes. Ni siquiera consiguen siempre aliviar el dolor en todos los casos, mucho menos el sufrimiento y la desesperación de una vida indigna para el paciente que las sufre.

Y hay más: dentro de los cuidados paliativos aceptamos todos como buena la sedación terminal, cuando, en mi opinión, dicha sedación es la marca blanca, una manera edulcorada de eutanasia. Un eufemismo, suena mejor. Cualquier médico que ponga en práctica una sedación paliativa terminal sabe perfectamente que está acortando los días de angustia y sufrimiento de su paciente; en definitiva, que está llamando a la muerte. Diremos que la sedación terminal no tiene como objetivo la muerte, sino el alivio o la supresión del sufrimiento, de la agonía cruel. Pero podemos decir exactamente igual de la eutanasia: no se busca la muerte, sino la liberación del sufrimiento. Ambas, sedación paliativa y eutanasia, necesitan a la muerte para lograr sus objetivos finales. La muerte no es el fin, sino el medio. La eutanasia lo hace por la vía rápida; la sedación lo ejecuta más lentamente, en diferido.

La Conferencia Episcopal Española ya ha presentado su alegato ante la aprobación de la proposición de ley de despenalización de la eutanasia del nuevo Gobierno. Los obispos opinan que la actual ley de muerte digna, con el empleo extensivo de las terapias paliativas y sedativas, es suficiente para alcanzar el objetivo de morir sin sufrimiento y con dignidad (*El País*, 29-1-2020). Uno de los principales problemas que le encuentro a la Iglesia católica española es creerse que aún vivimos en el nacional catolicismo y que, por tanto, sus recomendaciones, leyes y dogmas obligan a creyentes y no creyentes. Y, lógicamente, esto no es así.

Pero conviene tener presente que los cuidados paliativos no pueden solucionar la totalidad de los problemas. Aún con un desarrollo completo y universal de los mismos, seguirá habiendo personas necesitadas de este derecho individual. No podemos condenarlas a vivir *sine die* con sufrimiento y con desesperanza.

A mi entender, son varias las ideas soterradas en el rechazo a la eutanasia: que nuestra vida no nos pertenece en cuanto que don divino, que la vida es un bien social y no solo individual, que nadie en su sano juicio quiere morir, y que el médico no mata, sino que cura.

Tal vez vaya siendo el momento de considerar que, en nuestro siglo, en España un ciudadano libre, sin ataduras religiosas, debería ser el dueño de su vida y de su destino dentro de los márgenes que le marquen su propia moral y, desde luego, la ley. Y debería asumir que la vida propia le pertenece en exclusiva. Que la vida es un derecho, desde luego, pero no un deber. La medicina no puede, por el momento, evitar la muerte, pero puede y debe evitar el sufrimiento innecesario y refractario. Que se legalice la eutanasia y el suicidio asistido no obliga a nadie; solo permitirá que a las personas que así lo deseen se les reconozcan sus derechos.

Desde luego, mi posicionamiento final es que estoy de acuerdo en que, una vez agotadas las medidas terapéuticas y considerado un estado de enfermedad como incapacitante, refractario e irreversible, se pueda decir adiós con humanidad y empatía al paciente que libremente lo solicite. Naturalmente que esto va a requerir de una preparación en la sociedad y de una legislación permisiva, y luego, ya en lo técnico, de la existencia de una comisión evaluadora que pondere la capacidad mental del paciente y la condición de irreversibilidad de su mal. Así es como funciona con toda normalidad en aquellos países que ya disponen de esa ley de eutanasia.

Y, por fin, el 18 de marzo de 2021, el Congreso de los Diputados aprobó por mayoría absoluta la ley orgánica de regulación de la eutanasia y el suicidio asistido.

¡Que sea para bien!

XXIII

Empatía

Sin echar mano del diccionario, vamos a aceptar entre nosotros, para andar por casa, que empatía es la condición o predisposición que tienen algunas personas para comprender y experimentar los sentimientos y las emociones de los demás: saber ponerse en el lugar del otro. Va un poco más allá del agrado. Se trataría de intentar sentir lo que siente el prójimo. Muy cerca de la compasión.

ENEIDA

El primer nombre del listado de mi consulta de ese día era Eneida Gómez Silvestre.

Sentado en mi mesa de trabajo frente al ordenador y estrenando bata nueva sin mi nombre cosido en el bolsillo —están ahorrando hasta en costura—, estaba preparado para afrontar una nueva jornada.

Antes de hacer pasar a Eneida reflexioné un rato. Medité. Me gusta empezar la dura mañana meditando. Al estilo del seminario. Es algo simple, pero muy conveniente. Es conveniente centrarse en lo que vamos a hacer. Estas personas de ahí afuera que esperan verme lo hacen desde hace un mes por lo menos, han tenido tiempo de enterarse acerca de quién soy yo, han madrugado aún más que yo, vienen en ayunas desde lejos, desde Morón o Pruna, o desde aquí más cerca, Alcalá o Dos Hermanas, en coches particulares conducidos por sus hijos o nietos o en ambulancias colectivas donde departen impresiones y emociones: «A mí me va a ver don fulanito o don perenganito». «Pues a mí me ha tocado el doctor Rivera». No puedo permitirme un mal día. Los médicos no deberíamos tener nunca un mal día, no podemos defraudar a nuestros pacientes, criaturas frágiles por lo general, que llegan a nosotros con unos sentimientos mezclados entre el miedo y la esperanza.

Aún perduraba en mi dura sesera el cabreo que pillé el día anterior por la tarde en el Tomillar con un compañero. No estaba fino. Hoy podría ser un mal día. Y no lo iba a ser precisamente por este rato de meditación que me lo recordó. «Ni Eneida, tu primera paciente, ni ninguno de los demás tiene nada que ver con eso. Céntrate en lo tuyo».

Por su nombre tan especial y raro esperaba que Eneida fuera una jovencita de estas que me consultan por ganglios o por lipotimias. Poca cosa, pensé. Al salir a la puerta y llamarla por su nombre levantó tímidamente su mano una ancianita dulce y delicada, sentada ella en su carrito de ruedas empujado por su marido. Con sus chapetas en las mejillas, su cara orondita y su cabello de plata recogido con horquillas en un moño de algodón, me recordó un montón a nuestras abuelas antiguas. Y ya, una vez entrado en harina, se me olvidó todo y me volqué con ellos. Me desangré.

El marido me contó la historia: tenía un alzhéimer muy avanzado. En realidad, la mujer venía por un problema menor ya resuelto; había tenido una anemia que había mejorado rápidamente con tratamiento de hierro. Solo tenía que certificar en su historia clínica los datos últimos de laboratorio, darle de alta y cerrar este episodio. Pero me resistí a pasar de manera tan fugaz por la vida de esta ancianita tan tierna.

—¡Pero bueno! —me encaré con ella riéndome—. Yo me esperaba una chavalita guapa y mire usted lo que me encuentro, a la abuela de Caperucita.

Por toda respuesta, abrió mucho sus ojillos brillosos a punto de brotar y me regaló una sonrisa suave, larga y plácida.

—Ella… —terció el marido—, ella no se entera de nada, la pobre, no está en este mundo…

—Sí que se entera. Mire usted cómo me ha sonreído. Con intención.

Y no apartaba su mirada de mí, esperanzada. Agarré mi silla y me senté a su lado. Le cogí una mano y le conté todo lo que en ese momento se me vino a la memoria de viejo. Que su nombre, tan requetebonito, Eneida, procede de una obra literaria escrita hace muchos, pero que muchos años, por un escritor muy antiguo, más antiguo todavía que Jesucristo, que se llamaba Virgilio. Y que narraba un popurrí de guerras navales y terrestres entre tirios, troyanos y griegos, la famosa guerra de Troya, y luego, como consecuencia, la trágica historia de un héroe llamado Eneas que tuvo que huir de su patria perseguido por sus enemigos, abandonando a su mujer y a sus hijos, pasando miles de aventuras, conociendo a gentes y tierras remotas…, hasta que luego de pasados muchos años pudo al fin regresar a su casa con los suyos. Le revelé —viendo la atención que prestaba— que esa obra, la *Eneida*, fue nuestro libro de texto de latín de sexto de bachiller y de Preu en el Séneca, y le hablé de nuestro inefable profesor don Rogelio el Chino, tan bueno como rígido, enjuto y malhecho. Y ya puestos, me puse a hablarle del griego, con nuestra profesora, la tímida y recatada doña Nemesia, que ese sí que era un nombre feo donde los hubiere. Y le hablé de la *Ilíada* y la *Odisea*, que también tradujimos íntegras…

Y ella, Eneida, embobada conmigo. Me pareció interesada en que continuara relatándole cosas, como el niño que no se cansa de escuchar los cuentos de su abuelo. No pio en ningún momento. Pero al terminar mi perorata levantó su brazo derecho para posar su mano sobre mi cara, apenas rozándola con sus dedos sarmentosos y delicados. Como cuando Platero rozaba las amapolas gualdas con su hocico de plastilina negra. Como queriéndome decir: «Gracias, doctor».

Fue, sin duda, una buena manera de empezar la mañana. La mejor.

HOY, TORTILLA DE PAPAS CON PIMIENTOS

El anciano que está entrando en mi consulta se llama Manuel Lobato y viene de El Viso del Alcor, pueblo del mejor menudo del mundo y de las mejores magdalenas borrachas. Cogido a su hija por la mano izquierda, pues la derecha la ha reservado para sostener en bandeja, al uso de los camareros, un paquete envuelto en papel de aluminio. Podría ser cualquier cosa, pero salta a la vista que es un regalo, un obsequio para su médico. Soltándose ahora de su hija lo deposita con ambas manos y exquisito cuidado encima de mi mesa.

Esta mañana se ha levantado temprano. Sus hijas se han extrañado. Aunque tiene cita con su médico del hospital, no es hasta las once, así que no tendría por qué haber madrugado tanto. Chochea. Oyéndolo trastear en la cocina, las hijas se desvelan y van a ver qué pasa. No sería la primera vez que se rajara la yema del dedo gordo cortando el pan de la tostada. O que se achicharrara la mano al apoyarla inadvertidamente en la vitrocerámica traicionera, que quema aunque parezca apagada. Cuando acuden sus hijas ya está desayunado y todo. Pero postrado de hinojos frente al frigorífico abierto no encuentra lo que busca.

—Pero, papá, ¿qué estás haciendo?

—Nada. Que no hay pimientos.

—¿Pimientos a estas horas? Pero ¿para qué?

—Tú déjame, que el que la lleva la entiende.

Y así, a las nueve de la mañana, esta hija resignada tiene que alargarse, en bata y todo, a la tienda de detrás de casa para comprarle pimientos a este padre tan impertinente.

Manuel va a cumplir setenta y ocho años, pero tiene su cabeza en su sitio y se maneja la mar de bien para sus cosas. Vive con sus dos hijas, ambas solteras, que han dedicado sus vidas a cuidar a este hombre. Así lo tienen, como un san Luis Gonzaga. Es paciente mío. Y hoy le toca visitarme.

A las nueve y media ya dispone de todos los avíos: medio kilo de papas terrosas, cuatro huevos y los dichosos pimientos. Manuel ha sido de siempre el cocinero de su casa. Como mi cuñado Cipri. Como mi amigo Frasqui. Hombres, que los hay, hacendosos. Ya no está para guisos ni se fía de las modernuras de ollas a presión ni entiende la Thermomix. Pero no consiente abandonar su especialidad: la tortilla de papas. Presume de haber ganado concursos populares, ha hecho tortillas (¡ay!, aquellos años…) a los niños de sus vecinos para el bocata del recreo, a sus hijas para las reuniones parroquiales, al cura, al médico del pueblo… Y ahora, ya de viejo, hasta para sus colegas del hogar del pensionista.

—Manuel, ¿qué traes ahí? —le pregunto a sabiendas de lo que es.

—¿Usted qué cree?

—¡Una tortilla de papas!

—No.

—¿Que no? ¿Entonces…?

—Una tortilla de papas… ¡con pimientos!

No me digáis que no es enternecedor. En muchas ocasiones tengo que esforzarme en disimular las emociones. Y necesito carraspear o sonarme las narices o salir del aprieto con una broma. Es muy fuerte que un anciano se pegue el madrugón y se afane en llevarle calentita una tortilla de papas a su médico.

—*Joer*, Manuel, no te puedes imaginar el acierto que has tenido hoy.

—¿Por qué?

—Pues porque mi mujer está trabajando hasta las ocho de la tarde y no tenía nada preparado para el almuerzo. ¡Pedazo de tortillón me voy a meter entre pecho y espalda!

Y Manuel no cabe en su pellejo. Ni yo en el mío.

XXIV

El factor familiar

Hoy os traigo, queridos míos, un tema algo más peliagudo. Se trata de un asunto curioso con el que los médicos, en consonancia a distintos protocolos, estamos de acuerdo en la teoría y así lo expresamos con rotundidad en nuestras sesiones clínicas, en nuestros congresos y en nuestras revistas, pero que incumplimos todos en la práctica. Y el asunto no es otro que hasta dónde llegar en el estudio diagnóstico de determinadas patologías presuntamente incurables y mortales a corto plazo.

No hablo del derecho a una muerte digna ni del testamento vital ni de las disposiciones de limitación en el esfuerzo terapéutico, cosas que, con más o menos acierto, con más o menos consenso, estamos cumpliendo dentro de las enormes limitaciones del día a día, limitaciones, dicho sea de paso, ya presentes mucho antes de los cacareados «recortes».

Hablo de la legitimidad de poner límite a tantas «pruebas» que solicitamos a pacientes con enfermedades muy avanzadas y de las que ellos, los pacientes, no obtienen ningún beneficio. Y cuestan un ojo de la cara. Me refiero al sano y juicioso ejercicio de anteponer el sentido común al miedo a equivocarse, al remedio de la incertidumbre a cualquier precio, a la medicina defensiva.

Se trata frecuentemente de personas mayores a quienes diagnosticamos de un cáncer avanzado, esto es, con metástasis.

Nuestras guías de práctica clínica recomiendan la abstención de determinadas pruebas diagnósticas encaminadas, por ejemplo, a conocer el sitio de origen del tumor o el grado de extensión del mismo, toda vez que la presencia de metástasis conocida en un solo órgano dictamina su naturaleza diseminada y sentencia su pronóstico. Asimismo, en estos casos, el objetivo no debe incidir en la curación, lógicamente imposible, ni primar siempre por una supervivencia lastimosa, sino en paliar los síntomas. En aliviar y consolar nuestro juramento hipocrático. No es infrecuente, por desgracia, que determinados tratamientos más agresivos en estos pacientes tan frágiles produzcan más perjuicio que otra cosa.

Esto es lo que recomiendan nuestras guías, lo que dicta el sentido común. No hacer nada que no sea provechoso para el enfermo y que, encima, es caro, fastidioso y conlleva riesgos.

Todos estaréis conmigo, creo. Cualquier médico que lea esto lo firmaría sin dudar. Sin embargo, cuando llega el momento de enfrentarse a un paciente concreto ya no es tan fácil. Congregados en reunión de comunidad de vecinos, los ratones de un bloque de pisos decidieron por murina unanimidad que la mejor forma de evitar los ataques imprevistos del gato sería colocarle un sonoro cascabel. El resto ya lo sabéis. A la hora de poner el cascabel al gato entran en juego muchos factores por ambas partes, la del paciente y sus familiares y la del médico. Factores de índole personal, familiar y social.

Acaeció que sale de alta a su domicilio una mujer de setenta y seis años afectada por un cáncer de órgano desconocido, pero con metástasis en los intestinos y en el peritoneo. Una vez asegurado el diagnóstico mediante la citología del líquido peritoneal, lo indicado, según las guías, es una búsqueda de aquellos tumores potencialmente «tratables», es decir, tumores que no se van a curar pero que van a remitir un tiempo con un tratamiento quimio-terápico adecuado. En el caso concreto de esta mujer, el único tumor que cumpliría esas expectativas es el cáncer de ovario. Un TAC es suficiente. Así se hizo y no se encontró tal. Aquí debió finalizar el estudio diagnóstico. Quedaría, eso sí, el gran reto de planificar el seguimiento más adecuado para conseguir dos objetivos primordiales, el mayor bienestar posible de la paciente y la «tranquilidad» de la familia.

Pues no. La familia aprieta (en la mayor parte de estos casos el paciente delega en ella): «¿Y no se le va a hacer nada más?». El médico duda, y, ante la duda, medicina defensiva. La mujer ha debido de soportar colonoscopia, resonancia, exploración ginecológica invasiva, pasar por manos de cirujanos, urólogos y oncólogos… Para nada. La familia, satisfecha porque se ha hecho «todo lo humanamente posible», y nosotros con cierto desánimo por haber sometido a la paciente a exploraciones molestas, dañinas y, sobre todo, innecesarias. Conviene, no obstante, tener presente que llevar paz y sosiego al entorno familiar no es poca cosa.

Nos movemos en un terreno muy delicado e incierto. El pronóstico es malo, pero los familiares pretenden una precisión imposible, una fecha, «¿cuánto va a durar?». Y entienden como pasividad la prudente actitud del médico intentando evitar pruebas. Una parte nada desdeñable del arte médico consiste, precisamente, en tener la habilidad necesaria para comunicar bien cosas desagradables, pronósticos sombríos, noticias funestas. Y hacer de esa comunicación un vehículo de serena resignación, tan conveniente en estos casos. Con todo, siempre habrá un exaltado, un hijo o una hija, que, fruto de la frustración y de la impotencia, achacará a los «recortes» la postura no colaboracionista del médico. Estamos siempre expuestos. Pero para eso estamos.

En el otro lado está el médico. Tampoco las tiene todas consigo. No puede afinar tanto como desearía la familia. Conoce las guías, sabe los protocolos, pero esta mujer en concreto, la que ve postrada en su cama del hospital cada mañana, no sale en ninguno de los casos clínicos que lee, se parece algo, pero no es lo mismo. Esta es única. Todo paciente es único. Y echas mano de tu experiencia y de la de tus compañeros. «Hace un año tuve yo una paciente muy parecida —te comenta alguno— y al final resultó ser un ovario que no salía por ninguna parte hasta que se intervino». Y en lugar de ayudar, lo que hace es confundir un poco más. No es broma, pasa con frecuencia. «¿Qué haría yo si esta mujer fuera mi abuela Josefa?», me preguntaba a mí mismo en mis tiempos jóvenes ante casos parecidos. «¿Qué haría si esta mujer fuera mi madre?». A mí me sirve mucho esta pregunta y, además, les traslado la respuesta a los familiares. Y lo agradecen un montón. Hay médicos a quienes no les agrada que los pongan en tal tesitura alegando que no es comparable, que es jugar con los sentimientos muy personales e íntimos. Pero es que estamos tratando de sentimientos íntimos de otra gente que sufre. Y ya hemos repetido en varias ocasiones que la empatía consiste en saber ponerse en el lugar del otro.

¿Quién le pone, pues, el cascabel al gato? ¿Quién debe decidir hasta dónde llegar? La opinión de algunos compañeros se desliza sobre la conveniencia de que fuera la propia sociedad, a través de normativas políticas, la que protocolizara actuaciones en casos concretos. Algo parecido a lo de la ley de muerte digna. Yo creo que los protagonistas de esta historia son el propio paciente, el médico y la familia. Y entre estas tres partes se ha de acordar la mejor de las propuestas. El médico tiene la obligación moral de estar totalmente al día sobre el problema a tratar, de no producir maleficencia y de sopesar con rigor los riesgos y los beneficios de cualquier actuación sobre el enfermo. La comunicación fluida, asequible y veraz con el paciente y con la familia harán el resto.

Siento pena al considerar que en el fondo de muchas de estas desavenencias entre los médicos y los familiares de los pacientes subyace una falta de confianza. Para demasiada gente los médicos no somos de fiar, nos pasa un poco como a los árbitros, que ante la misma jugada uno pita penalti y otro le saca tarjeta amarilla al delantero por tirarse. Está claro que los médicos somos criaturas del Señor y no podemos ser iguales ni podemos ser infalibles. Eso lo acepta todo el mundo. Pero podemos y debemos ser honestos, estudiosos y empáticos. Solo así alcanzaremos la consideración y la confianza de antaño.

XXV

El arte médico

Tengo que reconocer que Rosario es una paciente la mar de pejiguera. Dándole confianza te suelta cualquier fresca ante la más mínima desavenencia. Se lo aguanto casi todo porque me da pena el estado en que se encuentra y porque tiendo a sentirme culpable cuando algún paciente no evoluciona tan favorablemente como debiera o como uno quisiera. Y este es su caso. Tiene una limitación grave para su autonomía por una lesión en la médula dorsal como consecuencia de una enfermedad reumática inflamatoria. Ahora sus piernas son las dos ruedas de la silla ortopédica, ya que las suyas de siempre no la sostienen. Hace poco la derivé a la consulta de otro compañero porque ha desarrollado una complicación de su enfermedad que pudiera, incluso, requerir de cirugía.

—Anda, explícame, ¿qué te ha dicho mi compañero?

—¿Ese? Ande, ande, no me haga disparatar.

—Necesito saberlo, mujer.

—Usted me disculpe, pero ese hombre no había cagado desde hacía varios días.

Las estudiantes y yo nos miramos y nos reímos de buena gana.

—No me ha hecho ni puñetero caso —prosigue—. Ni me ha mirado. Ha visto, así por encima, las radiografías y me ha dicho que esto no es de operación. Ea. Un desaborido y un estreñido, eso es lo que es ese hombre.

Y les explico luego a los estudiantes que en ocasiones los médicos actuamos con un excesivo tecnicismo y distancia. También yo he cometido el mismo error alguna vez, sobre todo cuando recibo pacientes sin una clara indicación de estudio especializado. Ellos se defienden con un «yo no vengo por gusto, yo voy donde me mandan». Es verdad. Y pretendo disuadir a mis estudiantes de esa práctica, para mí inapropiada.

Hay entre nosotros, los médicos, voces de nueva hornada renuentes a la palmadita en la espalda, porque creen que gestos como ese no hacen sino disimular la impericia. Lo que importa, según esta nueva tendencia, es solucionar el problema de salud que tenga un paciente mediante los procedimientos técnicos apropiados. Da lo mismo ser amable que distante, el acto médico no es para contar chistes, sino para curar. Y me siento triste y desanimado, y llego, incluso, a sentir vergüenza ajena por determinados comportamientos médicos. «¿Qué prefieres, un médico que te acaricia mientras te mueres o uno que te ignora mientras te cura?». Yo prefiero a uno que me acaricie mientras me cura, porque para morir acompañado ya tengo a mi familia y a mis amigos.

El acto médico se lleva a cabo entre personas, una persona intentando ayudar a otra. Y el primer elemento, básico, de esa ayuda es el reconocimiento de la situación de debilidad, de indefensión o de angustia que embarga, en general, a los pacientes. Es necesario saber ponerse en el lugar del otro, intentar sentir lo que siente el otro, cómo te gustaría ser tratado en una situación similar a la del otro. A todo esto se le llamaba antes *rapport*. Hoy, más modernos, le llamamos *feeling*, pero es más de mi agrado «empatía». Pongámosle el nombre más o menos eufónico, me da igual. Esto, no obstante, es tan antiguo como el propio oficio de médico. A mí me lo enseñó, primero que nadie, mi madre. «Niño», me decía, «sé cariñoso con los enfermos, que los pobres agradecen mucho que se les dé calor». Más tarde, don Carlos Castilla del Pino nos insistió muchísimo en el concepto de *rapport* en sus clases inigualables de Psicopatología. Y por último es mi mujer, la Peque, quien me alecciona a diario: «No te das cuenta del don que tienes, solo con un gesto tuyo haces feliz a la gente. No desaproveches ese regalo».

Por otra parte, no debemos olvidar que muchos de los procesos que tratamos no tienen cura definitiva, por mucha tecnología que apliquemos. Uno de nuestros grandes principios hipocráticos dice que nuestra misión es curar, y si esto no fuera posible, entonces aliviar. Y si tampoco pudiera ser, tocaría consolar. ¿Y cómo vamos a aliviar o consolar a una persona si no sabemos ponernos en su lugar?

El médico moderno dispone de un caudal de conocimientos y de tecnología asombroso, nunca hemos sabido tanto como ahora, nunca hemos curado tanto. Y esto es algo enormemente positivo, ¿qué duda cabe? Pero eso, siendo muy importante, no lo es todo. La capacitación de un médico para ejercer como tal debe incluir también su capacidad de aprehender lo que sus pacientes necesitan, en cuanto que pacientes y en cuanto que personas. Y saber y practicar el enorme valor terapéutico de nuestros gestos y el de nuestras palabras. Fundamental. En mis clases a los alumnos de tercero los animaba —todavía estaban a tiempo— a retirarse de la carrera si no tenían claro la especial servidumbre de nuestro oficio. No estudian para ser famosos cirujanos ni investigadores de primera línea. Eso ya se verá. Estudian con el objetivo de ayudar a sus futuros pacientes.

En ocasiones, he visto a algún compañero que no lograba entender por qué los familiares de un paciente recién fallecido le habían puesto una reclamación cuando, según él, su actuación había sido totalmente correcta. Como es habitual en estos casos, las versiones de la familia, por una parte, y las del médico, por otra, son totalmente divergentes. Quizás porque remamos en el mismo barco, uno tiene la tendencia natural a inclinarse por la versión médica. Y, en este caso, la explicación del médico es concordante con lo escrito en la historia y coherente con lo acontecido. Es decir, parece que el gesto técnico, la pura actuación científica, no admite reproche. Lo que ocurre es que en nuestro quehacer esto no es suficiente. Es necesario, pero no suficiente. «Lo de mi padre era morirse cualquiera de estos días, eso ya lo sabíamos, no nos quejamos por eso, pero en un sitio como este, uno espera un poquito de comprensión, de consuelo, un trato más humano».

A cualquier otro profesional solo se le exige una correcta actuación técnica. Un ingeniero puede permitirse ser al mismo tiempo un genio que un ogro. A un arquitecto solo se le pide que realice un diseño elegante y del gusto del cliente, que calcule bien los muros de carga, la pendiente del tejado y la consistencia de la estructura. Y a un piloto, que no se distraiga con las azafatas, ya tendrá tiempo luego, y que nos aterrice sin sobresaltos. Al médico, no. El desempeño técnico correcto debe ir necesariamente acompañado del gesto humano intachable. Este factor humano admite múltiples variables individuales, como pueden ser la cercanía, la compasión, la comprensión, la corrección en las formas, compartir el dolor, incluso la palmadita en la espalda. Estoy convencido de que cuando las cosas vienen mal dadas, la familia perdona mejor el fallo técnico que la falta de humanidad.

El *Harrison*, nuestra Biblia médica, acuífero perenne de conocimiento inabarcable donde bebemos todos los internistas, no puede empezar mejor el prólogo: «La medicina es ciencia y es arte». La ciencia se adquiere mediante el estudio y el trabajo, lo puede hacer cualquiera que se lo proponga. El arte, sin embargo, se ha de llevar dentro.

XXVI

Curar, aliviar, consolar: elogio de enfermera(o)s y auxiliares de clínica

«¿Cuántas vidas he salvado yo?», me pregunto a mí mismo cuando oigo entre los amigos o en las tertulias de la tele que los médicos estamos para salvar vidas. Si mi éxito profesional se midiera por este rasero mi singladura hubiera sido un enorme fracaso. Yo no sé si ni siquiera habré salvado una vida. No lo sé, de verdad. Bueno…, haciendo memoria, pienso en algunas urgencias vitales muy bien manejadas por mí, como han sido casos de las antiguas cetoacidosis diabéticas, alguna meningitis meningocócica muy cogida a tiempo, un paciente con una enfermedad de Wegener prácticamente desahuciado en la uci y que revivió al ponerle bolos de ciclofosfamida, alguna parada cardiaca intrahospitalaria… Ah, bueno, se me olvidaba: salvé a mi cuñada Miki de ahogarse en el Genil cuando era una muchacha, pero esto no fue un acto médico, sino de amor o de filantropía o de valentía, qué sé yo. O de pánico de presentarme en la casa de mis suegros con su hija desaparecida en el río.

Los que salvan vidas son los bomberos, los guardias civiles, la policía… y los cirujanos, estos sí. Un cirujano tiene entre sus manos tu corazón o tu hígado o tu cerebro. Amigo, estos sí salvan —o extravían— vidas. Y también los cardiólogos intervencionistas con la cosa esta de los muelles en las coronarias. *¡Chapeau!*

Los médicos corrientes, los de infantería, no salvamos nada. Me atrevería a decir que más bien, a la larga, mermamos vidas con tanto medicamento con que intoxicamos a la gente. Sí podemos presumir de que curamos, aliviamos y consolamos, que tampoco está mal. En los hospitales somos, desde luego, los internistas quienes con más frecuencia aliviamos y consolamos, toda vez que la mayor parte de nuestra «clientela» la componen ancianos frágiles, con enfermedades muy cronificadas, algunas ya en fases muy avanzadas, terminales, o con demencia, o bien personas maduras con enfermedad tumoral en la etapa aún esperanzadora del primer diagnóstico o en la fase ya preterminal o paliativa.

El internista, por su propia condición, es un médico preparado para estas labores. Curamos la mayor parte de las enfermedades infecciosas, muchos procesos agudos del aparato respiratorio, digestivo, renal o cardiocirculatorio… Mejoramos y aliviamos las crisis sintomáticas de muchas enfermedades crónicas como la EPOC, el asma, la cirrosis… Conseguimos mantener en remisión a la mayoría de las vasculitis y enfermedades autoinmunes… Y somos verdaderos expertos en consolar a pacientes desahuciados y a sus familiares, comportándonos en muchos aspectos como psicólogos, cuando no como curas. Otros que tal bailan en esto de curar poco, pero maestros consumados en lo de aliviar y consolar son los médicos de familia.

Ni me he enterado. Me tumbo boca abajo en la camilla de la consulta mientras Antonio Pintor saluda al personal del ambulatorio y le explica lo que pasa. La Peque y Victoria me bajan los calzones hasta una bajura prudente. De reojo veo a mi amigo entrar con pintas de cirujano, me espurrea el culo con un líquido gélido que anestesia de frío.

—A ver, coge esta plaquita con la mano». «¿Esto para qué es, Antonio?

—Para que no te dé la corriente.

—Pero ¿me puede dar la corriente?

—No, pero cógela. ¿Duele? —me pregunta al primer chispazo.

—No.

—¿Has notado algo?

—Un pellizquito.

—Ea, pues ya está.

—¿Ya, coño? ¿Tan pronto?

—Ya.

Acaeció esto un día que estuvimos en El Carpio, almorzando en casa de Sebastián y Pepi. Acierto pleno. A la hora de la despedida me sorprende con un «nosotros cuatro tiramos para Adamuz, que quiero que José María vea mi consultorio, *joer*».

Un camelo, lo que quería era meterme mano. Más de un año llevaba el pobre con el afán de extirparme la dichosa verruga de mi trasero con su bisturí eléctrico, también por presumir un poco, vaya, que veamos que él también sabe de cosas que yo ni me atrevería a intentar. Y yo, siempre reticente, siempre con excusas. «Hoy no te escapas», supongo que pensaría.

Distraído como voy al volante admirando el trueque tan rápido de un paisaje ribereño a otro de sierra y dehesa, tardo en apercibirme de lo que sale de su boca.

—Fíjate, José María, qué oportunidad.

—Dime, dime.

—*Na*, que se me está ocurriendo que ya puestos…, te quito la verruga, ea.

—Ah, eso, vale… —le respondo de manera automática, como quien no está prestando atención alguna. Hasta que caigo—. ¿Cómo has dicho, tío? *Mariconaso*, lo tenías preparado, ¿eh? Mira tú el suavito… —Y los tres se mean de risa a costa de mi sorpresa.

—Hoy o nunca. No me digas que la ocasión no lo merece. Venga, hombre, asúmelo de una vez, ahí con dos cojones.

—Pero, oye, ten cuidado. Ya sabes, mi taquicardia, que estoy tomando aspirina, a ver si voy a sangrar mucho…

—*Cagao*, más que *cagao*. Si no fuera por eso, por lo *cagao* que eres, hasta me molestaría que no te fíes de mí.

—Sea lo que Dios quiera.

Hasta ahí, lo previsto por mi amigo. Verruga achicharrada en un parpadeo y a otra cosa. A partir de ahora lo improvisado. «Vamos a subir por esta calle, a la sombrita, que os voy a llevar a un mercado medieval». «*Ofú,* Antonio, con *toa* la calor…». El mercado tuvo la curiosidad de que todos los puestos estaban dominados por mujeres. Dice Antonio que Adamuz parece, en ese sentido, un pueblo gallego en donde las mujeres llevan el manejo de casi todo. Naturalmente, la Peque compró algo de artesanía popular y yo pasteles caseros para el desayuno de mañana. Visitamos la casa de la cultura, una iglesia a mitad de calle y paseamos largo rato para rebajar la pesadez del condumio. Muy agradable.

El recorrido de esa calle principal del pueblo fue para mí especialmente entrañable. Siendo Antonio el protagonista, yo me he sentido igual o más emocionado que él. He revivido escenas ya olvidadas de nuestros viejos tiempos en Villaharta y en Peñarroya cuando ambos éramos médicos bisoños y valientes. Médicos de pueblo. Cada dos pasos tenemos que parar para que Antonio salude a esta abuelita en silla de ruedas carcomidas por la artrosis ambas, la abuela y la silla, o a este hombre rústico con su vasito de vino de un puesto de más arriba. «Pruébelo usted, don Antonio. Buenísimo». «¿Y tu tensión qué? No abuses, hombre». «Por un día no pasa *na*, don Antonio». O a este grupito de jovencitas ataviadas de doncellas que le espetan con picardía: «Don Antonio, esta noche no estará usted de guardia, ¿no? Por si llegamos algo bebidas». O a su propia enfermera, convertida hoy en aldeana que regenta un puesto de pestiños en forma de tejeringos. O a gente que, sin pararnos, cuchichea por lo bajo: «Mira, es don Antonio». ¡Qué bonito! De verdad. He sentido mucha envidia sana de mi amigo.

A la salida del pueblo me hace dar una vuelta para aparcar en un sitio determinado. Y nos lleva el buen hombre a una casa particular. «¿Qué trampa es esta, Antonio?». Nos abren dos viejas y un viejo.

—¿Cómo está hoy, Ana María? —pregunta el médico—. ¿Está visitable?

—Sí, sí, claro que sí. Pase usted, don Antonio. Por favor, pasen ustedes.

La primera habitación a la derecha es el dormitorio de Ana María. Bueno, lo que queda de Ana María. Es una pasita de ciento y pico de años que ocupa menos cama que mi perrita Pelu. Arropada hasta el cuello, solo le vemos media cara. La otra mitad está invadida y comida por un tumor cutáneo que parece haberle crecido a borbotones. Siendo todos nosotros sanitarios, aun así, resultó una cosa impresionante. Tenía que habernos puesto sobre aviso el *güevón* de mi amigo.

—Ana María —la saluda el médico—, que me he enterado de que el otro día estuvo aquí el obispo visitándote.

—Sí —se despabila pronto al detectar visita—, y me dio la comunión y todo.

—Ea, pues hoy te traigo yo al mejor médico de Sevilla, *pa* que veas.

—Mucho gusto —dice la pobre alargándome su manecita—, *mu* agradecida.

—¿Cómo se encuentra usted hoy? —me acerco a ella y le paso mi mano por la frente.

—Mal, como todos los días, hijo.

—¿Por lo de la cara?

—Por todo, hijo, por todo. Lo de la cara es un cáncer, yo lo sé, no hacen falta tapujos. Y además que ya me he acostumbrado. Como no me miro al espejo…, pues ya está. Lo único que no veo casi *na* por este ojo.

—Por la catarata, ¿no?

—¡Qué va, hombre! Porque el tumor me tapa casi el ojo, ¿no lo ve usted?

El desparpajo y lucidez que muestra nos hace reírnos a todos. Es una anciana entera que según se entona con la conversación deja salir una voz, un pensamiento y una energía insospechados. No permite que la saquen de su casa, casi ni de su dormitorio. Tiene sus ideas clarísimas, salir solo con los pies por delante. Antonio lo ha intentado todo para que la operen o le den radioterapia. Los especialistas del Reina Sofía se han quedado con dos palmos de narices esperándola. Nada. No sale de su cuarto.

—Pero, Antonio, ¿por qué no la obligas más? —le insisto una vez en la calle—. Yo apuraría un poco.

—Imposible. Ella se niega en redondo y yo la respeto. Es más, hago cosas con ella con las que no estoy conforme, solo porque ella me lo pide. Encima de cómo está la pobre, para negarle algo. Me pide inyecciones: inyecciones al canto; que una untura, ahí está la untura; que tal calmante, al momento que lo tiene. Por lo menos que no se sienta desasistida.

—Lo que tú digas, tío. El que la lleva la entiende.

Hoy, os lo repito, le tengo un montón de envidia a mi amigo. Envidia sana. Antonio es mi ideal de médico, un hombre bueno, un hombre cercano y cariñoso que cuida de la salud de la gente humilde. Un médico de pueblo.

XXVII

Enfermeros y auxiliares: los ángeles de la noche

Hoy, además, quiero rendir homenaje en estas páginas a los principales protagonistas de este trabajo en los hospitales, el de cuidar, aliviar y consolar, tan entrañable y necesario como poco reconocido. Y estos son los enfermeros y los auxiliares de clínica. Para mi gusto, son estos profesionales la reencarnación de las monjitas que conocí en el Hospital Provincial de Córdoba en los primeros años de facultad.

A las siete y media de la mañana, antes de clarear el día, ya huele a café calentito en todo el pasillo de la séptima izquierda. Me gusta entrar en la planta oliendo a café. Es un aroma envolvente y agradable que me contagia una sensación de familiaridad, algo de casa. Entro en la sala de las enfermeras a dar los buenos días y a coger las llaves de la secretaría. Se me ha adelantado Benítez, otro médico de mi quinta. «Buenos días». «Buenos días. Cada día llegas más temprano, José María, parece que la Peque te echara de la cama». «No, qué va, es el nuevo horario, ¿no lo sabes, tío?». Llego canturreando por lo bajito y bromeo con Mari Carmen o con Maribel o con Elena o con Juanma, enfermeras y enfermeros antiguos, con merecido caché, que aguantan de forma casi heroica en nuestra planta, una de las más penosas del hospital. Sobre el infiernillo en ascuas la cafetera palmea su plof, plof y expele un penacho de humo blanco dando parte del hervor en su punto. Pronto se arremolinarán en la mesa estas sufridas trabajadoras de la noche para dar un sorbo caliente que las despabile para el último arreón.

Es dura la madrugada en el hospital. Y larga. Los enfermos que habitan en nuestra planta de medicina interna son en su mayoría ancianos muy achacosos y dependientes. Treinta y dos pacientes para dos enfermeras y una auxiliar. Y treinta y dos acompañantes, que también dan su quehacer. Y toda la noche por delante. Doce horas, de ocho a ocho, de luna a sol. Los médicos, al menos, nos turnamos, podemos echar alguna cabezadita, incluso una confortable dormida cuando la noche se ofrece calma. Las enfermeras y auxiliares, no. No pueden; a lo más se recuestan en el sofá de escay, cubierto con una sábana arrugada para que sude menos. Antes, no hace tanto, hacían crochet; ahora les puede el Internet y Wikipedia.

Son las vigías de la madrugada, los centinelas que alertan de algo que pudiera ser más que un simple achaque. Y siempre en el alambre, en el difícil equilibrio entre no llegar —que se les pueda pasar por alto algún síntoma importante— y pasarse, que no es otra cosa que molestar al médico de guardia sin necesidad, por cualquier tontería, que los médicos somos muy nuestros. Pero todos lo sabemos, la noche acobarda; un síntoma que a la luz del día parece banal a las cuatro de la mañana asusta. Debe ser la oscuridad, que nubla la vista y también las entendederas. Quizá suceda, luenga es la noche, un rato de silencio; parece que ha dejado de toser el abuelito de la 715 y que se han apagado los lamentos mortecinos de la mujer del cáncer de páncreas, pobrecita.

El día tiene un aire distinto. Más trabajo para ellas, pero diferente. Mucho ajetreo, mucho ir y venir a las habitaciones, a los despachos de los médicos, muchos sueros y medicamentos que preparar y administrar, mucho familiar que pide empapadores para los bajos de su padre o jabón para duchar a la madre anciana... Pero es de día. Están de otro ánimo. Tienen siempre algún médico a quien recurrir en caso de duda. La luz sureña las revitaliza. Las ventanas del este les asoman a Bellavista, barrio de casitas bajas sin tejado y blancas de cal que bien pasaría por poblado rifeño si no fuera por el moderno bulevar que lo atraviesa. Las del poniente les brindan arcoíris de cielo entero, de cuento, barcos de varios pisos que parecen surcar la tierra llana de la marisma y también los campos feraces del cortijo El Cuarto anegados por esta pertinaz lluvia que no para (no ahora, el relato es de marzo de 1996). Luz del día, nada que ver con la noche tenebrosa.

Si de madrugada son las guardianas del descanso de los pacientes, de día son el alma de la planta. No me parece justo que seamos los médicos quienes acaparemos casi en exclusiva el agradecimiento de pacientes y familiares. Nosotros permanecemos con ellos diez o quince minutos cada día, la visita del médico; ellas, las enfermeras y las auxiliares, doce horas. A nosotros, siempre buenas caras: «¡Qué simpático es mi médico!», o si acaso, «mi médico es muy serio, sí, pero muy correcto y bueno». Ellas, en cambio, soportan los fallos propios y ajenos, bregan, chocan, sufren, lloran y ríen con los enfermos y sus acompañantes. Viven con ellos como si fuesen una suerte de familia de acogida transitoria.

Me resulta admirable observar el trabajo de campo de las auxiliares por las mañanas: retirarles a los viejitos impedidos los pañales de la noche rebañando a conciencia el último resto de caca pegado al culo; lavarlos de arriba abajo en sus camas hasta dejarlos escamondados; emborrizarlos de crema hidratante para que no se piquen por la espalda; ceñirles bien atado su pijama celestito; luego, haciendo de sus manos un improvisado hisopo, esparcirlos de colonia barata, que huelan bien para las visitas; levantarles la cabecera de su cama articulada; darles de desayunar con santa paciencia, como a un niño chico a quien hay que engañar para que coma… Son cosas que, viéndolas, me ponen los vellos de punta. No es necesario estremecerse con las imágenes de la tele de hospitales de campaña o de enfermeras y médicos de oenegés dando de comer a niños famélicos. A mí me basta con este espectáculo diario, tan tierno, tan entrañable, tan poco reconocido de que una mujer, una muchacha extraña, trate y cuide a un anciano enfermo y desvalido como lo hiciera con su propio padre. Admirable. «Para eso les pagan», me diréis los más descreídos. Y yo os digo: ¿cómo se paga eso? Esa labor abnegada y bien hecha no tiene precio. ¿Cuánto cuesta una mirada compasiva, una palabra cariñosa, una caricia? ¿Va en la soldada la delicadeza en el trato y el mimo en los cuidados? ¿Cuánto vale limpiarle las miserias a un viejo o, mejor, a una vieja que no se deja lavar así como así? Las cosas valiosas de verdad no tienen precio.

Me molesta que ni ellas mismas se lo crean. Que son ellas y ellos, enfermeras, enfermeros y auxiliares, las personas más importantes que sustentan el trabajo en el hospital. Son imprescindibles. Mi planta, la séptima izquierda, aguanta perfectamente un día sin médicos. Y dos días también. A veces casi mejor que con ellos. Sería un caos total si falta una enfermera o una auxiliar en cualquiera de los turnos. Se lo digo a ellas con frecuencia: que su trabajo, llevado a cabo con esmero y con cariño, nada tiene que envidiar al nuestro. Que ellas, con su actitud de dedicación y entrega, tapan muchos de nuestros fallos y dignifican la asistencia a nuestros pacientes. Pero no se lo creen.

En mis tiempos de estudiante de Medicina aprendí a emocionarme con este ímprobo quehacer, el de los cuidados de los pacientes mayores. Entonces, esta labor la realizaban con cristiana abnegación las monjitas. En la actualidad, las enfermeras y las auxiliares de mi planta, pese a que no les agrade mucho la comparación, son, para mí, las monjitas de hoy. Aunque más nuevas, más lucidas y más bonitas.

XXVIII

La calidad asistencial

Un día de octubre de 2023, acudí al centro de salud de Antequera para una extracción de sangre para una analítica prescrita por mi urólogo. Mi cita era a las 9:12 horas. A la carrera, con atascos por doquier por mor de la entrada de los escolares en sus centros, he conseguido llegar a las 9:06 horas. *On time*, dicen los ingleses. «Por los pelos», decimos nosotros. A las 9:15 horas me estaban pinchando, y a las 9:30 en la calle.

Para mí, aparte de otros muchos factores intervinientes (agrado, capacitación, pericia…), la puntualidad en la atención sanitaria es calidad. Luego, el sistema de entrada en la consulta, no por la hora de llegada, sino por la de la cita, ha funcionado, cosa nada fácil, porque estamos acostumbrados a entrar en los sitios por orden de cola. Encima, el enfermero que me ha pinchado ha acertado con la vena a la primera, casi mirando al tendido. He percibido calidad en la atención recibida.

Otras veces, no ha sido así. He permanecido en una cola para pedir cita, por ejemplo, y la empleada se pone de cháchara con otra compañera hablando de sus cosas, y los demás aguantando de pie y mirando el reloj.

El tiempo podría definirse hoy como la medida de lo que nos queda por hacer: «No sé si tendré tiempo de…». En cualquier ámbito de nuestro vivir (trabajo, casa, ocio…), el tiempo es algo primordial. Pues bien, por lo que yo he vivido en mi hospital como médico y ahora en otros hospitales como paciente, el único tiempo que parece importante es el tiempo de los sanitarios. Para los usuarios, en el hospital no existe el tiempo. Sabes cuándo entras, pero no cuándo podrás salir. Y eso no puede ser. Siempre me he rebelado contra eso. El tiempo del ciudadano de a pie también es importante. Me hace gracia que en las puertas de entrada en muchas consultas haya un cartelito pegado con *fixo* que reza: «La hora de la cita es aproximada». Que conste que lo entiendo, siempre pueden ocurrir imprevistos que retarden de manera involuntaria e impredecible la consulta, pero una cosa es eso y otra muy distinta que tengas que esperar una hora más de la cuenta porque «es que el médico ha salido a tomarse un café». Me vais a perdonar, pero he llevado siempre muy mal eso de los descansos de los sanitarios a media mañana para desayunar. Y el colmo de los colmos se produce cuando no lo hacen en la propia cafetería del hospital, sino que salen a la calle, incluso vestidos de blanco o de verde, a desayunar en un bar cercano. No puedo asumirlo, lo siento. Puedo entender que médicos y enfermeras que trabajan en la planta de hospitalización se tomen un respiro y un café en la misma planta o que bajen a la cafetería del hospital, porque el paciente hospitalizado no sufre ningún tipo de retraso ni de perjuicio, le da igual que lo vean media hora antes que después. Pero en la consulta externa no es lo mismo. Media hora médica de café le supone al paciente una hora larga de demora en su visita. En la consulta hay que estar a piñón fijo. Así lo creo y así lo he practicado.

¿Qué es eso de la calidad asistencial y cómo se mide? Se ha formulado desde antiguo que la calidad en la asistencia sanitaria tiene dos brazos: calidad objetiva, que hace referencia a la bondad en la realización de una técnica o de un acto sanitario, y la calidad subjetiva, que se refiere a cómo percibe el usuario la atención recibida.

Naturalmente que nos interesan las dos: hacer bien las cosas que hay que hacer y hacer que el paciente se sienta bien atendido. No siempre son concordantes, el médico puede hacer una verdadera chapuza y el paciente salir encantado o viceversa. O como cuando un arquitecto te hace un plano y un diseño perfectos de tu nueva casa, pero luego a ti resulta que no te gusta cómo ha quedado. Bien es verdad que por muy bien que un médico actúe, las expectativas de los usuarios pueden no verse nunca satisfechas, porque son o pueden ser infinitas. Pero también ahí tiene el médico su papel de educador mediante el diálogo y la información adecuada. De manera que gestores y médicos han de cargar con la responsabilidad de la calidad. La Administración sanitaria debe ser garante de la equidad, la accesibilidad, la confortabilidad, la seguridad y la intimidad de los usuarios. Y de la adecuada gestión de los recursos. En nuestras manos médicas están la capacitación y la empatía. Uno tiene que saber hacer bien su trabajo —hacer bien lo que hay que hacer— y debe saber transmitir confianza. Eso es.

La calidad objetiva se mide mediante el registro de datos acerca de las distintas tareas realizadas sobre los pacientes. En distintos formatos (papel, digital), médicos y enfermeras rellenan formularios y protocolos. Dichos datos son luego manejados y articulados por el Servicio de Estadística para plasmar de una manera inteligible la actividad sanitaria de un determinado servicio, un hospital entero o un centro de salud, en forma de tablas, gráficos u otras herramientas al uso. De esta manera, son variables contables muy comunes: las estancias medias, el número de estancias, los procesos que se atienden, las técnicas aplicadas, número de intervenciones quirúrgicas, número de ingresos y de altas, técnicas de enfermería, la adecuación del gasto farmacéutico a los objetivos pactados, las demoras en primeras consultas y en sucesivas, el número de publicaciones médicas y su valor de impacto… Es algo que debe hacerse porque creo haber leído en algún sitio que lo que no se mide no puede mejorarse, y lo que no se mejora se degrada. Y también por proporcionar al sistema el más alto grado de transparencia. Estoy de acuerdo.

Claro que también es cierto que el papel lo aguanta todo. Y el ordenador. El caso es que un trabajador sanitario puede ser evaluado más por los registros gráficos que por el verdadero trabajo bien hecho. Es duro esto, ¿eh?, pero llega a ser así. Se puede llegar a priorizar el registro de lo que se va a hacer sobre la bondad del acto mismo. Lo que critico es ponderar más la apariencia (lo registrado) que lo realizado.

En mis primeros años de residente y de adjunto, yo mismo fui un abducido de los registros, cualquier acto sobre un paciente debía escribirlo casi de inmediato, no fuera a ser que luego se me olvidara. Me liberé de esa presión en mi rotación por la uci: allí, en la uci, resultaba imposible escribir sobre la marcha, por cuanto que los problemas que se planteaban eran casi todos de carácter urgente y grave y uno no podía «entretenerse» yendo y viniendo a las historias o al ordenador para escribir cada cosa que hacía. Aprendí a trabajar a mi aire, según circunstancias, a demanda del paciente y no de los registros. Y ya, al final de la jornada, hacer memoria y escribirlo todo.

Siento también una especie de pena porque, al final, toda la actividad que un sanitario realiza quede reducida a números. Pero hay que aceptarlo: es así como funcionan las empresas y como se evalúa a los trabajadores. Lo que ocurre es que los sanitarios nos dedicamos al cuidado de los enfermos y bastantes elementos en la calidad de dichos cuidados se resisten a convertirse en números. ¿Cómo se pasa a un código numérico la delicadeza con que una auxiliar de clínica le da de comer a un anciano dependiente o lo fregotea de arriba abajo hasta dejarlo escamondado de limpio? ¿Cómo las caricias y achuchones del doctor Benítez? ¿Cómo la generosidad y entrega del doctor Peña o del doctor Grilo? ¿Cómo la claridad en las historias clínicas del doctor Rivera? ¿Cómo la magia en las manos de una matrona o de un cirujano?

Y luego está ese afán nuevo de comparar para competir. No me gusta. Porque resulta que los incentivos económicos ligados al plus de productividad van paralelos a esos registros. Y conste que entiendo que ha de haber criterios objetivos a la hora de repartir incentivos extra, pero uno, que es un romántico anticuado, echa en falta otros elementos menos tangibles, menos mediáticos, menos manipulados y más humanizados. Ha llegado tan lejos este afán registrador que existen *rankings* entre los distintos servicios y entre los hospitales andaluces. Aun sabiendo que no se pueden comparar realidades distintas porque las distintas Unidades Clínicas de los distintos hospitales andaluces no hacen lo mismo, ni siquiera los de un nivel parecido. Hay más: muchos servicios y algunos hospitales enteros se han acreditado en calidad, esto es, tienen el marchamo, el sello de una empresa externa que les acredita como hospitales o como servicios muy buenos, por encima de los demás. La norma ISO, por ejemplo. Como puede ocurrir en cualquier fábrica o empresa. Como un restaurante que compite por las estrellas Michelin.

¿Cómo puede acreditarse en calidad un servicio clínico o un hospital entero cuando los pacientes necesitan pasar dos días en observación antes de ingresar porque no hay habitaciones disponibles en la planta? ¿Cómo, si en la observación no es posible un mínimo de intimidad ni seguridad y no digamos confortabilidad? ¿Cómo, si el tiempo para la primera visita en las consultas es de tres meses y la demora quirúrgica de seis meses? Es que hemos realizado no sé cuántas endoscopias, tropecientos cateterismos, una barbaridad de TAC y de resonancias, trasplantes de órganos, intervenciones de altísimo nivel y riesgo, proyectos de investigación clínica y básica, varias tesis doctorales y poseemos un factor de impacto de publicaciones muy elevado... Qué duda cabe de que son elementos y datos muy loables que certifican la calidad técnica e investigadora de un servicio o de un hospital entero. Pero estamos hablando de otra cosa, hablamos de calidad en la asistencia sanitaria, que abarca mucho más que todo eso. O incluso mucho menos en algunos supuestos. Puede que una verdadera calidad asistencial objetiva precise de más camas y de más recursos humanos que de otras actividades ligadas al currículum. Un mismo hospital no puede ser pionero en trasplantes y el último en la calidad de sus Urgencias o en la confortabilidad de sus habitaciones. Por ejemplo.

La calidad subjetiva suele medirse mediante las encuestas de satisfacción y mediante el análisis de las reclamaciones y demandas.

Me da coraje de las encuestas, siempre salimos de sobresaliente. Tienen un sesgo muy claro. El usuario medio que responde a las encuestas suele hacerlo a la salida del hospital donde ha estado ingresado. La mayoría de los que responden lo hacen porque les ha ido bien. Aquellos que salen insatisfechos no se molestan en contestar nada, simplemente se van cabreados. Y los que fallecen tampoco suelen entretenerse en tales menudencias. Y sus familiares, menos aún.

En cuanto a las reclamaciones sí rompo una lanza a su favor. Tengo un gran respeto por las reclamaciones porque entiendo que detrás de cada una hay un paciente o un familiar que ha sufrido no solo la privación de su salud, sino el rigor frío y la aspereza de alguna de nuestras actuaciones, cuando no la más pura negligencia. Y tampoco aquí actuamos bien. Lo sé por el tiempo —más de veinte años— que he sido jefe de sección. Por lo general, el médico siempre se pone a la defensiva. Es el paciente quien no se ha enterado de tal o cual cosa o que no se ha conducido como esperábamos o que ha tenido malos modos. No soy capaz de recordar una respuesta médica de autocrítica aceptando los términos de la reclamación que ha hecho el paciente o su familiar. Siempre respondemos con vaguedades: «Estamos trabajando a diario para subsanar esas deficiencias», y cosas así.

Muy recientemente, en mi entorno de amigos, he tenido la ocasión de conocer una actuación médica a todas luces muy deficiente, casi rayana en la negligencia, cometida en las urgencias de uno de nuestros hospitales públicos más emblemáticos. Incluso interviniendo yo mismo como conciliador entre partes, no ha habido manera humana de que el médico en cuestión ni su jefe inmediato reconozcan el grave error cometido. A propósito de este caso, escribí lo siguiente en mi blog:

> *La humildad, que no el servilismo, es una cualidad de las personas que les hace sentirse en igualdad con sus semejantes, que les reconoce como imperfectas y limitadas, capaces de equivocarse. Siento una especial admiración por las personas humildes. Sobre todo por aquellas que, dotadas de talentos portentosos, consiguen destacar por su sencillez sin proponérselo siquiera. Les sale del natural.*
>
> *La humildad es especialmente importante en los médicos, tan dados, por una parte, a endiosarse por sus logros, algunos de ellos ciertamente meritorios, y por otra, a cometer errores, incluso negligencias, como personas humanas que son. La humildad es el fiel de la balanza, aquello que nos proporciona la grandeza de ponderar con prudencia los halagos y asumir con dignidad nuestros fallos.*
>
> *El médico más talentoso que yo haya conocido se llamaba Gonzalo Miño Fugarolas, un digestólogo gaditano, bajito, negrucillo y achaparrado, un mariscador de la bahía. El hombre que introdujo en aquella Córdoba provinciana la novedosa y desconocida técnica de la laparoscopia para el diagnóstico de las ictericias y otros problemas abdominales; el que revolucionó para la modernidad la medicina tradicional cordobesa. Un hombre bueno que desbordaba simpatía y compañerismo a la par que trabajo incansable por la excelencia clínica. Un hombre humilde. Y, como él, tantos otros maestros humildes que servidor tuvo la fortuna de disfrutar en aquellos años gloriosos del Reina Sofía. Curiosamente, incluso ahora, en este tiempo de youtubers, influencers y otras yerbas distorsionadoras de la información, sigo manteniendo la convicción de que los mejores médicos de mi hospital de Valme son también los más humildes, los que nadie conoce, los nada mediáticos.*

Por eso me ha chocado tanto el comportamiento reciente de unos compañeros médicos en uno de nuestros hospitales andaluces más afamados. Conozco el caso muy de cerca porque el paciente «sufridor» es un íntimo amigo mío y porque he tenido acceso a la historia clínica y al informe médico que le dispensaron hace solo unos meses. Han cometido un error grave en el manejo diagnóstico de este paciente. Error, por otra parte, evitable, si los médicos en cuestión hubiesen atendido al relato de la esposa del paciente. No lo hicieron, le dieron de alta y pasaron por alto un proceso quirúrgico realmente urgente. Afortunadamente, al día siguiente, en una nueva visita a Urgencias del mismo hospital, se pudo aclarar todo. Se le realizó el TAC, se diagnosticó adecuadamente y se le intervino. Todo bien.

El final feliz, sin embargo, no me deja satisfecho del todo. Resuelto el proceso, en una reunión de conciliación amistosa con dichos médicos y con su jefe, la esposa del paciente esperaba un reconocimiento del error cometido y, por qué no, una disculpa sincera. Nada de eso. Contra lo que cualquier razón médica entendería, estos señores se enrocaron en una postura unitaria y corporativista del «se ha actuado según protocolo». ¡Tócate los cataplines! Aparte de no haber seguido ningún protocolo, sino simplemente una historia clínica mal recogida, conviene aclarar que por delante del supuesto protocolo debe funcionar el ojo clínico, la intuición médica o, sencillamente, el sentido común.

¡Lo que nos cuesta a los médicos reconocer los errores! Y no entiendo por qué. Con lo fácil y liberador que resulta asumirlos y disculparse y así poder dormir con la conciencia tranquila… Pues no. Estoy convencido de que somos conscientes de nuestro error, pero de puertas afuera nos resistimos a confesarlo. ¿Soberbia? Yo creo que no. Simplemente es aquello de no dar el brazo a torcer, agarrarse a cualquier argumento por fútil que sea con tal de no lastimar nuestra autoestima. En suma: falta de humildad.

El médico clínico, el que se ocupa del diagnóstico y tratamiento de los pacientes, ha de poseer necesariamente unas virtudes, digamos que cardinales: no solo es la competencia, también la empatía (agrado), vocación y humildad. Aspectos estos últimos que deberían cuidarse mucho más en la formación de los residentes. No pasa nada si, además, el médico es un tío cachondo. Como lo era don Gonzalo Miño. O como lo es mi amigo Juan Jiménez.

La gente reclama mucho menos de lo que debería, en ocasiones lo hace por naderías y deja pasar cosas gordas de verdad. Estoy seguro de que en nuestro fuero interno —lo digo por mí mismo— sabemos que hemos metido la pata, pero nos cuesta un *güevo* aceptarlo abierta y explícitamente. El médico —más que ninguna otra persona—, sabedor de que sus errores pueden acarrear consecuencias graves, debería llevar a gala el estandarte de la humildad, nunca el de la arrogancia.

Hace solo unos días, una vecina ha ido a nuestro hospital de referencia para hacerse una resonancia de la columna lumbar. La cita le había llegado vía mensaje al móvil, un primer mensaje dos días antes y un segundo mensaje la noche anterior a la cita: «Estimada señora, le recordamos que mañana tiene usted una cita para la resonancia en el servicio de Radiología, a las 18:00 horas». La mujer acude puntual, se sienta en la sala de espera y ve cómo la auxiliar va llamando a unos y a otros, y que pasan los minutos y las horas y a ella no la llaman. A las 20:00 horas, ya mosqueada, le pregunta a la auxiliar por tanta demora. La auxiliar se coloca bien las gafas de cerca para mirar su lista y le dice que no está citada, que no aparece en su listado. Nuestra buena señora saca su móvil y le muestra los dos mensajes recibidos citándola para ese día y a esa hora. La auxiliar, nerviosa, se mete para dentro: «Voy a enterarme de qué ha podido pasar». Al cabo, sale y le explica a la mujer que le ha debido de llegar a su móvil un mensaje o una llamada anulando la cita. «Pues mire usted mi móvil, verá que no ha sido así. No he recibido nada». La auxiliar, entonces, se vuelve todo empatía y le pide mil disculpas a la señora. «Lo siento, lo siento, lo siento… Ha habido un error administrativo. Le prometo que a lo más tardar pasado mañana la volvemos a citar». Y nuestra buena señora acepta las disculpas y se vuelve al pueblo cantando bajito.

Es bastante probable que vosotros deis por bueno tal comportamiento. De tanto padecerlo, hemos normalizado los retrasos inaceptables en cualquier acto sanitario. La auxiliar se ha disculpado y ha prometido una cita nueva lo más pronto posible. Yo, no. Yo exijo más. Si el error ha sido del hospital, el hospital tiene la obligación de responder. Y responder no es volver a citar a la mujer dos días más tarde; responder es hacerle la resonancia la misma tarde en que ha sido citada. Añadirla a la lista a costa de veinte minutos más de trabajo para el técnico de rayos y el radiólogo. Me diréis, bien intencionados, que ni la auxiliar ni el radiólogo tienen culpa alguna de ese error y, por tanto, ninguna obligación de subsanarlo. Discrepo: en ese momento, la auxiliar y el radiólogo representan al hospital, son solidarios con él y, en la medida de sus posibilidades, deben dar satisfacción a la mujer. Mañana le cantarán las cuarenta en bastos a quien haga falta, pero esta tarde esta mujer se va con su resonancia hecha. Los pacientes son lo primero, eso reza en nuestros carteles.

He aquí, desde mi punto de vista, el pequeño salto que nos falta para una calidad de excelencia. Decíamos antes que el tiempo del paciente también es importante, tanto como el nuestro. Esta mujer vecina mía tuvo que anular un viaje de placer a Córdoba, de visita a unos amigos, por atender a su cita; hizo sesenta kilómetros entre ida y vuelta y se perdió entero el capítulo de su novela preferida, *Valle Salvaje*, que coincidía con su hora de resonancia. Por ejemplo. «¡Vaya tontería!», diréis. Pues para ella fueron cosas importantes.

Alguien que no me conozca bien puede pensar que soy un médico resentido, que cargo fieramente contra todo porque estoy dolido con algo o con alguien, porque pudiera, eventualmente, sentirme maltratado por la Administración. Rotundamente no. He sido un médico querido por mis pacientes y por mis compañeros, y tengo la satisfacción de mi trabajo que creo bien hecho. Mi discurso, por tanto, como el verso de Machado, brota de manantial sereno. Me mueve la rebeldía por ver que las cosas ya no son como antes, y que yo mismo, un todoterreno hospitalario, me he tenido que jubilar perdiendo fuelle. Quizás también, no digo que no, por mi propia resistencia para aceptar que estamos en otros tiempos, en otro paradigma.

Pero en esencia, si le preguntáramos a un ciudadano de a pie qué entiende por calidad en la asistencia sanitaria, lo tendría clarísimo: «Mire usted, es bastante simple: que una cita con mi médico de atención primaria nunca, ni siquiera en periodos de vacaciones, se demorase más de tres días; que mi médico disponga de tiempo suficiente para escucharme; que una cita para el especialista o para una prueba en el hospital no tarde más de un mes en ningún caso; que una vez realizada la prueba pueda ir a que me informen del resultado antes de un mes; que la lista de espera quirúrgica no supere nunca los tres meses desde la indicación; que las urgencias de los centros de salud no cierren nunca por las tardes; que no tenga uno que permanecer en las urgencias del hospital todo un día para poder ser atendido y despachado; que las urgencias de los hospitales sean atendidas por personal cualificado y no por principiantes; que las salas de urgencias hospitalarias y de observación dispongan de una confortabilidad e intimidad acordes con la dignidad de las personas... Y ya está».

A mi modo de ver, y esforzándome por desterrar lo de que cualquier tiempo pasado fue mejor, no me queda otra que aceptar de mala gana un antes y un después en lo que se refiere a la calidad en la provisión de la asistencia sanitaria. La pandemia del COVID-19 ha supuesto ese punto de inflexión a partir del cual nos hemos descalabrado. No es que antes nadáramos en la abundancia, ni mucho menos; no es que antes cumpliéramos los requisitos de calidad exigibles a una sociedad moderna que presume del mejor sistema público de salud del mundo entero. No. No éramos excelentes, pero al menos pasábamos el corte. ¿Qué ha ocurrido al recuperarnos de la pandemia? ¿Por qué esta caída brutal en la calidad asistencial que es un clamor? Todos, ciudadanos, sanitarios, gestores y políticos, deberíamos acudir contritos al confesionario de nuestra conciencia.

Los ciudadanos hemos pasado en un abrir y cerrar de ojos de la aclamación popular al desapego más áspero e ingrato hacia el personal sanitario. ¿Por qué? Pareciera como que después de dos años huérfanos del contacto físico con nuestros médicos hubiésemos desfogado contra ellos las frustraciones causadas por tan largo confinamiento y visitas virtuales. Nos hemos vuelto ahora lo exigentes que nunca antes habíamos sido, lo cual no está mal, siempre que fuésemos más acertados en la dirección de nuestras quejas.

Los médicos (escribo ahora en tercera persona porque ya no estoy en activo) se han tornado más esquivos y reservados, más a la defensiva. No acaban de comprender el enfado de la gente para con ellos, cuando hace nada que han sido los cruzados anónimos de la contienda sangrienta contra el virus. Y, sobre todo, no pueden concebir el menosprecio que la Administración sanitaria les demuestra de una manera tan descarada como desconcertante con la rescisión de contratos, la vuelta a los contratos basura y el cierre de muchos servicios de urgencias en los pueblos. Por otra parte, como ya hemos comentado anteriormente, son los médicos hijos de su tiempo, personas corrientes que se han formado en un ambiente «urbanita» y les incomoda el hecho de ocupar plazas muy periféricas y aisladas del mundo que ellos han vivido durante su etapa formativa.

Gestores y políticos van a lo suyo: lejos de mirar por el bien general, como cacarean con futilidad, solo persiguen objetivos contables en el corto plazo, estrategias de indicadores de procesos que no se alinean con los resultados que de verdad importan a las personas y pasan por alto criterios razonados y fiables del personal sanitario más cualificado en experiencia y saber. Asimismo, en el deber de estos gestores está el no haber sabido ni siquiera imaginar un sistema de gratificación económica y laboral para aquellos puestos sanitarios menos apetecibles como lo son los pueblos y ciudades pequeñas.

Y, aun así, con todos estos inconvenientes, cada uno de nosotros (me incluyo) ha vivido experiencias sublimes en centros sanitarios que nos hacen mantener luminosa la antorcha de la esperanza.

XXIX

Sanidad pública: antigua joya de la corona

¿A quién —o a quiénes— interesa una sanidad pública de calidad, universal y gratuita? Es una pregunta tonta, diréis. Nos interesa a todos, al común de la ciudadanía y a cualquier Gobierno democrático. No en valde es —o era— nuestra orgullosa joya de la corona.

Sin embargo, permitidme dudar. Creo que el interés por defender la sanidad pública es de boquilla. Es una pose obligada que se enseña en cualquiera de los másteres o cursos de formación político-sanitaria. Es la imagen —ya irreconocible— que pretenden transmitir los políticos de turno, *urbi et orbi*, acerca de la bondad de nuestro sistema de salud. Es una de tantas expresiones hueras («yo defiendo lo público») que se pueden escuchar en cualquier conversación o debate sobre el tema. Me temo que ni ciudadanos de a pie ni políticos nos tomamos en serio algo tan vital como es la defensa, de verdad, de una sanidad pública de calidad. Baste como muestra este botón tan significativo: una parte nada desdeñable de los funcionarios apoyan de palabra «lo público», pero luego escogen seguros médicos «privados» financiados por el Estado. Incluso han organizado movilizaciones y manifestaciones a fin de defender un acuerdo sonrojante

JOSÉ MARÍA RIVERA CÍVICO

del Estado con Muface. Hasta donde alcanza mi conocimiento, solamente la Asociación por la Defensa de la Sanidad Pública y las llamadas Mareas Blancas se afanan en la defensa de lo público en cuanto a salud se refiere.

Hace unos meses, asistí a un espectáculo en Málaga, un monólogo de Manu Sánchez de dos horas y media. Una gozada. «Fuera aparte» (así se dice en Sevilla) de lo desternillante del mismo, Manu nos puso al corriente del extraordinario valor de nuestra sanidad pública a propósito del manejo al que se ha visto sometido por mor de un cáncer testicular en un grado muy avanzado. Son necesarios mensajes como este, de personas a quienes todo el mundo admira, para que la gente comprenda el tesoro que tenemos y que estamos dejando que nos lo arrebaten. No, no y no.

En nuestra Andalucía, la Marea Blanca se ha puesto en contacto con el director cinematográfico Pablo Coca a fin de organizar y producir una película documental que trate de cómo ven los profesionales de la salud y los usuarios este asunto de la sanidad pública. Se estima que dicha película pueda estar disponible para el otoño de 2025. O sea, ya mismo.

En términos futbolísticos, es sabido por todos que la mejor defensa es un buen ataque. Este va a ser mi propósito de hoy: defender la sanidad pública atacándola. Mira tú qué paradoja. Porque me duele. Pero bueno, seré benévolo, ya me vais conociendo.

Antes de seguir hablando, ha de quedar meridianamente claro para todo el mundo que yo soy un médico público, que siempre lo he sido y que siempre lo seré. Treinta y siete años de ejercicio lo avalan. La verdad, no me veo cobrando por una consulta. Iba a continuar diciendo que mi compromiso de vida y de profesión es con lo público, pero rectifico a tiempo: mi compromiso es con la persona enferma.

Tan reciente como anteayer acudió a mi casa del pueblo un paisano bastante rozado en mi familia para solicitar mi opinión al respecto de un trastorno metabólico que padece. Charlamos largamente y le aconsejé según mi criterio. Al despedirse, se echó mano a la cartera y me preguntó que cuánto era. Me dio la risa. ¡Estaría bueno que ahora empezara yo a cobrar por cada visita improvisada que acontece en mi casa!

Lo que ocurre es que siempre he desarrollado mi actividad en hospitales públicos y de ahí la lógica de confundir el todo por la parte, como si no existiese otra alternativa a lo público. Pero la hay. Y quizás sea conveniente conocerla, más que nada para quedarnos con lo bueno que pueda ofrecer, que para lo malo ya estamos nosotros. Mal empezamos.

«Pero bueno —diréis algunos—, ¿de qué habla este hombre cuando hoy disfrutamos de la medicina más moderna y tecnificada de todos los tiempos, que cualquiera de nosotros ya se ha escaqueado de la muerte con nuestros muelles cardiacos o ha superado cánceres otrora letales de necesidad? ¿Acaso no sabe que nuestros grandes hospitales públicos están a la altura de cualquiera otro en Boston o en Londres y que nuestros científicos son rifados en las sociedades médicas internacionales? Ahí tenemos los casos de los doctores Valentín Fuster o Mariano Barbacid... ¿Olvida que somos pioneros en todo el tema de trasplantes y donaciones de órganos?».

Esa es la cuestión. Para la alta tecnología estamos en cabeza. Es verdad. Y no puedo de ninguna manera menospreciar esta evidencia. Al contrario, comparto con vosotros ese orgullo de vivir en un país con similares bondades sanitarias que cualquiera de los más avanzados. Para lo gordo estamos ahí, sí, es cierto. Y es algo contradictorio, como mandar cohetes a la luna y mientras tu gente se muere de hambre. No hablo de eso, hablo de lo común, del día a día. Nadie va a poner en duda la pulcritud y elegancia de los modelos del escaparate. Preciosos. Hablo de los trajes descosidos de la trastienda, de lo que no se vende —lo que no vende—, de lo que no conviene airear. Me refiero a la cita que nunca aparece; a intervenciones que llegan tarde o no llegan nunca; a la inaceptable demora de pruebas y de recogidas de resultados; a la brutal sobrecarga doméstica de tantas cuidadoras; al sufrimiento del moribundo y sus familiares en su casa o en el hospital, no siempre asistidos como se debiera… En fin, a ver quién pone orden en tanto fármaco de los ancianos que viven solos, cómo evitar los errores seguros en su imposible cumplimentación; a la falta de camas hospitalarias; a la congestión insoportable e indigna en los pasillos y en las dependencias de unas Urgencias hospitalarias manejadas por novatos la mayor parte del tiempo…

A la gente corriente se le llena la boca hablando de la sanidad pública, de lo buenos profesionales que somos, de los magníficos hospitales que tenemos, de la tecnología tan avanzada, de las resonancias, del aparato ese de operar tan moderno, un cirujano robótico al que llaman DaVinci, de los trasplantes y donaciones, ejemplo para el mundo entero… Y todo eso es verdad. Pero no es menos cierto que la gente, en general, se conforma con poco. Las encuestas sobre satisfacción en la atención sanitaria pública nos ponen —rectifico: nos ponían— por las nubes. Y ya empiezo yo a ponerme de los nervios. Porque los que vivimos dentro conocemos mejor que nadie nuestros trapos sucios. Que los hay. Tiene uno la impresión de que todas las deficiencias que el usuario detecta en nuestro sistema —que no son pocas— las pasa por alto con tal de que la asistencia siga siendo gratuita y con que no le quiten nunca la posibilidad de ir a las Urgencias de los hospitales cuando a cada cual le venga en gana.

Gratuidad y accesibilidad. Esas dos cosas son lo más valioso para el ciudadano de la calle. La calidad en la asistencia, como el valor en el soldado, se presupone. Parece importarles poco a nuestras criaturas de Dios que una consulta con el especialista tarde tres meses, si no más, o que una cadera deformada y artrósica tenga que esperar un año, si no más, para ser intervenida y necesite pasar dos veces por «la prueba de la anestesia». Les basta con coger el autobús del pueblo y venirse a las Urgencias. Les trae sin cuidado que sean atendidas en las mismas por personal médico inexperto, residentes de primer año, porque saben que lo suyo no es de mucho cuidado; soportan gustosas permanecer todo el santo día en la sala de espera porque se llevan, de una tacada, todas las pruebas hechas; se pelean a gritos con el personal de enfermería de la sala de observación cuando el familiar enfermo no sube a la planta por falta de camas, pero no ponen reclamaciones ni van a la puerta del director a protestar. Todo se queda en ladridos. Nuestra querida sanidad pública es universal, sí, pero tiene mucho margen de mejora en la equidad y en la calidad.

A mi entender, esta es la parte que le toca al ciudadano: exigir más, exigir la excelencia. No tanto a los profesionales sanitarios, que también, cuanto a gerentes y políticos. Creo que hasta hace bien poco la sociedad en general no ha querido percibir el lento y progresivo deterioro que está mermando la asistencia sanitaria pública. En el verano de 2024 ha ocurrido en muchos pueblos del área sur de Córdoba y de Sevilla y norte de Málaga algo realmente insólito: concentraciones y manifestaciones callejeras de gente en protesta pacífica por la falta de médicos y pediatras que padecen. Concretamente, en mi pueblo, una de las muchas localidades afectadas, hemos «sufrido» dos horas diarias de médico, cada día alguien distinto, en vez de un horario completo de mañana que era lo usual. Yo mismo he asistido a esas concentraciones en la placita frente al consultorio y me he visto comprometido a dar una especie de mitin político intentando explicar los intríngulis del problema suscitado ese verano.

Exigir y hacer un uso adecuado de los recursos sanitarios, he ahí la dura tarea del ciudadano. ¿Qué podemos hacer entre todos para sostener un sistema sanitario público que podría ser paradigmático en el mundo? Insistiré en que todos podemos aportar algo. La ciudadanía debería ser menos conformista, haber aprendido a usar los recursos sanitarios de una manera razonable, no equivocarse en la elección de las personas objeto de sus protestas…

Hay en mi pueblo dos mujeres —que yo conozca— que llevan un año en lista de espera para operarse de una prótesis de rodillas. Y pretenden solucionar su problema yendo una y otra vez a las Urgencias del hospital en cuestión, por si sonara la flauta y la ingresan por pesadas. «No —les digo—, esa no es la solución. Debéis ir a hablar con el director médico del hospital y, educadamente, exponerle a él el problema». Y no van. Se resignan. No entiendo qué cosa les parecerá a ellas que sea hablar con el director del hospital…

¿Y los médicos? ¿Qué pensamos los médicos al respecto? ¿Qué papel deberíamos adoptar en esta defensa? Creo que todos los que trabajamos en lo público somos conscientes de estas y otras muchas deficiencias, algunas tan vergonzosas que atentaría contra el decoro ponerlas sobre el papel. Hay de todo, naturalmente. Muchos de nosotros queremos este modelo público, pero ocultamos sus carencias. Nos sucede algo parecido a esos padres que, conociendo la debilidad de algún hijo, se molestan muchísimo hasta llegar incluso a perder las amistades si alguien, con la mejor de las intenciones, les insinúa lo más mínimo.

¿Cuál es mi posicionamiento? Creo que pertenezco al primer grupo, al que se da cuenta de los fallos, pero se acomoda y los tolera. Soy hombre muy acomodadizo, me adapto enseguida al medio en vez de intentar cambiarlo. Soy cómodo, ya está. He podido presumir de una consulta la mar de saneada, de haber sido un médico querido por los pacientes, de haber recibido lisonjas y regalos por parte de ellos, de ser competente y honesto. Pero tuve conocimiento de que mi lista de espera era de un mes de promedio. «Eso no es nada», diréis piadosos. Para mí sí que lo era, yo quería una demora inferior a dos semanas. «Problemas de agenda», solemos decir; «excesiva demanda por parte de los médicos de cabecera», nos excusamos. A lo mejor podría haber ampliado un poco mi agenda. Hubiese sido igual, me justificaba a mí mismo, al cabo de poco estaríamos en las mismas: cuantos más huecos dejas, más se llenan; cuanta más oferta, mayor es la demanda. Es así. Por otra parte, un excesivo número de pacientes en la consulta podría empobrecer la calidad en la atención a los mismos. Si nos ponemos, encontramos explicación para todo.

«Pero, entonces, ¿en qué quedamos? ¿Qué te convence más, la sanidad pública o la privada?». Mi propósito, más que comparar ambos ámbitos sanitarios, se centra en defender lo público. No pretendo atacar la medicina privada, entre otras cosas, porque no soy tan conocedor de su funcionamiento como lo soy de la pública. Muchos de vosotros sois docentes y tenéis compañías privadas: Asisa, Cáser, Adeslas, Orgasmos… (no, no, borrad lo de Orgasmos, que es un chiste). Quizás estéis más autorizados que yo para opinar de esto. No apruebo, desde luego, la ausencia de guardias presenciales en los servicios troncales como Medicina Interna, Cirugía, Ginecología, Trauma… Os puedo decir que siempre que he acompañado o visitado a alguno de nuestros amigos con enfermedades serias, tan serias como un cáncer de pulmón, un infarto de miocardio, una intervención quirúrgica a corazón abierto, la colocación de un desfibrilador implantable, la intervención de un aneurisma de la aorta o simplemente una pequeña operación sobre el oído o sobre los senos nasales, he tenido cierta sensación de desamparo cuando se presenta una urgencia grave en horario inopinado: las enfermeras tienen que echar mano del médico intensivista.

Por otra parte, tampoco apruebo el hecho de compatibilizar ambos ámbitos. He sido siempre defensor de la separación de ejercicios profesionales: o te dedicas a la pública, o a la privada. Pero no a ambas. Me dicen que cada uno puede emplear su tiempo libre en lo que quiera. Desde luego. Siempre que esa otra actividad alternativa no sea lesiva para la otra parte. No me imagino a Zidane o Ancelotti haciendo de ojeadores deportivos para el Barça en su tiempo libre. Lo que yo he podido comprobar en los médicos ambidiestros es que no les queda tiempo material para prepararse, para estudiar los casos, y no digamos ya para la conciliación familiar. Y luego que es muy complicado evitar pequeñas corruptelas y conflictos de intereses que devienen en cosas normales con el tiempo y con la repetitividad de las mismas. Por ejemplo, al no poder desdoblarse el médico, siempre habrá una parte perjudicada, usar recursos públicos para atender a pacientes privados, facilitarles a estos unas condiciones más favorables…, cosas todas ellas que alteran gravemente el principio de equidad.

Con todo, discrepo de la opinión dada hace ya unas fechas en la tele por el diputado Alberto Garzón, merecedor de mis simpatías pese a su impericia comunicativa, en el sentido de que en la sanidad privada los enfermos son clientes y en la pública son ciudadanos con derechos. Desearía estar de acuerdo. Bastantes «derechos» de nuestros sufridos ciudadanos en la sanidad pública son derechos más virtuales que reales. Nuestros gestores públicos también se refieren a los pacientes como clientes, cosa que no ha calado para nada entre los médicos. Para nosotros siempre son pacientes, ni siquiera usuarios. Desde el punto de vista de la intimidad y confortabilidad, uno tiene la certeza de que la sanidad privada nos saca muchísima ventaja. Pero es más, si este buen hombre, Alberto Garzón, tuviera ocasión de visitar la sala de evolución en mi hospital de Valme, pongamos un lunes a las doce de la noche, y viera el esperpento tercermundista de pacientes apelotonados, sin la más mínima intimidad, separadas sus camas por un cortinaje corredizo que siempre se queda a mitad de cierre, viejo echándole el culo a vieja, vieja demenciada con todo el hato arrollado en el cuello y todos sus pellejos a la vista…, se iba a empapar de lo que son ciudadanos con derechos.

No quisiera ser demagógico ni tremendista. Lo que cuento es real y sucede a diario, pero no quiero hacer más leña. Lo público, ciertamente, juega siempre en desventaja, puesto que su campo de actuación es universal y acoge a la gran mayoría de los ancianos pluripatológicos y con una pléyade de enfermedades crónicas, la población que más recursos sanitarios consume. Otro ejemplo, tan reciente, de la grandeza de nuestro sistema sanitario público lo hemos vivido todos a propósito de la pandemia del COVID-19, donde la sanidad privada apenas ha pasado de puntillas.

Por nuestra parte, el personal sanitario —no solo los médicos— debe afrontar el enorme reto de volver a ganarse el aprecio y el respeto de la gente gracias al buen hacer en capacitación y empatía.

Si los sanitarios se ven abocados y convertidos en meros gestores de recursos y controladores del gasto; si se establecen incentivos de tipo económico proporcionales al porcentaje de ahorro o gasto realizado, es posible que se pierda la relación de confianza en la que se ha basado la relación clínica tradicional, y que al mismo tiempo se perviertan los fines de la medicina.

Azucena Couceiro Vidal
La relación clínica: historia, modelos, instrumentos y retos

Nos queda la parte que compete a la política sanitaria. Sin duda, la parte que debe soportar el mayor peso de responsabilidad por la defensa de lo público. En este sentido la política sanitaria de los Gobiernos andaluces, antes el PSOE y ahora el PP, tiene mucho en su «debe». Creo que ningún Gobierno se ha tomado en serio, de verdad, apostar de una manera definitiva por la sanidad pública andaluza. Y posiblemente el Gobierno actual de PP apueste más por el crecimiento de la sanidad privada.

Desde hace décadas se habla, se escribe, se debate acerca de los grandes retos sociales —que ya han llegado— como consecuencia

de la sociedad del bienestar y del enorme envejecimiento poblacional. Se sabía de sobra que todo esto iba a pasar, pero no se ha
actuado. Miento, sí se ha actuado, pero me temo que en dirección
desacertada. Ni de lejos se han creado los recursos mínimos para
afrontar tales retos: plantillas no solo al mínimo, sino desmotivadas;
no cobertura de bajas; amortizaciones de plazas de sanitarios que
se jubilan; disminución de camas hospitalarias; falta de plazas de
residencias de ancianos; arbitrariedad interesada y enchufismo en
la designación de cargos intermedios… No hurgaré más en la
herida. A lo mejor es que no se ha podido hacer de otra manera.
Que se ha cortado el chorro que fluía de Europa y nos hemos
quedado tiesos. Vale. Pues que se diga.

Otro factor estrechamente relacionado con lo anterior es la
desconfianza del personal sanitario sobre los gerentes y directivos,
lo que llamamos desafección. Ya hemos tocado el tema. Hoy los
gestores y jefes tienen bien aprendida la lección de los números, la
cantidad sobre la calidad. La cultura asistencial que domina en mi
hospital es resolver pronto, dar altas rápidas, proporcionar estancias
cortas: «Venga, vamos, el siguiente. No hay que pararse tanto, ya
se verá más adelante en la consulta»… Esta manera de actuar
ha propiciado, creo yo, la sustitución del juicio y razonamiento
clínicos (proceso necesariamente reposado y concienzudo) por
la solicitud a la defensiva de pruebas complementarias. Y lo peor
es que los residentes lo están aprendiendo. Hace solo unos meses,
en el almuerzo de despedida por jubilación del ínclito doctor
Lesmes, orgulloso emblema de dedicación a nuestro hospital, un
residente de medicina interna me lo confirmaba: ha llegado la
cosa a un punto en que los propios médicos confiamos ya más
en las pruebas que en nuestro propio criterio clínico. Triste.

XXX

Apostar por lo público: el eterno deber de la política sanitaria

La Administración sanitaria debe apostar de una manera incontestable por la sanidad pública en un país como es el nuestro, donde la mayor parte de la población es clase trabajadora, cuando no directamente pobre; aprender a acomodar el modelo fantástico de sanidad de los años 70 y 80 a las circunstancias sociosanitarias y económicas actuales; no practicar el maltrato sistemático a su personal laboral, causa principal de la fuga de médicos por mor de contratos basura y sueldos inaceptables, y educar una sociedad con un montón de derechos, pero también con deberes y no sentirse cautiva del voto popular y temerosa de la prensa. Y asumir de una manera inequívoca que la sanidad pública será el último elemento en ser objeto de recortes en casos de crisis, y no el primero. Pero parece que nuestros preclaros responsables de la política sanitaria no caminan en este sentido.

Mucho mejor que yo lo explica Federico Soliguer, endocrinólogo del hospital regional de Málaga:

> ... Y lo que está ocurriendo es el desprecio a la auctoritas profesional, considerada y gestionada por las sucesivas gerencias como «recursos humanos» al mismo nivel que los recursos no humanos. Han

299

sido demasiados años de impunidad de las gerencias, demasiados años contratando por días o por semanas o meses, generando así una plantilla que languidecía con una absoluta servidumbre laboral. Demasiados años en los que el modelo docente de las nuevas generaciones (MIR) ya no se basaba en el viejo corpus médico heredero del téchné iatriké hipocrático, sino en la cultura de gestión pura y dura en la que los objetivos de las nuevas Unidades de Gestión —que han terminado por sustituir a los servicios médicos— han sido los cuantitativos de las gerencias, conseguidos como fuera, incluso al precio de conculcar la buena práctica médica. Unos modelos gestores y docentes que han dado lugar a un nuevo tipo de médico, más acomodaticio, más atento a las «sesiones de gestión» que a las «sesiones clínicas». Unos gestores acostumbrados, tras años de «servidumbre voluntaria», a hacer de su capa un sayo, celosos cancerberos de las directrices políticas… Gerentes que en los últimos años han ido silenciando y desterrando al ostracismo a muchos profesionales muy valiosos.

En febrero de 2023, la Junta de Andalucía publicó en el *BOJA* un «marco normativo» que contemplaba la derivación de consultas de atención primaria a empresas privadas. La orden regula de qué manera los médicos privados podrán utilizar las instalaciones públicas, así como las tarifas a percibir. Una medida ciertamente inédita. Se prevé que el SAS pagará a las entidades privadas sesenta y cinco euros por cada primera visita; ciento cincuenta euros por la visita a un especialista y noventa euros por visitas de revisiones. Desde mi particular punto de vista, para poder emitir un juicio de valor sobre tal medida, falta averiguar cómo las entidades privadas gestionan ese dinero: cuánto va a parar al bolsillo del médico, la enfermera, la auxiliar… Y cuánto se quedan las arcas de la institución. Afortunadamente, que sepamos, tal «marco normativo» no ha visto aún la luz.

El propósito de la Junta —dicen— no es privatizar la sanidad pública, sino aprovechar los recursos de la privada en casos de sobresaturación de la pública. O, dicho de otro modo, en lugar de «meter» recursos en lo público, auxiliar generosamente al sector privado.

«No será así», se defienden desde la Junta. «Solo es un marco normativo, no quiere decir que se vaya a poner en marcha». Sin embargo, vemos que sí, que el tren de la privatización encubierta tiene vía libre y que nadie pone precio a su casa si no es para venderla, ¿verdad?

Pero la prueba contundente del descarado y nada disimulado idilio entre el Gobierno andaluz y la sanidad privada acaba de acontecer el pasado mes de septiembre de 2023: el Gobierno andaluz aprueba una propuesta para derivar a la sanidad privada un montante de 734 millones de euros en el transcurso de dos años. Lo denominan «plan de choque» contra las listas de espera, opacas y vergonzosas. 201 millones para pruebas diagnósticas y 533 millones para intervenciones quirúrgicas. El objetivo es claro y plausible: la provisión de los medios adecuados para satisfacer las necesidades sanitarias de la población andaluza que desbordan, con mucho, la capacidad del sistema público. Muy bien. Pero volvemos a lo mismo. Ese dinero —y quizá bastante menos— podría emplearse a abrir quirófanos y salas de pruebas complementarias por las tardes en nuestros hospitales públicos.

El 9 de octubre de 2023, la Coordinadora Andaluza de Mareas Blancas emitió un comunicado en el que denunciaba el deterioro progresivo de los servicios sanitarios públicos en beneficio de los intereses de las empresas médicas privadas. Y ponía el foco en dos aspectos cruciales en la asistencia sanitaria: la situación de abandono en la Asistencia Primaria y la opacidad en las listas de espera. Desde su criterio, la estrategia empleada por la Consejería de Salud de incentivar los recursos privados no parece la más adecuada porque, amén de no mejorar los resultados, descapitaliza el sistema público, dejando de invertir en infraestructuras y contrataciones de personal propio.

El culmen de tanto despropósito en Andalucía ha tenido lugar durante el verano de 2024 por mor de una desafortunada circunstancia «previsible»: a la falta habitual de médicos que ocurre cada año por estas fechas debido a las vacaciones estivales, en esta malhadada ocasión se ha sumado la ejecución de un concurso de traslados que ha dejado al descubierto numerosas vacantes en muchos pueblos del suroeste andaluz. En el área sur de Córdoba, veintitrés vacantes. Y no es que falte voluntad para la contratación de médicos, es que no hay médicos que contratar.

Un informe reciente (mayo de 2025) emitido por el Sindicato Médico Andaluz (SMA) y las Mareas Blancas, con datos oficiales, señala que los servicios públicos sanitarios de Andalucía están a la cola de España en casi todos los ámbitos analizados: financiación, gasto sanitario y dotación de recursos humanos, así como listas de espera y tiempos de demora en Atención Primaria. Para más inri, casi la mitad del incremento presupuestario de 2024, un total de 489 millones de euros, ha ido a parar a empresas privadas. El informe denuncia asimismo un «exceso de gasto farmacéutico» en la sanidad andaluza, la segunda que más porcentaje de su inversión sanitaria destina a este fin, con el 16,93 %, lo que detrae recursos que podrían destinarse a la inversión en infraestructuras, equipamiento o tecnología y a mejorar las condiciones laborales de los profesionales.

Veamos. Una tarde de mayo de 2025 acompañé a mi yerno a un hospital comarcal para hacerse una colonoscopia. Me presenté como médico jubilado a la enfermera de la consulta y le pregunté cuántas colonos se habían programado para esa tarde. Me dijo que ocho. «Estupendo», pensé. Así debe ser, que el hospital no cierre por las tardes. No es de recibo que durante la jornada de mañana no quepa un alfiler en los pasillos de las consultas y por las tardes estén muertos de risa. Pues bien, en ese pasillo en cuestión, además de la consulta Digestivo, hay dos de Cardiología, dos de Respiratorio y otra de pruebas funcionales. Vacías, sin un alma.

—Señorita, perdone usted mi atrevimiento, pero ¿por qué están estas consultas vacías? ¿Acaso no hay lista de espera en estas especialidades?

—¡Claro que la hay, digo…! Antes había consultas abiertas casi todas las tardes, pero de un tiempo para acá se han cerrado porque no hay dinero para pagarlas.

O sea, no hay presupuesto para pagar a tus propios profesionales jornadas complementarias de tarde, pero sí para ofrecerlo al sector privado. Y me consta, por testimonios de compañeros, que muchos médicos que dedican sus tardes a la privada —bien en consultas propias, bien en otras de las distintas compañías— se quedarían gustosos trabajando en el hospital si se les pagara razonablemente. A lo mejor hay razones que se nos escapan, pero la cosa huele fatal.

Otro ejemplo, hay miles. Una mujer de mi pueblo está en lista de espera en un hospital comarcal para operarse del menisco.

Próxima la expiración de los seis meses «reglamentarios», va al hospital a preguntar, a la sección de gestoría del usuario, donde le confirman que toda la documentación está en regla y que si no la llaman en el transcurso de un mes enviarán una solicitud a un hospital privado para que la intervengan allí. «¿Por qué?», se interesa la mujer. «Porque en este hospital público un traumatólogo lleva varios meses de baja y otro se ha jubilado. Y no se ha contratado a nadie en su lugar», le dice la encargada de gestoría.

Ahí está el quid. Los defensores de lo público, como servidor, no queremos entrar en ese debate de confrontación público/privado. No. Lo que deseamos es que, si es verdad que se dispone de ese dinero, se emplee en contratos dignos y duraderos para el personal sanitario y se incremente el gasto en inversiones y otros recursos; que —aunque siempre bienvenidos— no tengamos necesidad de los valiosos regalos de grandes empresarios en forma de instrumental costosísimo. Pues no. No se contrata a nadie, bien porque no haya voluntad de hacerlo, bien porque posiblemente no haya ningún traumatólogo dispuesto, conocedor de la diferencia en sus horas extra entre el sector privado y el público. O sencillamente porque le resulte mucho más cómodo y económico trabajar en la capital que en un pueblo. Y, aun así, nuestros dirigentes políticos prefieren primar al sector privado en vez de incentivar el trabajo mediante una serie de estímulos profesionales y económicos a los sanitarios que elijan el pueblo. Estoy convencido de que la fuga de médicos y enfermeras a otras comunidades, al extranjero o al sector privado caería en picado si las políticas sanitarias de nuestros dirigentes hacia lo público fuesen incentivadoras en lugar de cicateras.

Puedo entender perfectamente que en circunstancias extraordinarias de saturación asistencial, como el caso de la reciente pandemia, catástrofes o situaciones similares, cualquier Gobierno pueda —y deba— echar mano de los recursos privados existentes para atender a la ciudadanía en las condiciones de dignidad y calidad que esta precisa. Es más, puedo entender que incluso en contingencias de menor envergadura (listas de espera inasumibles, por ejemplo) también el Gobierno pueda disponer de recursos privados infrautilizados para dar cobertura a las necesidades de la población siempre y cuando el precio por esos servicios sea equiparable al del sistema público, proceso por proceso. Pero puedo comprender todavía más que, a la manera de la docencia en colegios concertados, en aquellas poblaciones donde el sistema sanitario público no dé abasto, el Gobierno autorice a determinadas entidades sanitarias privadas, que se adhieran de forma voluntaria al proyecto, a la prestación de servicios al ciudadano enfermo. Pero, en estos supuestos, el personal sanitario de estas entidades privadas deberá someterse a los mismos criterios de selección y a los mismos sueldos que el personal público. Esto es lo que pienso de la manera de poder conciliar sanidad pública con privada en los momentos y circunstancias en que fuese necesario.

Abundando en lo mismo, os adjunto ahora una breve reflexión de un amigo y colega, médico de familia y un sacrificado luchador por la sanidad pública.

Buenos días, José María:

He leído tu artículo sobre la calidad asistencial. Como siempre acertado, induciendo a la reflexión y a la mejora. Caminas de lo universal a lo particular, de la ética de las organizaciones a la ética de los profesionales.

Me admira tu fe laica e inasequible al desaliento en la mejora.

La verdad es que yo sí estoy en una crisis de esa fe que también he procurado mantener y trabajar a lo largo de mi desarrollo profesional en el sistema nacional de salud.

Creo que hay una dejación consciente e intencionada de responsabilidad institucional en el sistema público de salud. No creo que la falta de apuesta, de inversión y de cuidados de la atención primaria de salud sea fruto de la ignorancia, sino de intereses más o menos inconfesables en el desarrollo de sistemas «alternativos» menos eficientes, pero más rentables para el capital.

También creo que los profesionales no encontramos la manera de oponernos de forma efectiva a esta estrategia. Creo que nuestra generación está mirando con deseo hacia la jubilación y nuestros intereses giran más en torno a pasar este período final de la forma más dulce y garantizarnos el descanso lo más pronto posible y económicamente asumible. Los nuevos profesionales de atención primaria, en mi opinión y experiencia (salvo honrosas excepciones), huyen hacia la medicina de urgencia o buscan un «nicho ecológico» en el que adaptarse; no se plantean escenarios necesarios de lucha y transformación.

En mi caso, estoy en proceso de replanteamiento profesional y personal. Me planteo abandonar los escenarios de «colaboración» institucional (comités, grupos de trabajo institucionales…) que sirven como excusa a la administración para justificar una voluntad de mejora que no es tal, sino un ardid para parecer que quiero lo que en realidad me importa un bledo.

Creo que los escenarios de oportunidad, si es que los hay, se reducen a dos ámbitos.

Por un lado, el profesional dando el mejor ejemplo posible de una práctica médica centrada en la ayuda y en el compromiso profesional con cada paciente que nos solicita esa ayuda. En la medida en la que los pacientes se sientan atendidos en este escenario de confianza y «amistad clínica», y en la medida en que los médicos en formación lo perciban como un buen modelo a seguir, puede haber esperanza (o al menos conservaremos el mínimo de dignidad personal y profesional).

Por otro lado, la participación activa como ciudadanos en el apoyo a políticas que apuesten por lo público sin miedos ni cortapisas. Hacer ver que el servicio público siempre será por definición más desinteresado, más garantista, más libre y más enriquecedor tanto para el que lo presta como para el que lo recibe.

No sé si estas reflexiones pueden ayudar a tu artículo, con esa voluntad lo hago.

Un abrazo.

De aquellos barros, estos lodos. Ha sido persistente el «maltrato» médico por parte de la Administración sanitaria durante largos años. Aunque nos parezca a todos increíble, aún hoy existen contratos médicos por días sueltos. He ahí una de las causas más importantes de la fuga de personal sanitario a otras comunidades autónomas y al extranjero, sitios, sin duda, más amigables y justos. Cada año quedan vacantes alrededor de setecientas plazas de MIR en Andalucía, es decir, aspirantes al MIR que siendo andaluces prefieren hacer la especialidad en otra parte. Debería hacernos pensar por qué nuestros mejores «cerebritos» formados en nuestras facultades de Medicina se nos van cuando tanta falta nos hacen. O por qué nos desdeñan médicos de otras partes de

España que otrora suspiraban por Andalucía. Ningún Gobierno andaluz ha hecho apenas nada por remediar esta situación.

Y uno piensa en esa ingente cantidad de dinero destinado a las entidades médicas privadas, que bien podría invertirse en las mejoras necesarias de lo público: contratos laborales dignos y estables; modificación de horarios y turnicidad para acabar con las guardias de veinticuatro horas, algo anacrónico y hasta perjudicial para médicos y pacientes; incremento razonable de las jornadas complementarias que limitaría en algo el pluriempleo de muchos especialistas o la fuga de los mismos a la privada; incentivos económicos y laborales a los sanitarios que ocupen plazas periféricas y aisladas…

Veamos ahora el tema de los recursos humanos. En Andalucía trabajan 3,1 profesionales de la medicina —incluyendo residentes— por cada mil habitantes, el peor dato a nivel nacional, donde la media se sitúa en 3,7. Tanto en la atención hospitalaria como en la primaria, los registros andaluces son inferiores a la media nacional.

Estas conclusiones prácticamente se pueden reproducir en el caso de los profesionales de la enfermería, pues Andalucía cuenta también con la peor tasa nacional: 4 por millar de habitantes, siendo la media española de 4,7.

El informe del SMA y Mareas Blancas concluye este bloque desvelando que, para igualarse a niveles estatales, Andalucía necesita aumentar su plantilla en 5 400 profesionales de la medicina, 5 900 profesionales de la enfermería y 6 500 de otras categorías, lo que supone un total de casi 18 000 trabajadores.

Hace poco he visto un vídeo en Facebook en el que Juanma Moreno, presidente de la Junta de Andalucía, intentaba sincerarse con la audiencia acerca de la carestía de una sanidad pública, universal y de calidad.Y es cierto: la sanidad pública es muy cara. Carísima. Un pozo sin fondo. Es verdad.Venía a decir, más o menos, que al paso que íbamos de envejecimiento poblacional y del uso de los recursos que, justamente, hacen las personas mayores, las más necesitadas, va a llegar un punto en que la sanidad pública sea inviable.Y, desde luego, ese camino es el que llevamos. Mi posición particular es que no tendría que ser así, que podría ser viable con una gestión más eficiente y con un apoyo incontestable y prioritario por parte de la Administración.

Si seguimos desmadejando el hilo del señor presidente de la Junta, podríamos cuestionarnos, por ejemplo, en vista de la prolífica y lepórida capacidad reproductiva de la familia real, la conveniencia de acabar con la monarquía por inviable. O mejor aún, si cada año se constata una disminución progresiva en el número de creyentes (apenas un 30 % de los españoles lo son), cercenar del tirón el mantenimiento económico de la Iglesia católica en España. O que, dados los inacabables casos de corruptelas económicas entre dirigentes de casi todos los partidos políticos, cerrarles a todos el grifo de lo público, que cada uno se financie con las aportaciones de sus afiliados. O… ¿Qué sé yo? Para el español de a pie, para el ciudadano corriente, la sanidad pública es un requisito indispensable, el más preciado bien general, mucho más importante que la monarquía, la Iglesia o los partidos políticos.

En vez de eso, y en el colmo de la desvergüenza, el alcalde de Córdoba, del PP, lanza a las redes un vídeo en el que alienta a la gente, «como cordobés y como alcalde», a asociarse a un centro sanitario privado por la excelencia de sus servicios. Increíble.

Un servidor público haciendo propaganda a un centro sanitario privado. ¿Alguien da más?

Pero no solo es la Junta de Andalucía. El Gobierno central no le va muy a la zaga.

Ha habido tiempo, mucho tiempo, para conseguir en unos pocos años una transición paulatina, amigable y totalmente necesaria consistente en que los funcionarios asegurados a través de Muface pasasen a la Seguridad Social, algo que parece de cajón. Pues nada, ahí seguimos. No se puede pretender llevar a cabo una operación semejante a la carrera. Es muy comprensible el rechazo de los mutualistas que creen verse privados de sus médicos de siempre, de sus pequeños privilegios de elegir horario, médico y hospital de una manera mucho más segura y fiable de lo que acontece en lo público. Aparte de la consideración del problema mayúsculo de incorporar a un millón y medio de nuevos asegurados al sistema público de la noche a la mañana. Es verdad.

Por ello, creo adecuado que, finalmente, el Gobierno haya llegado a un acuerdo de renovación con Muface. Claro que no al precio que lo ha hecho: 4 500 millones de pellones, digo… de euros, en qué estaría yo pensando… Un 41 % más de lo que venía pagando hasta ahora. La cosa tiene bemoles. El propio ministro de Función Pública, Óscar López, se expresaba así, mostrando cierto desencanto: «Estamos metiendo mil millones de euros más de lo previsto, dinero de todos los ciudadanos, para financiar el seguro privado de un millón y medio».

Y uno no tiene más remedio que pensar que con esa ingente cantidad de dinero bien que se podría dar cobertura a todos esos funcionarios en el seno de la Seguridad Social y de lo público.

Habrá quien piense que posiblemente un asegurado de Muface le sea más barato al Gobierno que otro de la Seguridad Social. Es una hipótesis. Demostrarlo es tarea difícil, por cuanto que la carga de gasto más importante la soporta lo público al acoger con mucha diferencia a las personas mayores y con pluripatología, su cometido es universal; por cuanto que lo público no es negocio, nunca hay saldo positivo ni dinero a repartir; por cuanto que las entidades acogidas a Muface no cubren todos los supuestos médicos o quirúrgicos, que una infiltración de ácido hialurónico, gratis en el seguro, cuesta trescientos euros a un asegurado de Muface; por cuanto que no pocos pacientes mutualistas son derivados desde las respectivas mutualidades privadas a los hospitales públicos ante determinadas patologías demasiado complicadas o costosas…

Más: ahora, en estos meses iniciales de 2025, los médicos españoles andan de manifestaciones en protesta por el nuevo Estatuto Marco que quiere implantar la ministra de Sanidad. Uno ya no puede fiarse de lo que se lee en redes ni siquiera en los periódicos, por desgracia vivimos en el mundo platónico de la apariencia y del engaño, todo puede ser manipulado. Pero yo mismo he escuchado en las redes parte de una entrevista en la que nuestra ministra de Sanidad dice sin sonrojo alguno y con una rotundidad asombrosa «que yo no creo que los médicos españoles estemos mal pagados, que, como media, ganamos tanto como un ministro». No me apetece hacer ningún comentario al respecto por lo absurdo de tal afirmación y porque a lo mejor lo ha dicho en un contexto que escapa al minuto que he escuchado. Pero diré, por si las moscas, que me parece una falta de respeto absoluta. La señora ministra debe saber que un médico, al menos un médico andaluz, sin guardias, gana dos mil euros limpios al mes. Ella misma, anestesióloga, sabe que esos eran sus honorarios mensuales sin guardias. Los especialistas que hacen cuatro guardias al mes suben la cantidad a tres mil euros. O sea, señora doña Mónica García, usted gana ahora de ministra la cantidad de ochenta mil euros anuales, más los pluses por dietas, hospedaje y kilometraje. Y cuando era médico cobraba cincuenta mil euros anuales contando con las guardias, que sin ellas se quedan en treinta y cinco mil euros. Muchos de los médicos se ven obligados a recurrir a la consulta privada a fin de complementar otro tanto con que poder vivir con cierto desahogo en una ciudad.

Quizás la ministra se pregunte por la escasez de dermatólogos en los hospitales. Al no hacer guardias, sus sueldos son de miseria, cierto, de miseria. Y no les queda otra que solicitar media jornada o incluso un cuarto de jornada para poder dedicarse a la privada, bastante más lucrativa, claro está. Si los médicos estuviésemos tan bien pagados como los ministros, tengo la absoluta seguridad de que no habría tanta fuga al exterior o a la privada.

—¿Qué puñetas está pasando con vosotros los médicos? —le pregunto abiertamente a una amiga anestesista—. Me preocupa una especie de bajonazo. No sé…

—¿Que qué está pasando? —Me mira con ojos desencajados—. ¿Bajonazo, dices?…

—Sí, te lo digo en confianza. Desde hace poco tiempo a esta parte he visto, tanto en los hospitales como en los centros de salud que frecuento, ciertas actitudes del personal en general, pero sobre todo de los médicos, que no me cuadran. No sé si me entiendes…

—A ver, querido amigo, si tú entiendes esto otro —me replica con cierto tono de enfado—: llevo siete días sin ver a mis hijos. Mi marido se encarga de todo en mi casa. En la última semana, entre jornadas normales, jornadas complementarias, sustituciones de compañeros en baja laboral y guardias, he trabajado setenta y dos horas. ¡Setenta y dos! Lo máximo permitido, guardia incluida, son cuarenta y cinco horas. Pues setenta y dos. Sin libranza de guardia, a lo bestia. No sé si me entiendes… —me devuelve la coletilla, abriéndome sus manos de manera muy expresiva. Y remata—: ¡Estamos achicharrados no, lo siguiente!

Igual me puede ahora un sentido corporativista que nunca he tenido, pero creo que hemos sido los médicos andaluces objeto de maltrato sistemático por parte de cualquier Administración sanitaria. No sé qué parámetros usarán, pero creen que somos un colectivo mimado y privilegiado. Y si el sindicato médico pretende un estatuto exclusivo para médicos, ya puede ir despidiéndose. Ni los demás sindicatos ni la propia ciudadanía ni, por supuesto, el Ministerio de Sanidad lo van a permitir.

Al parecer, tal proyecto de Estatuto Marco no contenta ni a tirios ni a troyanos. No lo conozco en su totalidad, pero lo que he leído contiene unos apartados completamente inasumibles por cuanto vulneran descaradamente los derechos laborales de los médicos. Parece mentira que ante la falta de médicos y, sobre todo, de médicos de Primaria, dicho Estatuto, en vez de facilitar y promover mejoras laborales y económicas, machaque aún más al colectivo médico. No ofrece alternativa alguna a las guardias de veinticuatro horas, algo insólito y anacrónico; otorga la misma categoría laboral a médicos y personal de enfermería; no retribuye económicamente las horas de actividad complementaria; se salta a la torera el límite horario de cuarenta y cinco horas semanales, por necesidades asistenciales u organizativas; prioriza claramente estas necesidades sobre los legítimos derechos laborales; olvida por completo la posibilidad de conciliación familiar; obliga a los médicos residentes a permanecer como adjuntos en el sistema público al menos cinco años como compensación al esfuerzo realizado por la Administración en su formación, *quid pro quo*, sin considerar el beneficio obtenido por la Administración con el trabajo extraordinario de esos residentes, sostén de muchos servicios hospitalarios, ni el ahorro dinerario que han supuesto sus sueldos tan baratos.

Así las cosas, los jóvenes profesionales de hoy rechazan en masa estas esclavitudes y optan por la conciliación y la calidad de vida y migran hacia especialidades menos sacrificadas o hacia ámbitos laborales más amigables, bien en la privada, en otras autonomías o en el extranjero. Puedo aprobar que se exija la exclusividad de trabajar solo para la pública a los jefes de servicio y otros cargos intermedios, porque entiendo que, aun con la mejor intención, pueden surgir conflictos de intereses y porque trabajar en ambos campos, el público y el privado, puede echar al garete el principio de equidad para los usuarios. Insisto, con la mejor de las intenciones, un jefe de servicio tiene la suficiente capacidad de maniobra para poder favorecer a un determinado paciente privado con los servicios del hospital público.

Para mi forma de ver las cosas, el meollo de la cuestión, lo que entiendo como más flagrante es que pone en riesgo el mantenimiento de los legítimos derechos laborales de los médicos, sometiendo sus actividades y horarios, de una manera que se presta a la arbitrariedad, a las necesidades concretas de organización local y sin mentar para nada un aumento en los salarios ni en las guardias, y, encima, suscita el enfrentamiento entre médicos y enfermeros al equiparar a ambos estamentos en la misma categoría laboral, la AI.

Y ahora los médicos, contrariando su habitual adocenamiento, se están rebelando. Hoy, 13 de junio, ha sido el día. El día de la huelga. Parece que la participación media en España ha sido del 50 %, que ya es considerable. En Andalucía ronda el 90 %. Muy bien. Y aunque las huelgas médicas nunca han sido bien vistas por la gente, esta vez la cosa parece pintar mejor. Ya veremos.

Se ha puesto el foco en Madrid, faro de todas las Españas, pero es un problema generalizado, me temo. Las gentes de izquierda demonizamos sin reparo a Ayuso cual hidra venenosa, pero la cuestión se extiende allende sus dominios, salvo —quizás— en el País Vasco y Navarra. Y los mandamases de la sanidad tienen un gran problema: se han quedado sin médicos. Por abusones. Y siendo ello grave, no es lo peor, lo peor es que somos los ciudadanos de a pie los que hemos de pagar los platos que ellos, los malos gestores, han roto menospreciando la joya de nuestra tierra, la sanidad pública.

Solo falta ya que sea la propia ciudadanía la que, superando diferencias ideológicas, manifieste claramente su apoyo incondicional a la sanidad pública y exija de los políticos no solo los recursos necesarios, sino también el respeto al capital humano de los profesionales de la salud.

Me temo que nadie, ni ciudadanía ni políticos, ha descubierto aún que nuestra vitoreada —de boquilla— sanidad pública se ha sostenido en gran parte y durante largos años por el sacrificio, la quemazón y la entrega de muchísimos excelentes profesionales sanitarios. Ya va siendo hora de que esto se reconozca y se premie.

En 2023, el doctor David Raven, especialista en Urgencias y Emergencias del Sistema Público de Salud del Reino Unido, expresó de una manera clara y contundente la realidad que aún hoy se vive allí y vivimos aquí en cuanto a sanidad pública se refiere: «Un sistema público de salud no necesita héroes, necesita reformas. Necesita un cambio profundo que evite que los profesionales terminen quemados. Porque cuando la norma es la sobrecarga, la frustración y la renuncia, lo que sigue es la descomposición del sistema». El sacrificio de los profesionales no puede ser la base sobre la que se construya la atención sanitaria.

Pero me resisto a acabar este capítulo con este mal gusto de boca. No sería justo ni siquiera conmigo mismo. Para compensar tanta crítica, aunque siempre constructiva, os voy a relatar lo que escribí hace un par de años a propósito de una intervención quirúrgica sobre mi persona en el hospital público de Antequera:

No tengo más que palabras de agradecimiento, pero también de orgullo, por el magnífico desempeño que he podido comprobar en el hospital por parte de todo el mundo, desde las limpiadoras hasta mi propio urólogo, hombre humilde, atento y meticuloso en todo detalle tanto en lo profesional como en lo personal. Me ha resultado admirable la tierna atención y mimo con que las auxiliares y las enfermeras del hospital de día quirúrgico se han volcado con los enfermos más viejitos y vulnerables. Este anciano, de Cuevas de San Marcos, operado de cataratas; este otro, de Fuentepiedra, operado de una hernia umbilical; esta mujer, de Archidona, con un glaucoma…

De risa, las fatigas de mi enfermera, linda y cercana, para explicarle a un anciano inglés de Mollina, en inglés macarrónico, la manera de dosificar unas gotas oculares... ¡Qué encomiable paciencia! Celadores jóvenes que me han transportado en camilla de un lado para otro, transpirando optimismo y cuidando al detalle la preservación de mi intimidad por los pasillos... Y un personal de quirófano que te trata como si fueras tú el único paciente de la mañana, estando al dar las dos de la tarde... Puedo decir que he experimentado en el ambiente laboral del hospital el aire desenfadado y proactivo que he vivido y predicado en mis años de Valme. Una enorme alegría poder transmitir al mundo que nuestro personal sanitario ha resistido y superado todos los estragos de la maldita pandemia, sin recordar —o eso parece— las muchas penalidades y sacrificios sufridos por mor de ella. Mi primera experiencia hospitalaria postpandemia no ha podido ser más esperanzadora.

Sanidad pública, universal y de calidad, sostenida por el cuello vigoroso de unos atlantes prodigiosos. Ahora lo digo a boca llena: tenemos los mejores profesionales de la salud en la sanidad pública, excelentes. Me resulta admirable su aguante, su resiliencia, como se estila decir hoy. No deberíamos permitirnos echar por tierra tanto logro, tanto talento conseguido. Y no lo vamos a hacer.

XXXI

La diversidad sexual: de lo sólido a lo fluido

¿Y qué tiene que ver esto del sexo con la temática que estoy tratando acerca de mi idea en la práctica del oficio médico?

Pues, a lo mejor, muy poco o nada, porque no recuerdo en mis años de médico haberme visto confrontado a ningún caso de transgénero, bisexualidad o intersexualidad. Bueno, a no ser lo de Tamara en los años 90, un joven trasvesti enfermo de Sida a quien conocía muy bien de haberlo tratado algunas veces en las guardias.

Sea como fuere, el caso es que me siento obligado a escribir sobre estas cosas por una fuerza interior de justicia para intentar poner los puntos sobre las íes —en cuanto a la biología se refiere— en un asunto de tanta actualidad y que tanta polvareda ha levantado. Me refiero, lógicamente, al fenómeno trans y al debate sobre el «género».

Quiero creer que frases tan resonantes que se dicen en los medios, en las redes y hasta en las tertulias televisivas, tales como «los niños tienen pene, las niñas tienen vulva» o «solo existen dos sexos» —afirmaciones verdaderas, pero con matices—, son producto de un cierto contagio maledicente y no de la crueldad. También he escuchado voces inteligentes y bienintencionadas procedentes del mundo de la cultura, de la política y hasta de la ciencia que afirman con rotundidad episcopal que el sexo es biología y el género, cultura. Si nos ponemos en ese plan, todo es cultura, incluso el sexo, puesto que el lenguaje que usamos los humanos no es biología, sino cultura. Que los testículos sean atributos masculinos y los ovarios, femeninos es un constructo cultural. Bien podría haber sido al revés, llamar masculinos a los ovarios y femeninos a los testículos. Es más, si el sexo es biología, ¿qué impide que el género también lo sea? Los animales no poseen cultura y, sin embargo, observamos en nuestras mascotas, en chimpancés y en cerdos ciertos comportamientos de intersexualidad que desafían la estricta dicotomía de masculino y femenino. La diversidad sexual parece, pues, un fenómeno natural y no obligadamente cultural.

Y por ello, para intentar poner cordura (y ciencia) en este asunto he querido escribir este capítulo. Y volviendo a insistir en que trataré la cuestión intentando ajustarme en lo posible a los aspectos biológicos —quizás también a los bioéticos— del tema, por encima de aquellos otros ideológicos. Ciencia, que no ideología.

Con la palabra *sexo* podemos referirnos a tres maneras diferentes de describir las diferencias biológicas entre hombres y mujeres.

- **El sexo anatómico**, que se refiere a las diferencias evidentes que observamos cuando contemplamos los cuerpos desnudos de hombres y mujeres.
- **El sexo gonadal**, que se refiere a la presencia de gónadas masculinas (testículos) o femeninas (ovarios).
- **El sexo cromosómico**, que se aplica a las diferencias en los cromosomas entre hombres y mujeres, concretamente

en el último par, el 23, en el que se encuentran los cromosomas sexuales. 46 (XX) para la mujer; 46 (Xy) para el hombre. Y es este par de cromosomas, el 23, el que determina los otros dos sexos.

Lo habitual, lo que ocurre en la inmensa mayoría de las personas, es que haya concordancia entre estos tres tipos de sexo: anatómico, gonadal y cromosómico o genético. Cuando no ocurre así, seguramente estamos ante un trastorno o enfermedad, como son los hermafroditismos o las cromosomopatías.

Pero la cuestión se complica un poco más cuando admitimos —la Ciencia lo admite— la existencia de un **sexo cerebral** al que se le llama **género**; o sea, que el género es la idea que nuestro cerebro tiene de nuestro ser sexual: que sexo y género son conceptos diferentes. Que una persona con un sexo anatómico masculino puede sentirse «cerebralmente» femenina y viceversa.

¿Tiene, pues, el fenómeno trans una base biológica, científica o, por el contrario, es un cuento chino inventado por el progresismo?

Para contestar a estas cuestiones he de meteros en materia biológica. Y he de hacerlo de una manera amigable y entendible.

Y para ello voy a comenzar a lo bruto, de sopetón, aun a riesgo de provocar en algún lector sensible y confiado un verdadero escándalo: buena parte de las diversas formas de orientación sexual y, desde luego, la relacionada con la identidad sexual, además del contexto cultural donde se desenvuelva, puede tener un sustrato biológico, un fundamento genético, un origen innato. De manera que, muy posiblemente, la persona trans, gay o lesbiana **nace, no se hace.**

Me anticipo a vuestra protesta de que semejante afirmación supone un determinismo genético de nuestra conducta sexual. Bueno, acepto el envite. Quizás no determinismo, pero, desde luego, un condicionamiento muy potente. Es curioso que al común de la gente, incluso a científicos y pensadores —y no digamos a predicadores—, le resulte chocante el determinismo genético y no así el determinismo social, cultural o ideológico, ¿verdad? Parece como si solo el genético nos privara de nuestro libre albedrío.

Cierto que los genes, siendo parte muy influyente en nuestra conducta, no lo son todo. Nuestro código genético es una especie de libro de recetas. Los genes son las recetas para la fabricación de proteínas, enzimas y hormonas. Luego, cada cocinero, según arte, añadirá más pizca de sal o de orégano o de clavo, o pondrá el horno a más o menos grados, con lo que los platos servidos no serán siempre exactamente los mismos. Los factores ambientales (culturales, sociales, laborales, geográficos, educacionales…) ejercen una influencia notable sobre la receta del gen, de tal forma que pueden —y, de hecho, lo hacen— modificar dicha receta. No todos nuestros genes están activos todo el tiempo, y dichos factores externos pueden activar o desactivar determinadas partes de la receta genética. A esto se le denomina la **epigenética**.

Como comentaremos más adelante, la eclosión de la homosexualidad en las sociedades modernas de unos años a esta parte, así como el fenómeno de «transformismo sexual» sobrevenido que estamos viendo en la población infanto-juvenil actual, eventualmente pudiera asentarse en la permisividad y visibilidad que tiene este asunto en los medios, en las redes sociales y en la ciudadanía. Pero ello no contradice el hecho real de la diversidad sexual como algo «natural», y no solo en humanos, sino también en animales y plantas. Es muy posible que no haya hoy más homosexuales o transexuales que antes, simplemente emergen del armario más, al igual que florecen más jaramagos en un terreno llovido que en otro seco aun cuando en ambos hubiese caído la misma cantidad de semillas. No cabe duda de que una sociedad tolerante y facilitadora propicia el desarrollo de cualquiera de nuestras características genéticas.

El grave asunto del joven David Reimer en 1966 puso en alerta a la comunidad científica, empeñada en aquellos años en que nacíamos las personas con nuestro cerebro en blanco y que el entorno social se encargaba de ir rellenándolo. De manera que nuestra conducta, según tal teoría, obedece solamente al copiado de las instrucciones recibidas en nuestra infancia. Hoy sabemos que la cosa no funciona así, que todos nacemos con una serie de predisposiciones innatas que luego, eso sí, se desarrollarán en mayor o menor grado dependiendo de las «exposiciones» culturales y ambientales que hayamos tenido.

El niño David Reimer nació con un severo problema en su pene: la uretra terminaba en la base del pene, en vez de en la punta del glande, que es lo normal. A ese trastorno se le llama hipospadias. Hoy, dicho trastorno, siendo serio y tedioso, se opera sin grandes dificultades, pero no era así en 1966. La intervención fue un fracaso, el tejido peneano y testicular se necrosó, se gangrenó (gangrena de Fournier se llama). Tal fue así que su cirujano, de acuerdo con los padres, optó por cortar por lo sano en previsión de males mayores: extirpó el pene y los testículos y le dejó al niño una abertura simulando una vulva femenina. Médico y padres asumieron criarlo como si fuese una niña. David tenía a la sazón ocho meses y le cambiaron su nombre por otro: Dane.

Creció como niña, muy a su disgusto, pero no le quedaba otra. A los quince años no pudo aguantar más el sufrimiento que padecía por ser niña cuando se sentía niño en todo. Amenazó con huir del hogar, y entonces los padres le contaron toda la verdad: que en realidad era un niño criado como niña. No pudo superarlo: a los treinta y ocho años se suicidó.

Fue un caso nefasto y desgraciado el que tuvo que poner en evidencia el valor de lo biológico en nuestra conducta, la sexual incluida. Y no solo eso: este caso desgraciado orientó a los científicos a pensar que nuestra identidad sexual se determina en gran medida en el seno materno.

Que hombres y mujeres somos diferentes no solo en anatomía, sino también en comportamiento, parece una perogrullada en la que no vale la pena insistir. Los que sois abuelos de nietos y nietas no necesitáis confirmación científica alguna sobre ello. Y los que somos hombres casados con mujeres tampoco precisamos de explicaciones acerca de la conducta, percepción de la realidad, preferencias y gustos sexuales de unos y otras. Paseando por la calle del bracete —a la antigua usanza—, mi mujer solo tiene ojos para escaparates y trapitos, mientras que yo solo veo pastelerías y traseros femeninos por doquier.

Estoy repasando este artículo un 20 de agosto de 2023, en el que nuestra selección de fútbol femenino acaba de conquistar el título de campeonas del mundo. Y se me viene al pensamiento una reflexión muy acertada de mi hermano Frasco, que un día —hastiado de un fútbol masculino tan fullero y chabacano— me confesó estar más interesado en el fútbol femenino porque «es más limpio, más vertical y las mujeres no escupen en el césped».

DEMOS UN PASO MÁS

El proceso de la formación del sexo binario, que nos parece tan sencillo como que un varón es Xy y una hembra es XX (**sexo cromosómico**), es bastante más complejo.

En sus inicios, el embrión humano es bipotencial, lo mismo puede tirar para hembra que para macho. Por defecto, en ausencia del cromosoma **y**, su desarrollo posterior será de hembra. A las seis semanas de gestación, un embrión normal 46 (XX) inicia el proceso de diferenciación sexual hacia el lado de hembra con la formación del esbozo de los ovarios y la conformación corporal y el desarrollo cerebral por la vía femenina. Es la presencia del cromosoma **y** la que interfiere con ese desarrollo y se erige en responsable del proceso de masculinización del embrión normal 46 (Xy). La activación de un determinado gen, SRy, desvía la cresta gonadal indiferenciada hacia el esbozo de los testículos en vez de ovarios. Hacia la octava semana de gestación, los testículos del embrión, ya masculino, liberan **testosterona** a unos niveles parecidos a los de la adolescencia. Esa formidable carga de testosterona es la responsable de la masculinidad, tanto corporal como cerebral.

Por tanto, una hembra se completa sin problemas por el solo hecho de no tener cromosoma **y**. No necesita más. El soporte hormonal de la hembra (el estradiol) no resulta un factor crítico para la formación de sus estructuras genitales. Un macho, sin embargo, no solo precisa del cromosoma **y**, sino de la acción indispensable de la testosterona sobre su desarrollo corporal y cerebral. **Sexo hormonal**.

Porque esa es otra: el sexo no solo se manifiesta en el fenotipo externo (genitales, mamas, vello corporal o masa muscular), sino también en ciertas funciones cerebrales ligadas al carácter, la agresividad, la empatía, los gustos, las apetencias sexuales… Podríamos decir, pues, que existe un **sexo cerebral**, que también nos explicaría cómo cada persona percibe su propio sexo, su identidad y orientación sexuales.

Ya estamos en disposición, pues, de comprender un poco mejor los fundamentos biológicos de las distintas orientaciones relativas al sexo y del controvertido fenómeno de la transexualidad.

Dimorfismo sexual y cerebro

Al igual que en la diferenciación anatómica (fenotípica), la diferenciación conductual o cerebral en los machos parece depender de la presencia de hormonas sexuales masculinas al inicio de su vida. Estos efectos precoces de las hormonas sexuales, efectos irreversibles sobre la conducta que mostrarán a lo largo de su vida, son denominados «efectos de organización». En ausencia de tales hormonas antes e inmediatamente después del nacimiento, se desarrolla un **patrón conductual de hembra**.

Dos conceptos cuyo conocimiento resulta esencial para entender aspectos importantes del tema que nos ocupa son los de identidad sexual y orientación sexual. Por muy asequibles que puedan ser mis explicaciones al respecto, creo imposible igualar la clarividencia de Janet Mock, una escritora americana trans, cuando afirmó en una reunión con colegas: «La orientación sexual es la persona con la que me acuesto; la identidad de género es la persona con la que yo misma me siento identificada cuando me acuesto».

IDENTIDAD SEXUAL

En algún momento de la infancia, por razones biológicas ya comentadas y probablemente multifactoriales, en algunos niños, el comportamiento y la expresión del otro género son más consistentes, persistentes e insistentes que el del suyo asignado. Estas no son elecciones por gusto; son intrínsecas a la identidad y la naturaleza del niño.

Hace ya unos meses, haciendo yo de árbitro de fútbol en un descampado de mi pueblo con un grupo de niños, entre los que se encontraba mi nieto mayor, Lucas, en un momento determinado se me acerca uno de ellos para recriminarme —a su infantil manera— el no haber pitado una falta sufrida por él mismo. Me excusé diciéndole que había sido una simple carga legal, un encontronazo. Y aprovechando el parón en el juego, va y me pregunta:

—¿Usted qué cree que soy yo? ¿Un niño o una niña?

Me pilló totalmente descolocado. Conozco a sus padres y a sus abuelos, todo el mundo lo nombra por Ángel, peina y viste como un niño cualquiera y juega al fútbol con la intensidad y ganas que les echan los chavales.

—¡Mira tú qué cosa! —le respondí sobrado—. Pues un chaval. ¿Qué vas a ser? ¡Pues un niño!

—Nada de eso. Soy una niña y me llamo Ángeles. Lo que pasa es que yo quiero ser un niño. Ea.

El remolino de niños allí presentes confirmó esa realidad que yo desconocía por completo.

—Pues no se hable más. Eres un niño muy guapo. —Es todo lo que se me ocurrió en ese momento confuso.

Esa misma tarde busqué a sus abuelos —personas de mi edad y muy rozados por mí— para hacerlos partícipes de mi extrañeza.

—Él está feliz viviendo como un niño. En la escuela lo han tomado con toda normalidad, y sus padres… están a la expectativa, a ver cómo evoluciona en unos años. Todo con mucha naturalidad.

El ejemplo contrario nos choca menos, por haber sido desde siempre un clásico en nuestros pueblos: los niños afeminados. Un día, en mi hospital de Valme, atendí a una mujer en mi consulta. La acompañaba su hijo, un niño de unos seis o siete años. Me sorprendió un montón verlo acurrucando a su muñeca «Rebeca» y con sus labios de carmín chillón.

—Le chiflan todas las cosas de las niñas —se adelanta la madre ante mi mirada incrédula—. Desde chico chico.

—Y ustedes, su marido y usted, ¿qué hacen?

—Nada. Dejarlo estar. ¿Qué vamos a hacer…?

La identidad sexual, también llamada de género, es la idea del lugar que ocupamos en el universo de la sexualidad. Es decir, la idea de ser un hombre, una mujer, ninguna de las dos o ambas. En esa identidad, que es una función de la diferenciación sexual del cerebro, debemos tener muy presente el desarrollo biológico, los sentimientos y la conducta, dadas las graves consecuencias que se producen cuando existen discrepancias entre ellas.

La mayoría de las personas tenemos una identidad sexual muy marcada desde la infancia, de manera que crecemos comportándonos como los otros niños o niñas de nuestro entorno. Lo habitual es que la identidad sexual coincida con el sexo anatómico y la orientación sexual, pero no siempre es así. A veces tenemos un cuerpo masculino, pero nos sentimos mujeres y viceversa. Las personas cuya identidad sexual no coincide con el sexo anatómico se denominan **transgénero**. La sensación de estar en un cuerpo que no es el suyo comienza en la infancia y suele intensificarse en la adolescencia y en la edad adulta. La tensión que se produce por la discrepancia entre el aspecto exterior y los sentimientos íntimos provoca confusión y sufrimiento, llegando algunas de estas personas a la infelicidad y, en algunos casos, al suicidio. Algunas personas transgénero se ven impelidas por imperativos íntimos a realizar un cambio de sexo utilizando tratamientos hormonales y/o quirúrgicos, situación a la que se denomina **transexual**. En cualquier caso, para nuestro propósito usaremos ambos términos de manera indistinta

Las nuevas interpretaciones de la relación entre el dimorfismo sexual del cerebro y la identidad sexual sugieren que la identidad sexual y la orientación sexual se programan en las estructuras cerebrales cuando aún estamos en el útero materno. Sin embargo, puesto que la diferenciación sexual de los genitales se produce durante los dos primeros meses del embarazo (efecto del cromosoma **y**) y la diferenciación sexual del cerebro comienza durante la segunda mitad de la gestación (posiblemente efecto de la testosterona), ambos procesos son afectados de manera independiente, lo que en ocasiones da como resultado las distintas formas de diversidad sexual.

Hoy estamos en la creencia, por tanto, de que nuestra identidad sexual inicia su singladura en el seno materno en la segunda mitad del embarazo, cuando el cerebro «elegirá» en sentido masculino o femenino, dado que el niño produce un pico de testosterona y la niña no. En ese periodo crítico (a partir de la octava semana de gestación), la exposición cerebral a la testosterona «masculiniza» y «desfeminiza» ciertas estructuras cerebrales como un factor de organización que dirige determinados circuitos neuronales hacia patrones masculinos.

Viene muy al caso del poder organizador de la testosterona en el cerebro y su influencia en la identidad sexual lo ocurrido al cardenal Benítez en la película *Cónclave*. Aunque sea un relato de ficción, no se trata de una fantasía caprichosa del guionista, sino de una posibilidad real. El cardenal Benítez nació, se crio y vivió como niño y como hombre normal a todos los efectos. Ingresó en el seminario y alcanzó el grado de cardenal. A la edad de cuarenta años, en una intervención quirúrgica por una apendicitis, los cirujanos descubrieron que tenía útero y ovarios. Su pene era un clítoris muy desarrollado y en las bolsas testiculares solo había grasa. Un análisis genético mostró que era una mujer: 46 (XX). ¿Cómo se explica esto? Pues tiene una explicación científica.

Existe una enfermedad, la hiperplasia suprarrenal congénita, que se caracteriza porque la persona que la padece produce grandes cantidades de hormonas masculinas. Cuando ocurre en hombres apenas notamos nada; si acaso, mucho más vello corporal y más apetito sexual. Pero si incide en una mujer los signos externos son muy llamativos: mujeres velludas, con bigote y barba que se afeitan como hombres, clítoris grandes que simulan pequeños penes y un destacado desarrollo muscular. Pudiera ser entonces que la madre del cardenal Benítez fuese portadora de esta enfermedad y que, siendo concebido él como mujer XX, sus órganos genitales internos fuesen femeninos, pero la exposición mantenida y prolongada de su cerebro a los andrógenos durante su vida uterina le hubiese proporcionado unos genitales externos «masculinos» y una identidad sexual masculina. Estas cosas, aunque nos parezcan de cuento, ocurren.

En cualquier caso, conviene resaltar que la identidad sexual es un constructo extremadamente complejo en el que el factor biológico es crucial, pero no único. Seguramente, es el resultado de una compleja conciliación entre la biología prenatal y las experiencias psicosociales posteriores.

Como hemos visto, los datos científicos parecen avalar que la asignación de género se inicia ya en el útero materno. Pequeños cambios en los genes involucrados en el efecto de las hormonas en el desarrollo cerebral, niveles anormales de hormonas en el feto, por mor de la existencia de disruptores hormonales o algunos medicamentos que la madre toma durante la gestación y alteran el catabolismo de las hormonas sexuales, pudieran aumentar la probabilidad de que se desarrolle transexualidad.

ORIENTACIÓN SEXUAL

En la mayoría de las culturas y civilizaciones antiguas (sumeria, egipcia, china, grecorromana), la homosexualidad era una condición aceptada. El Código de Hammurabi castigaba duramente el adulterio, incluso con la muerte, pero era mucho más suave con la «sodomía» (penetración por penetración). Lo habitual era que un gran hombre de negocios, un príncipe, un rey, un militar de alto rango o un sacerdote... tuviesen sus «efebos», jóvenes delicados con quienes solazarse sexualmente. Y aquellas sociedades toleraban de alguna manera el hecho de que determinados hombres «afeminados» tuviesen más deseo hacia otros hombres que hacia sus propias mujeres. Fue la aparición y el crecimiento de las religiones monoteístas (judaísmo, cristianismo e islamismo) la que vino a demonizar las prácticas homosexuales como actos de perversión moral inaceptables, aplicando para ellos sentencias y castigos ejemplarizantes.

En lo que respecta al cristianismo, sin embargo, resulta curioso que en el Antiguo Testamento, salvo frases aisladas del Levítico y el Deuteronomio, haya tan escasa aportación al asunto de la homosexualidad.

Si un hombre se acuesta con un varón como se acuesta con una mujer, ambos han cometido una infamia; los dos morirán y serán responsables de su muerte.

Levítico 20, 13

La mujer no vestirá ropa de hombre, ni el hombre de mujer; porque cualquiera que hace esto es abominable al Señor, tu Dios.

Deuteronomio 22, 5-6

Contra lo que es creencia común, Sodoma y Gomorra no fueron castigadas por Yahvé por sus vicios sexuales, sino por negar alojamiento a los ángeles enviados por Dios (*Homosexualidad y religiones*, Carlos Pérez Vaquero).

La tradición judía y luego la cristiana han tergiversado los hechos a su interés dogmático para transmitir la repulsa de Dios hacia la sodomía. Y en los Evangelios no encontramos una sola referencia de Jesucristo condenando tal condición. Al contrario, hasta podemos colegir una cierta aceptación:

Al entrar Jesús en Cafarnaúm, se le acercó un centurión, que
le rogaba diciendo: «Señor, mi amante está postrado en casa, paralí-
tico, gravemente afligido». Jesús le dijo: «Yo iré y le curaré». Pero el
centurión le dijo: «Señor, no soy digno de que entres bajo mi techo;
solamente di la palabra y mi amado siervo sanará»...Al oírlo Jesús,
se maravilló... y dijo al centurión: «Vete, y que se haga según tu
fe».Y su amante quedó sano en aquella misma hora.

Mateo 8, 5-1

Porque hay eunucos que nacieron así del seno materno, y hay
eunucos hechos por los hombres, y hay eunucos que se hicieron tales a sí
mismos por el Reino de los Cielos. Quien pueda entender que entienda.

Mateo 19, 12

Pablo de Tarso fue acaso el primer cristiano que escribió y
dogmatizó acerca de la homosexualidad como pasión vergonzosa:
«Ni sodomitas ni afeminados ni (...) heredarán el Reino de los
Cielos» (I Carta a los Corintios 6, 9-10). Posteriormente, la Iglesia
cristiana, sobre todo sus confesiones católica y ortodoxa, se han
encargado largamente de amplificar y difundir *urbi et orbi* el mensaje paulino. Las relaciones sexuales, en su doctrina, tienen el fin
único de la procreación, todo lo que no sea con dicho propósito
será pecaminoso y aborrecible.Y motivo de persecución y castigo
hasta hace bien poco.Y lo peor para ellos, gays y lesbianas, no
ha sido el rechazo de la comunidad cristiana, sino la adhesión a
dicha doctrina adoptada por los diferentes Gobiernos, a la cabeza
de todos nuestro nacional catolicismo.

En junio de 1994, la Comisión Permanente de la Conferencia Episcopal Española se manifestó contra una resolución

del Parlamento Europeo sobre la igualdad de derechos de los homosexuales y lesbianas a través de una nota, *Matrimonio, familia y uniones homosexuales*, en la que se señala que *«la inclinación homosexual, aunque no sea en sí misma peca*minosa, debe ser considerada como objetivamente desordenada, ya que es una tendencia, más o menos fuerte, hacia un comportamiento intrínsecamente malo desde el punto de vista moral» y que «no se puede legitimar el desorden moral», indicando que la tolerancia «no podrá extenderse a los comportamientos que atentan contra los derechos fundamentales de las personas», entre los que cuentan «los derechos de las familias y del matrimonio como institución».

Pero es que aún hoy en día, en pleno siglo XXI, la Iglesia española, más que ninguna otra, incluso menospreciando el mensaje del papa Francisco («si una persona de buena voluntad es gay, ¿quién soy yo para juzgarlo?»), persiste, contumaz, en el error garrafal de la no tolerancia a la homosexualidad. «Las personas homosexuales no son para nada normales, pero aún tienen la posibilidad de ser curadas». «El sexo homosexual no puede recibir aprobación en ningún caso».

A los problemas causados por la religión y la política a este colectivo hay que añadir los del estamento médico, al considerar por mucho tiempo la homosexualidad como enfermedad, con su consecuente batería de métodos terapéuticos, desde los hormonales a la cirugía cerebral, pasando por la castración, las descargas eléctricas, los aversivos, el psicoanálisis, la cárcel, etc. A pesar del fracaso de todos ellos, se mantuvo esta situación en la Clasificación Internacional de Enfermedades (CIE) hasta el año 1992. Aún en época más reciente, en la primera década del presente siglo, en la américa cristiana de George W. Bush surgió un movimiento de exgays ofreciendo tratamiento, previo pago de miles de dólares, para «curar» la homosexualidad.

Aunque en 2009 la Asociación Americana de Psicólogos emitió un comunicado desaconsejando a sus miembros la utilización de terapias en este sentido por su ineficacia y tendencia a favorecer el suicidio en los tratados, algunos «terapeutas» de la Iglesia católica aún continúan proponiendo este tipo de terapias. Hasta fecha muy reciente, algunos obispos españoles dirigían talleres terapéuticos para homosexuales. A este respecto conviene traer a colación las ideas equivocadas de Freud y su psicoanálisis, quien afirmaba que la homosexualidad estaba motivada por una madre protectora y un padre distante. Con lo que, al igual que con el incesto, confundía causa y efecto, pues el desarrollo de aficiones afeminadas en el chico repele al padre, sobre todo en la época que lo escribió, y en compensación la madre se vuelve sobreprotectora.

Desde la década de los 90, varios estudios de neurociencia han revelado claras diferencias estructurales en determinadas regiones cerebrales entre personas homo y heterosexuales. Estas observaciones concluyen que los circuitos cerebrales funcionan de forma distinta según sea nuestra orientación sexual.

En conclusión, tenemos algunas diferencias estructurales y funcionales en nuestro cerebro según sea nuestra orientación sexual, y esta se decide ya en el vientre de la madre durante la segunda mitad de la gestación. No son, pues, consecuencia del comportamiento de una madre dominante, que siempre ha recibido las culpas, ni de las influencias ambientales durante nuestro desarrollo como personas. Y, a pesar de ello, aún persiste una corriente de pensamiento que sigue empecinada en negar la biología y en considerar que todo depende del entorno social.

Hasta aquí los aspectos biológicos del asunto. Ahora me vais a permitir una serie de reflexiones de opinión personal —o ideológica, si queréis— acerca de la tan renombrada y criticada ley trans.

La ley trans, publicada en el BOE en el pasado marzo de 2023, reconoce el derecho al cambio de sexo registral a partir de los dieciséis años sin necesidad de informes médicos ni tratamiento hormonal, haciendo efectiva, por tanto, la despatologización de las personas trans, una demanda central de los colectivos LGTBI. España se convirtió con ello en el noveno país del mundo en reconocer este derecho. La ley prohíbe también las «terapias de conversión» y la mutilación genital de las personas intersexuales en todo el territorio español, y permite la filiación de hijos de parejas de mujeres, aunque estas no estén casadas, además de recuperar el derecho a la reproducción asistida para estas parejas y cualquier persona con capacidad de gestar. La norma fue elogiada por relatores de la ONU.

Podremos estar de acuerdo o no con dicha ley. Yo mismo tengo serias dudas en lo que respecta al cambio registral de sexo en niños de dieciséis años, es verdad, y sobre todo de que puedan hormonarse y someterse a cambios quirúrgicos irreversibles en una edad, la pubertad, en la que sus mentes febriles y alocadas no han madurado lo suficiente para decisiones tan drásticas. Esta excesiva permisividad para decidir pudiera, eventualmente, ser la responsable del fenómeno de «arrepentidos». Y considero también que muchos de esos aspectos pueden ser discutibles, como el no requerimiento de informe médico o psicológico que atestigüe tal condición en la persona concreta. Me parece correcta la pretensión de «despatologizar» al transgénero, pero asegurándonos, en lo posible, de la autenticidad y consistencia de tal decisión. Y, finalmente, diré que no albergo ninguna duda de la voluntad firme del Gobierno en otorgar a este colectivo su derecho a reivindicarse en el sexo en el que se siente identificado. Pero con ciertas garantías mínimas de éxito. Parece que lo políticamente correcto, esto es, aceptar sin más lo que dicen sentir niños y adolescentes trans, podría colisionar, en algunos casos, con lo científicamente correcto. Es por ello por lo que considero muy oportuna la intervención médico-psicológica en el protocolo de estas actuaciones. Precisamente, para evitar en lo posible aquellas situaciones de disforia de género —sobre todo las de inicio reciente—, tal vez política o socialmente condicionadas (contagio social). En su libro *Nadie nace en un cuerpo equivocado*, los psicólogos Errasti y Pérez Álvarez alertan a la opinión pública sobre el fenómeno creciente de la denominada **disforia de género de origen rápido (ROGD)** como un fenómeno social más que mental u hormonal.

De manera similar, en el libro *Un daño irreversible*, su autora, Abigail Shrier, se muestra muy crítica con algunas disposiciones de esta ley, precisamente con aquellas que permiten actuaciones quirúrgicas irreversibles en niños y niñas prepúberes sin la madurez suficiente para estas decisiones. Sin embargo, la ley trans española no promueve, ni mucho menos, los tratamientos hormonales o quirúrgicos. Son opciones voluntarias de personas adultas o de jóvenes con el consentimiento paterno en conjunción con el criterio de los endocrinólogos o cirujanos correspondientes.

Habla también del fenómeno del contagio social como posible causa del incremento inesperado y abrupto de niñas que se sienten niños. Pudiera ser así. Pero tampoco podemos descartar que tal fenómeno pudiera obedecer a la actual situación de liberación femenina que hace a las mujeres capaces de tomar decisiones impensables hace solo unos pocos años. No hay duda de que la libertad de pensamiento y la visibilidad mediática de un escenario propician su crecimiento. Sin ir más lejos, la homosexualidad se ha «disparado» en nuestra sociedad moderna desde que la tele, la literatura, el cine y la música la han hecho visible, la han «normalizado». Y no por ello hay ahora más personas gays que antes, simplemente han salido del armario. De la misma manera, en 2005, primer año de la legalización del matrimonio entre homosexuales, se produjeron en España cuatro mil quinientos matrimonios gays. Y no produjo extrañeza, porque estaban ahí, esperando la ley. Pues lo mismo.

La humanidad ha tardado milenios en normalizar la homosexualidad. Es más, incluso tan recientemente como hace cuarenta años, despenalizadas ambas cosas, hubo personas de un elevado nivel político e intelectual, como fueron Fraga o Tierno Galván, que, sin condenarla abiertamente, mostraron sus dudas sobre la «normalidad» de la homosexualidad, condición nombrada como conducta «desviada» (por evitar decir lo de «asquerosa», que alguna vez se le escapó a don Manuel *off the record*). En 1983, *La Clave*, en la cadena UHF, emitió la película *El funcionario desnudo*, de Jack Gold, adaptación al cine de una novela autobiográfica de Quentin Crisp, homosexual y travesti. En el debate posterior, un catedrático de psiquiatría de la Universidad de Sevilla tuvo un *lapsus linguae* llamando «enfermos» a los homosexuales, cosa de la que se disculpó luego pidiendo mil perdones a la audiencia. ¿Lapsus linguae o acto fallido? Para remate, un abogado, diputado en el Congreso por Alianza Popular, declaró sin sonrojo alguno que la condición natural del hombre era ser heterosexual, y que la homosexualidad era algo parecido a un trastorno psicológico. Pues eso.

Estoy en la creencia de que las sociedades modernas, liberadas de atávicas ataduras religiosas, estarán capacitadas para aceptar y comprender la diversidad de pensamiento, sentimiento y conductas, así como la libertad de conciencia de todos los ciudadanos.

Naturalmente que, como en toda ley, puede haber casos desgraciados, equivocados y fraudulentos, pero se me hace muy cuesta arriba pensar que una persona en su sano juicio se someta a toda esta tramitación, de una manera espuria, para conseguir alguna ventaja laboral, deportiva, económica o social. No lo creo. Y si lo hace, comete fraude de ley, penado judicialmente. Cosa distinta es que yendo con todas las de la ley, una persona determinada se vea favorecida en algún campo concreto por mor del cambio de sexo. Cierto que eso puede ocurrir.

Aunque yo me pierdo en ese batiburrillo de siglas, a mi modo de ver, la ciudadanía española —metámonos todos— va digiriendo en la actualidad las diversas y variadas formas de orientación e identidad sexual (gays, lesbianas, bisexuales, intersexuales, género fluido, sapiosexuales, trans) a pesar de la ancestral idea de que solo existen dos sexos —macho y hembra— y que a quien Dios se la dé san Pedro se la bendiga. Mi hija, profesora de Biología, me dice que sí, que en su instituto los chavales trans están muy bien integrados y no sufren acoso de ningún tipo. Y lo mismo sucede con Ángel, el niño de mi pueblo, o con Merche, la hija de mi paciente de Valme.

A pesar de aislados y desgraciados brotes de homofobia, podemos decir que la diversidad sexual en España está progresando adecuadamente, por usar un término escolar. Seguimos manteniendo comportamientos inadecuados, producto de nuestro inconsciente homófobo y misógino cultural, creo yo, pero somos uno de los países donde las personas LGTBI disfrutan de mayor aceptación, con hasta un 90 % de la población española que reconoce los derechos de este colectivo. Haremos oídos sordos (y avergonzados) a la reciente comparecencia de la consejera de Cultura de la Comunidad de Madrid en la que proclama su rechazo incondicional al Día del Orgullo, «porque es una fiesta que exalta valores antinaturales y los contagia a otras personas, pervirtiendo así a los menores». Hay que tener cuajo, poca vergüenza y mala pipa. Por mi parte, considero las distintas formas de identidad y orientación sexuales como una riqueza propia que brota de la diversidad biológica, y no deben ser merecedoras de rechazo ni complejo alguno, claro que no, pero tampoco de ostentación, petulancia, ni siquiera «orgullo». Normalidad.

Ese debe ser el horizonte: todos iguales, todos diferentes.

Y colorín, colorado…

Índice